U0235593

阎小萍⊙编著

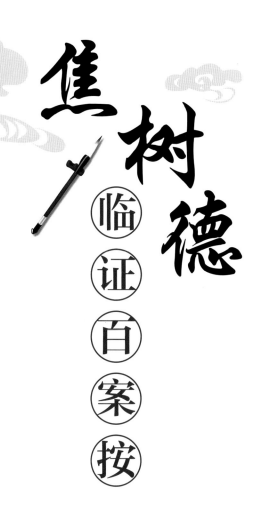

焦树德临证百案按

人民卫生出版社

图书在版编目（CIP）数据

焦树德临证百案按 / 阎小萍编著 . —北京：人民
卫生出版社，2020
ISBN 978-7-117-29245-0

Ⅰ.①焦…　Ⅱ.①阎…　Ⅲ.①中医临床 – 经验 – 中国
– 现代　Ⅳ.①R249.7

中国版本图书馆 CIP 数据核字（2019）第 256136 号

人卫智网	www.ipmph.com	医学教育、学术、考试、健康，购书智慧智能综合服务平台
人卫官网	www.pmph.com	人卫官方资讯发布平台

焦树德临证百案按

编　　著：阎小萍
出版发行：人民卫生出版社（中继线 010-59780011）
地　　址：北京市朝阳区潘家园南里 19 号
邮　　编：100021
E - mail：pmph @ pmph.com
购书热线：010-59787592　010-59787584　010-65264830
印　　刷：保定市中画美凯印刷有限公司
经　　销：新华书店
开　　本：710×1000　1/16　　印张：19　　插页：2
字　　数：282 千字
版　　次：2020 年 2 月第 1 版　2020 年 2 月第 1 版第 1 次印刷
标准书号：ISBN 978-7-117-29245-0
定　　价：58.00 元
打击盗版举报电话：010-59787491　E-mail：WQ @ pmph.com
质量问题联系电话：010-59787234　E-mail：zhiliang @ pmph.com

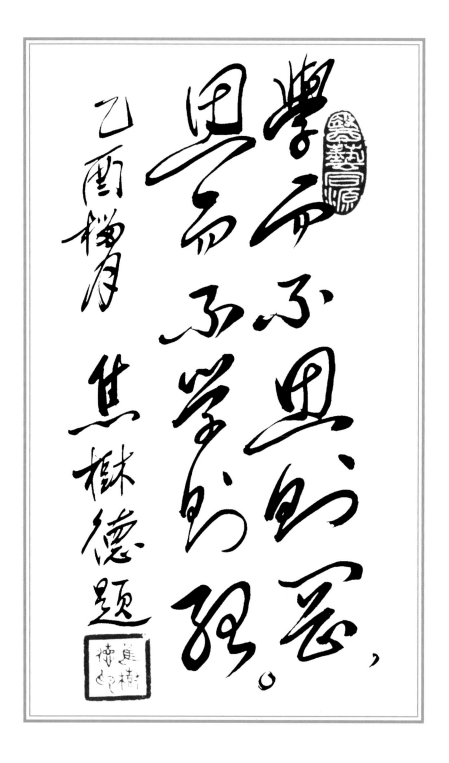

学而不思则罔，思而不学则殆。

乙酉橘月

焦树德题

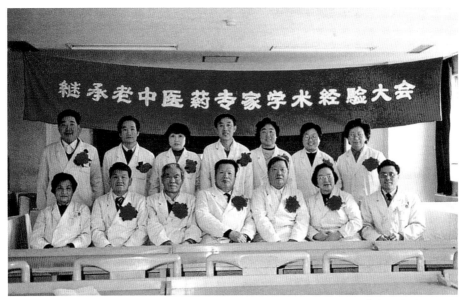

本书作者阎小萍教授（后排左三）与焦老（前排左三）在继承老中医药专家学术经验大会上的合影

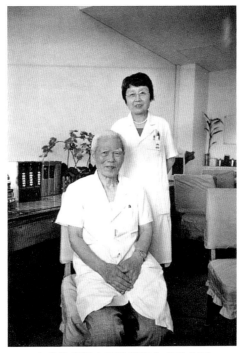

本书作者阎小萍教授与焦老的合影

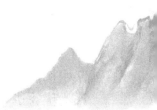

再 版 前 言

2018年,首批全国老中医药专家学术经验继承工作指导老师焦树德先生作古十年了。身为焦树德先生的弟子,为表达对先师缅怀和思念之情,重温重悟《焦树德临证百案按》中焦师的临证验案,于"按"中书写了一些新的体会,并复加验案加以总结整理,今予再版发行。值此之际,我思绪万千,激动万分,由感而发,心语如下:

追　思

在时间的长河中,人生只是短暂瞬间。42年前我才大学毕业7年,正是如饥似渴地读书学习,充实自己的时期,在新华书店中买到了一本《用药心得十讲》,如获珍宝,逐字逐句认真阅读,并写下自己的"读书心得",收获颇丰;作者"焦树德"的尊名从此铭记在我的心中;38年前喜欢游阅在新华书店的我正是发奋学习、不断充实的时期,又有幸购买到焦树德先生所著的《从病例谈辨证论治》,我认认真真地读书,反反复复地思考,随笔"心得",得以及时运用并指导临床实践。这两本书就像甘露般滋润着我这名年轻中医人的心田……何时能亲耳听到先生的教诲? 何时能亲眼目睹先生的尊颜? 无疑成为我的渴望和期盼!

感　恩

1992年2月,这个令我兴奋、激动、难忘的日子,我终于实现了梦寐以求的宿愿,有幸成为首批全国老中医药专家学术经验继承工作指导老师焦树德的徒弟。拜师后三年的一千一百多天的时间,我格外珍惜,绝不放过每一个侍诊师旁、聆听授课、跟师查房、从师会诊、协助恩师带教研究生等的机会,焦师不仅教我如何做学问,更教我如何做人。1995年我终于以优异成绩获得了人事部、教育部、国家中医药管理局颁发的毕业证书,并在人民大会堂的毕业大会上又作为优秀毕业生代表作了学习总结报告……这一切的一切皆是恩师心血凝聚而成。三年的跟师学习集中"充电"后,更漫长的学习过程还要继续下去。认真总结老师的学术思想和临床经验,撰书,立著,愿与中医同道共同分享。先师教育之恩,终生难忘!

承　扬

"传承"是中医的"命脉","发扬"是中医发展的"脊梁"。我们每一个中医人都身负着"传承发扬中医"的重任。1995 年毕业后我带着焦树德老师的叮嘱和希望:"小萍,你要把风湿病的大旗接下来!高举下去……"在院领导的关心和支持下,在恩师的鼓励下,我有幸成为硕士生、博士生导师,奋力创建了"中医风湿病科",组建和发展了一支学科的梯队,这是一支全部由"博士"组成的有生力量,一直奋战在恩师指引的"抗风湿"的大道上。我们荣获了"国家临床重点专科""国家中医药管理局中医重点专科",承担了多项国家科研课题。我还担任了全国重点专科风湿病专业组的大组长,和大家一起完成和正在完成着"临床路径"和"诊疗方案"……在各种会议讲课时我都在宣讲恩师的学术特点和运用心得,让学生们、同道们都能从中获益,我也荣幸地成为全国第四、五、六批的全国老中医药专家学术经验继承工作指导老师及"首都国医名师"。我在恩师创建"尪痹"辨治特点的基础上又提出了"痹病欲尪"的理论及辨治之要;提出了"循经辨证""五连环治疗""综合强化序贯治疗""治风湿要寒热辨证为纲"……总之,没有恩师这棵"参天大树"的支撑,没有恩师给我们打下的雄厚基础,没有恩师育教之恩,哪有今天的"我",哪有今天的中医风湿病科的传承和发扬啊!

敬爱的焦老师:您虽离开我们十年了,但您对我的育教之恩,对我们这支队伍的灯塔般的照明指引却永远铭记于我们心中!我们将沿着您指引的抗风湿大道,不负众望继续砥砺前行! 放心吧! 我最最敬爱的恩师!

阎小萍

2018 年

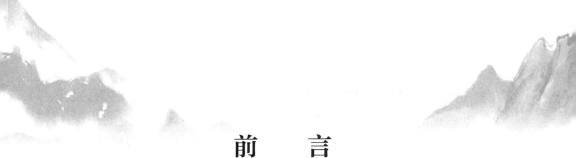

前　言

　　我求学甚幸,拜首批全国名老中医药专家之一——焦树德教授为师,作为焦老师的学术经验继承人秉承师学。回想自1992年2月至1995年1月跟师学习的3年岁月中,焦老师不辞辛苦,言传身教,他那崇高的品德、高尚的情操、宽广的胸襟、渊博的学识、严谨的治学、丰富的经验、科学的教学、忘我的敬业精神、师者的风范,给了我不断汲取营养的动力,为我的临床工作、教学育人、科学研究奠定了坚实的基础。我真心地为拜到这样的名师、恩师而庆幸和自豪!

　　在那难忘的跟师学习的日日月月里,无论是跟老师出门诊、查病房,还是随老师到全国各地讲学,我均全神贯注地聆听着恩师的教诲,迅速详尽地记录着恩师的每一句话,仔细认真地揣摩着恩师诊病的每一个环节,深入领悟着恩师处方用药的每一个细节,广泛反复地查找相关经典医学古籍,探究理论之渊源,倾心、倾神地领会、分析、请教,书写了数万字的“跟师日志”“半月记”“随笔”“听课笔记与心得”等。在跟师学习期间发表的相关“师承”文章,分获全国及世界杯“师承”奖项,并于1995年1月撰写成《焦树德教授学术思想临床经验综论》之毕业论文及《焦树德临证百案按》等。且于人民大会堂举行的“全国继承名老中医药专家学术经验出师大会”上宣讲从师学习的经验体会,荣获了中华人民共和国人事部、卫生部和国家中医药管理局颁发的“焦树德学术经验继承人”证书。

　　从师3年结业,并不意味着从师学习的结束。嗣后的岁岁月月中,我反复认真地学习、领会、钻研着老师的学术思想和临床经验,并将其运用于临床实践、教书育人及科研工作中。老师敏锐的言行、执着的追求、创新的意识始终在点拨、影响着我。中日友好医院组建了中医风湿病科,我担当了科主任,在从医、教研各项工作中,继承、贯彻、宣传、深化焦老师的学术思想。来自世界各国、全国各地的实习学生、进修生、留学生都抱着"能学到焦老师经验真谛"的信念，来我科学习。我们现已培养 22 名博士、硕士研究生。现在我院的中医风湿病科全部是由博士、硕士组成的高素质的医教研组成的梯队，凭着科学的管理、特色的诊疗、可喜的疗效，在国内外产生很大的影响。在院领导、科教部及专家们的关爱与支持下，我科在 2004 年成为院重点科室。焦老师的学术思想和临床经验为中医风湿病科的成立、发展壮大奠定了基础。

值此出师结业 10 周年之际，我于今年 6 月首先将从师心得凝聚成的《焦树德教授学术思想临床经验综论》一书原汁原味地出版，现又将其"姊妹篇"——《焦树德临证百案按》一书原本原貌地出版，奉献给大家，期望更多的同道、后学者悟之、学之、承之、扬之，为我国中医药事业的继承和发扬工作尽自己一点微薄之力。

恩师学精广博，而我从师 3 年仅为"学""悟"点滴，加之本人水平有限，误漏之处诚请老师及同道们批评指正。

阎小萍

于北京中日友好医院

2005 年 8 月

焦树德教授简介

焦树德,当代中医名家,兼融师承、自学、国医学院、西医学校、西学中班等教育于一身,研读古今医籍,学识渊博,基本功深厚。他师古而不拘古,敢于探索,勇于开拓,主张"继承传统,博采众长,突出特点,创新发扬"。创议"尪痹"与"大偻"。他深研辨证论治,擅长诊治疑难杂症,尤其在辨治类风湿关节炎、强直性脊柱炎等风湿病方面颇有独到之处。

焦树德,学名焦聚辉,别名焦怡然,1922年5月生于河北省辛集市。早年向外祖父学习中医,攻读古典医籍,对《内经》《难经》《伤寒论》《金匮要略》《神农本草经》等经典著作反复研读,打下了坚实的基础,并对《千金方》《外台秘要》,以及金、元、明、清等历代医家的代表性著作,均有涉猎研究。1941年在原籍开业行医,同时考入天津国医学院、西医专门学校函授学习,边干边学。抗日战争时期,他利用行医之便参加抗战工作,为抗日干部和伤病员诊病疗伤。1946年经冀中卫生局考试审查合格,发给医师证书。1950年悬壶于北京市。同年参加中央卫生部高级医师考试及格,即于1951年冬,参加国家工作,任北京市立第二医院内科医师。1955年冬,到中央卫生部举办的西医学习中医研究班学习近3年,再次系统深入地学习祖国医学,亲聆了蒲辅周、黄竹斋、杨树千、秦伯未等全国几十位中医名家的教诲,毕业时荣获银质奖章。

1958年秋,焦老被分配到北京中医学院(现北京中医药大学)担任教学工作达27年之久,历任内科教研室讲师、副主任、副教授、教授,附属医院内科主治医师、副主任、副主任医师、主任医师、中医学院学位评定委员会委员、研究生毕业论文答辩委员会主任委员等职,培养了3届硕士研究生。1981年当选为北京市东城区第七届人大代表。1984年春,调到中日友好医院任中医内科副主任,同年被评为全院"先进个人",并任专家室副主任,并于1986年荣获中华人民共和国卫生部授予的"全国卫生文明先进工作者"称号。此后,在国家"七五"攻关课题"尪痹复康冲剂"的研究中贡献突出,被北京市科委、科协评为"科技之星",1992年4月30日《北京日报》头版刊登了其先进事迹。同年被卫生部、人事部、国家中医药管理局确定为全国首批500名名老中医药专家,继而努力为国家、为中医事业培养自己的"学术经验继承人"。

焦老曾主编《简明中医内科学·下卷》《痹病论治学》等专著和《橘杏春秋》医刊,主审《老年中医保健》和光明中医大学《中医内科学》讲义,参加全国中医学院试用教材《内科学》和北京中医学院《内科学》讲义、《中国医学百科全书·中医基础理论》《中医证候鉴别诊断学》《中医内儿科》等书的编写。

焦老临床擅治内科疑难重病,对肝、胆、泌尿系结石注重增强肝、肾本脏功能;对萎缩性胃炎、溃疡病等采用自拟的三合汤与四合汤,不但胃痛能愈,而且胃镜和病理检查也见明显好转,溃疡愈合;对冠心痛、心肌炎、心绞痛采用心、肺、胃、肾同治,理气活血与助阳化痰并用,颇有良效;对中风证(急性脑血管病)常用中风三法,认为风痰阻络、风中于经常归于腑,必须清化阳明,通腑活络;对再生障碍性贫血及出血性疾病重用滋胃凉血,降气清热;对高热性疾病,谨遵"见热莫攻热"之训,活用清、疏、滋、降、和解等法,力求治本,其热自解;对休克厥证、人事不省诸疾,用助阳开窍,宁心醒神,辨证治本,效果颇佳;诊治各种顽疾、危证每每疗效卓著,深受患者拥戴。他在学术上强调中医理论对临床实践的指导,特别重视辨证论治的灵活运用。主张用整体系统观念、动变制化思想分析观察疾病的发生、发展、传变、转归,力求理、法、方、药清楚,丝丝入扣。对咳嗽的辨治,提出宣、降、清、温、补、润、收等治咳七法,认为七法巧妙配合,变化无穷;对治疗哮喘提出《治喘两纲六证三原则》,创拟麻杏二三汤、麻杏苏茶汤、麻杏蒌石汤、麻杏补肺汤、麻杏六君汤、麻杏都气汤等治喘效方;对神经衰弱的阴虚肝旺证和妇女更年期综合征,创用挹神汤;对下肢淋巴管回流障碍的足胕(胫)浮肿,创有足胕消肿汤等等,广为临床医师采用。此外,他还创有表格式脉象标记法,不用标明寸、关、尺和左、右手,即可了解患者六部脉象的特征。此法于1964—1966年曾被北京中医学院附属东直门医院规定用于病历书写之中,全国通用中医病历书写格式中也曾被采用,日本京都高雄病院也采用此法。

焦老主张有目的、有选择、积极地吸收现代科研成果,促进中医药学按照自身规律向前发展,对中医科研工作,提出"继承传统、博采众长、突出特点、创新发扬"的研究方法,该文曾分别在国家中医药管理局召开的青岛会议和《光明中医杂志》上宣读和发表,提倡具有中医特色的创新。他在诊治类风湿关节炎方面,颇有心得。对具有关节变形、骨质受损、肢体僵屈的痹病,创议了"尪痹"病名,并提出初步诊治规律。1983年中华中医药学会内科学分会痹病学组采用这一病名和主要方药,组织27个省市科研单位进行了临床研究,又与本溪第三制药厂合作,共同创制了"尪痹冲剂",现已畅销国内外,并获国优产品奖。1986年,焦树德领导中日友好医院"七五攻关"尪痹科研组再次与该厂协作,通过5年研究,研制出第二代尪痹新药——尪痹复康Ⅰ号、Ⅱ号,荣获国家中医药管理局科技进步三等奖。为了进一步提高疗效,1993—1999年他又领导中日友好医院尪痹科研组研制了"尪痹舒安",其科研成果已转让给药厂。随后,他又相继提出了相当于"类风湿关节炎"的中医"尪痹"病名和相当于"强直性脊柱炎"的中医"大偻"病名及其辨治规律与经验。

焦老曾多次应邀赴日本、新加坡及美国等国家讲学,被聘为日本中医学研究会名誉会长和美国加州医师顾问等职,受到国内外医学界人士的高度赞誉。主要著作《用药心得十讲》和《从病例谈辨证论治》二书,均获人民卫生出版社"优秀作品奖",前者畅销东南亚各国和地区,后者已被译成日文《病例から学ぶ中医弁证论治》在日本刊行。《焦树德医论医话精选》1990年在美国出版后,受到中医界人士的欢迎,现正准备刊出第二版。此外,他还著有《方剂心得十讲》《焦树德临床经验辑要》《临证经验录》等书籍。曾发表《治咳七法》《心绞痛的辨证论治》《尪痹刍议》《中药的临床运用》《三谈尪痹辨证论治》《大偻病因病机及辨证论治探讨》等医学论文60余篇,日本《中医临床》《新中医研究》杂志以及新加坡中医院《毕业特刊》上均有发表和转载。

焦老历任中日友好医院专家室副主任、教授、主任医师、学术委员会委员、高级职称审评委员会委员,国家中医药管理局高级顾问,国家中医药管理局科技进步奖审评委员会委员,第四、五届全国科技图书评选委员会委员,中华中医药学会顾问,中华中医药学会内科学会副主任,中华中医药学会心病专业委员会主任、痹病专业委员会副主任。兼任北京中医药大学、广州中医药大学、长春中医学院和中国中医研究院研究生部客籍教授,《中医杂志》《中国医药学报》《中级医刊》《中日友好医院学报》顾问,《光明中医》副主编,中国民间中医药研究开发协会理事,中国医学基金会理事,北京中医药研究促进会理事,中国药材公司技术经济顾问委员会顾问,河北省辛集市中医院名誉院长等职。

焦树德教授虽已做古,但其孜孜不倦、勤奋好学,不辞辛苦、救死扶伤,言传亲授、临证指迷的精神永远激励着后学者。

德为世范，行为医则

——深研辨证论治的焦树德教授

平素我极仰慕恩师焦树德的高尚医德和精湛医术，今求学甚幸，有机会正式拜师作为焦老师的学术继承人，秉承师学。回想起从师3年多的日日月月，焦老师不辞辛苦，不厌其烦，言传亲授，解难释疑，临证指迷，传授经验，使我不仅对焦老师的学术思想和临证经验有了更深入的理解和认识，而且对焦老师的崇高医德更加钦佩。

行医要"树德"为先

焦老师不仅自身严遵古训，而且谆谆教诲学生要铭记古训："凡大医治病，必当安神定志，先发大慈恻隐之心，誓愿普救含灵之苦。若有疾厄来求救者，不行问其贵贱贫富……普同一等，皆如至亲之想……"要急患者之所急，痛患者之所痛，力求做到"患者至上"，"以患者为中心"。焦老师不仅以"言教"，更是以高尚的品德、崇高的思想境界、一颗全心全意为患者服务的红心落实了"身教"，激励和鞭策着学生们。众所周知，前来求医于焦老师的患者络绎不绝，每逢他的出诊日，诊室总是被挤得水泄不通，求诊者除了来自本市和郊区外，外省市患者更是提前而至，排队等候，还有不少是从世界各地慕名而来的就医者。尽管焦老师年逾八旬，但病号还是能加则加，竭力诊治。他从不询问患者的地位，不分贫富，均以仁心相待，逐一地予以认真诊察、处方、选药，并耐心解答患者询问，为此他在周二、周五上午出门诊时，从未在12点前按时下过班。他的辛勤付出换来了患者病痛的减轻，病情的缓解和痊愈；换来了出自患者及家属心底的微笑；换来了他们对焦老师发自肺腑的感激和赞誉。记得有一位河南的男性农民，年仅34岁，患了强直性脊柱炎，腰脊背疼痛僵硬，活动受限，已不能再干农活，由亲朋抬来请焦老师诊治，虽然挂的号已满，但他老人家毅然加号为其看病。由于患者生活不能自理，病甚亦不敢洗浴，故皮肤上一层污痂，周身散发着异味，而焦老师并无任何嫌弃，站起身来（他老人家腿亦有疾）凑到患者身边耐心询问病史，仔细诊察，开据药方，叮嘱服药事宜，使病人当日速返回原籍，既节约了时间，又节约了在京的消费，令患者及亲朋万分感谢、热泪盈眶。患者回家遵嘱照方服药50余剂，诸症减轻，由家人搀扶陪同复诊，调方后复返，继续坚持服中药。一年以后，此患者再复诊，一进诊室，就"扑通"一声跪倒在焦老师面前，我急忙将其扶起，患者却又跪下，如此于第3次时，我和焦老师一同将其扶起，只见患者热泪夺眶而下，哽咽着说："我这次是自己步行15里地搭车来北京的，就是为了给您老这位金面活佛跪拜道谢来的。是您老救了我，救了我们家，我父母说啥也要我亲自给您老叩头。现在我能下地干活，养活年迈多病的父母。我还能做饭干家务，侍候老人。真是没想到啊……"焦老师崇高的医德永远是后人们学习的榜样，他的"树德风范"永远激励着后学们在救死扶伤的行医道路上勇往奋进。

学如逆水行舟，博学穷思方不罔殆

焦老师早年向外祖父学习中医，攻读古典医籍，对《黄帝内经》《难经》《伤寒论》《金匮要略》《神农本草经》等经典著作反复研读，打下了坚实的基础，并对《千金方》《外台秘要》以及金、元、明、清等历代医学的代表性著作，均有涉猎研究。并在中央卫生部举办的西医学习中医研究班中又亲聆了蒲辅周、黄竹斋、杨树千、秦伯未等全国几十位中医名家的教诲。如今他老人家虽已年逾古稀，但他老骥伏枥、壮志不已，仍以"学而不思则罔，思而不学则殆"为座右铭，并授意学生。他虚怀若谷，孜孜以求，好学不怠。老人家从不讲究吃穿，过着朴朴实实、勤俭节约的平民百姓生活，但是购买书籍、订阅报刊的费用却占了经济收入的很大一部分。他经常外出开会、讲学，每到一个地方，他最关心的是"书店"在哪儿，一有空儿就去书店阅书，经常忘了时间，敦促方归。他常说："病人是活的，病情是灵活变化的，作为一名好的医生，必须博学、穷思、敏想，想尽一切办法为病人缓解病痛，自己懈怠不勤学就如行于逆水中的船，只有后退了。"他还谆谆告诫我要熟读牢记前贤教诲，"今夫五脏之有疾也，譬犹刺也，犹污也，犹结也，犹闭也。刺虽久，犹可拔也；污虽久，犹可雪也；结虽久，犹可解也；闭虽久，犹可决也；或言久疾之不可取者，非其说也……疾虽久，犹可毕也。言不可治者，未得其术也"。他总说："如果只是因为自己不学、不思、不知，而轻易放弃了对病人的治疗抢救，这也是一种医德匮乏的表现。"

由此不难看出焦老师视医德为至高，研医术为至深的崇高思想境界。他博采众长，学验俱丰，在长期的临床实践中不仅创制出许多行之有效的方剂，撰写了《中药心得十讲》《方剂心得十讲》，为中医临床医学的发展做出了杰出的贡献，而且还娴熟地运用针刺、药灸、贴膏、手法按摩，甚至用手术刀等方法为无数的患者解除了病痛，找回了自我，可谓功德无量！这也是值得我们终生学习和效仿之处。

继承发扬中医之魂——深研辨证论治

焦老师早年幼承家学，后又亲聆老一辈中医名家教诲，学术根底深厚。毕生深研辨证论治，并锐意创新，深有心得，曾著《从病例谈辨证论治》一书，译成多种文版，畅销于国内外。他在临证时更强调辨证论治，力求辨证精确，立法精当，选方用药丝丝入扣。他不拘泥于一般的常规，而是深入撷抉其精神实质，灵活运用。如：他曾治疗一名男性患者，68岁，结肠癌术后，后重不畅，大便稀频，日行8~10次之多，曾经诸医久治未愈，痛苦不堪。诊其脉沉细尺弱，舌淡红少白苔。鉴于患者平素工作繁忙，劳思伤脾，久则及肾，加之年近七旬，肾气衰、天癸竭，辨其证属肾精亏竭，肾阳虚衰，气化不利，大便失司所致，故予四神丸以补肾温阳。妙在其处方中重用乌药15g，他认为乌药能入肾、顺逆气，此与旋覆花之降气及沉香之降气皆不同，乌药能顺膀胱、肾之逆气。故临床常用来治疝气。但本患者又为结肠癌术后。气血再损，虚气则有逆浮于上之状，故用乌药15g，同时配用百合，因百合甘寒而润，和降肺气，肺气降则利于膀胱、肾之逆气顺也，再佐广木香调理肠胃之气，共奏"调气则后重自除，欲便之意自消，泄泻自愈"之效。

另外，他还治疗过一例女性39岁急性球麻痹患者。患者于治疗前5日因过度劳累又受寒凉，即感进食吞咽困难，伴有说话声音改变，鼻音重，无喉音，饮水时呛咳。并感咽中有物梗塞不能咽下，亦不能吐出，恶心。右面颊紧皱，无发热及疼痛。喉科检查：下咽喉会厌可运动，右侧梨状窝变浅，少许唾液潴留，右侧皱裂固定，右声带固定于正中位，声带光滑，左侧声带运动好，左梨状窝正常。诊为突发声带麻痹（右）、迷走神经运动障碍。神经内科检查，诊为声带麻痹。次日不能吞咽，饮水时水从鼻孔流出，并有呛咳。耳鼻喉科检查见：右声带麻痹，软腭右侧下垂，上提功能差，右侧咽反射迟钝。诊断为球麻痹（右）。X线钡餐检查，诊断为咽部功能障碍。神经内科诊断为球麻痹。经磁共振及X线拍片检查，均未查出器质性病变。曾用西药、针灸治疗近1周，病情不见好转，于是来我院请焦老师诊治。望其神情恐慌，舌苔薄白；闻其说话声浊不清；诉吞咽困难，饮水从鼻孔出；诊其脉象略滑。据此，焦老师根据中医理论，胃脉"循喉咙入缺盆"，肺脉"入肺系横出腋下"（李念莪说：肺系，喉咙也），故喉咙为肺胃之门户。正如《素问·血气形志》说："形苦志苦，病生于咽嗌，治之以甘药。"甘药者，调理脾胃之意。今患者因操劳过度，有伤脾胃，胃气滞而不行，又受寒凉，肺气束闭，因而肺胃气逆。胃气上逆，故食不能咽下；肺失肃降，故饮水从鼻孔出，呛咳，声音重浊；痰阻咽喉之间，不能咯出，亦不能咽下，脉见滑象，是肺胃之气逆乱，升降失职，故痰聚不除。胃脉行于面颊，因受凉而络脉束闭，故见右面颊发紧发皱。因而治以宣肺开窍、和胃降逆，选用麻杏二三汤加桔梗以宣肺、化痰、降气，旋覆代赭汤镇降和胃，并加苏叶助麻黄而宣肺、助苏梗而和胃，菖蒲、远志开九窍，蝉衣宣肺出声，黄芩清肺胃之热，天竺黄清心胸热痰，山豆根、胖大海清润咽喉。二诊后加刀豆子、石莲子降胃气、开口噤、羌活、全蝎祛风止痉（称"转舌散"），并配白僵蚕增强祛风、化痰、散结以疏利舌本，加生地益肾生津而润肺，加白芷入阳明经、芳香开窍，木通引湿热下行以利吞咽。基本痊愈后，去掉刀豆子、木通之苦降，加理气疏肝之品而收全功。

诸如此类的疑难杂证的验案举不胜举，焦老师精于辨证论治也可见一斑。

焦老师从医治学60余载，对中医学精研博采，在学术上一贯重视对证候揭奥探微，对论治汲精撮华。他在临床进行辨证论治时深铭前训、严守四诊、刻求新意、机动灵活，在长期的临床实践中逐渐形成了自己独特的学术见解和风格。他临床治病颇有良效的原因不在于奇，而在于深入、准确、机动、灵活地运用"辨证论治"，直中疑难病症的癥结。在此过程中他突出做到了"四必须""五强调"。所谓"四必须"是指：必须运用整体观念认识疾病、治疗疾病；必须运用"动变制化思想"和"从化学说"深入分析各种证候变化；必须遵照循症求因、治病求本的要求去诊治疾病；必须注意"治"与"养"的密切结合。所谓"五强调"是指：强调"三因制宜"，即是在辨证论治时要根据证候和病情的不同特点而因时、因地、因人制宜；强调明辨主证和主证的特性，并辨别证候的转化与真假；强调结合运用同病异治、异病同治的原则；强调据证立法、从法统方、依方选药，莫忘"七要"，即一要辨证用药，二要注意配伍变化和用量大小的变化，三要注意药物炮制与生用的不同，四要注意煎服方法，五要注意药方的随证加减，六要注意结合运用现代科研成果，七要尽量能认识中药饮法；强调要四诊合参诊治疾病，并吸收现代科学方法和西医有关内容，为把中医的四诊八纲发展成五诊、六诊、九纲、十纲而努力。

总之，焦老师突出的"四必须""五强调"实为他毕生经验的总结，而中医的精髓——"辨证论治"在他行医的生涯中是无处不在的。

提出"继承传统，博采众长，突出特色，创新发扬"的科研思路

焦老师认为传统的科研方法在不同的历史时期都有着不同的内容，但必须有探索、有创新、有前进，应该总是在不停地向前发展着。焦老师将中医药科研方法高度概括为"继承传统，博采众长，突出特色，创新发扬"。其内容是：要坚持以中医理论为出发点，要立足于提高临床疗效；要加强中医基础理论的研究，使其进一步科学化、现代化，力求取得重大的突破；要进一步发展辨证论治、理法方药的诊治规律，以取得临床方面的新方法、新发展；要加强中药复方配伍变化等理论的研究以开发出新内容；要加强中医文献的整理研究，从中受到教育和启发，以发掘和提高理论水平。总之，他主张继承与发扬并举，传统手段与现代手段并用，中医与西医相结合的研究方法，对当代中医科研不失为良好的思路。他还创建"尪痹""大偻"新病名，研究其新治法、新方药。这些不正是焦老师"突出特色，创新发扬"的佐证吗！

　　焦老师学术造诣精深，临床经验丰富，科研思路敏捷，确是我国当代学验俱丰，又锐意创新的中医名家。他高尚的医德，精湛的医术，老骥伏枥，不用扬鞭自奋蹄的精神，永远激励着他人。

学生：阎小萍
于中日友好医院

目　　录

第一案

宣肺利水法治愈小儿风水案

患者　刘某　女　7岁

初诊：1993年3月5日

主诉：间断性颜面及双下肢浮肿2年余。

现病史：患儿于2年前出现颜面及双下肢浮肿，按之凹陷，尿少，尿有泡沫，倦怠乏力，曾于当地医院儿科住院治疗，诊断为"肾病"，予泼尼松治疗（30mg/d），随病情减轻而逐渐减量，然此病曾4次反复，故泼尼松之用量，随之反复加减。近日余，尿蛋白（±）~（++），颜面及双下肢浮肿减轻，病情较稳定，泼尼松用量5mg/d，欲停减激素，故请焦师诊治。

现症：患儿颜面及双下肢轻度浮肿，今日尿蛋白（+），形体肥胖，满月脸，面色红，倦怠乏力，纳谷馨香，大便调，小便略少色黄，偶有泡沫，夜寐尚可，易汗出。

既往史：否认肝炎病史，否认急、慢性传染病史，否认药物过敏史。

查体：双下肢指凹性浮肿（+）；舌苔白厚，舌质红，脉沉滑尺弱。

诊断：中医：风水（兼热象）

　　　　西医：肾病

辨证：水气内停，风邪外袭，风为阳邪，其性上行，风水相搏故其肿自上起，且发展迅速。水湿内聚，三焦决渎失司，膀胱气化不行，故小便不利。水邪无出路而肿甚，按之凹陷。舌质红苔白厚，脉沉滑尺弱，面赤尿黄，为湿邪内停蕴久化热之象。四诊合参诊为风水证（兼热象）。

治法：宣肺利水，佐以清热。

处方:生麻黄 6g　生石膏 20g^(先下)　苍术 5g　桑白皮 10g

茯苓 15g　猪苓 12g　泽泻 15g　冬瓜皮 30g　川断 12g

生姜 2 片　大枣 2 枚

7 剂,水煎服

二诊:1993 年 3 月 12 日

服上药后症情平和,舌边尖略红,苔白厚,脉沉滑尺弱。欲回原籍,故再诊。

诊治同前,仍遵原方加减。

处方:上方改桑白皮 12g,改茯苓 12g,改猪苓 15g,加葛根 10g。

20~30 剂,水煎服。

三诊:1993 年 7 月 9 日

服上药 50 余剂,倦怠乏力减。小便较前量多,颜面及双下肢浮肿均较前减轻,大便调,夜寐安,纳谷馨香,近 3 个月,行多次尿常规检查,尿蛋白均为(−),小便未出现泡沫,泼尼松已减量,由 5mg/d 递减至 2.5mg/d,已服月余,唯晨起偶有眼睑微肿。舌尖略红,苔略白,脉滑。

诊断同前,鉴于病情减轻,继遵原法,守方进退。

处方:生麻黄 6g　生石膏 25g^(先下)　苍术 6g　生姜 1 片

大枣 2 枚　炙甘草 3g　桑白皮 10g　茯苓 12g　橘红 6g

半夏 6g　葛根 9g

20 剂,水煎服

四诊:1993 年 9 月 10 日

服上药 50 余剂,浮肿消减,尿蛋白一直为(−),小便量较少,停口服泼尼松已半个月,颜面及四肢无浮肿,面色及口唇发红,纳可,大便调,寐安。舌苔根部略白,脉沉滑。

诊治同前,守方加减。

处方:生麻黄 5g　生石膏 20g^(先下)　苍术 5g　生姜 1 片

大枣 2 枚　炙甘草 3g　半夏 5g　桑白皮 6g　茯苓皮 6g

茯苓 5g　陈皮 3g　葛根 5g

20 剂,水煎服

五诊:1993 年 11 月 9 日

服上药 50 剂左右,尿蛋白多次复查均为(−),尿量正常,形体、颜

面较前消瘦,精神佳,纳食正常。二便调,颜面及双下肢浮肿已消退,
体重减轻 5kg,汗少,苔黄略白,脉沉滑。

诊治同前,效不更方,原方稍事进退。

处方:生麻黄 5g　生石膏 18g^(先下)　茯苓 6g　茯苓皮 9g

川断 9g　半夏 5g　陈皮 5g　焦三仙各 5g　苍术 5g

生姜 2 片　大枣 2 枚　炙甘草 3g

30 剂,水煎服

六诊:1994 年 1 月 2 日

服上药 50 余剂,连查尿常规 4~5 次,结果均正常,尿蛋白一直为
(–),未发生颜面及双下肢水肿,唯纳谷稍欠,汗少,便调,寐可,舌苔
略白,脉略数。

诊治同前,守方加减,以巩固疗效。

处方:生麻黄 5g　生石膏 15g^(先下)　桑白皮 5g　茯苓 9g

茯苓皮 10g　川断 9g　焦三仙各 6g　陈皮 5g　半夏 5g

苍术 5g　生姜 2 片　大枣 2 枚　炙甘草 3g　炒黄芩 3g

葛根 5g

30 剂,水煎服

【按】焦师临床治疗兼有热象之风水证,擅用"越婢加术汤"
加减,本倒亦然,系表邪未解,水气内停,水湿郁久化热,热不得
泄,膀胱气化受阻。据《金匮要略·中风历节病脉证并治》附方
《千金》越婢加术汤主症中有谓"腠理开汗大泄",可知越婢加术
物证是有汗的,且汗较多,其原因乃内热所迫。此患者服此方加
减治疗后,虽停用激素然病情未反复,且临床症状基本消失,尿
常规检查结果一直保持正常。

第二案

益气凉血法治愈便血、大便不畅案

患者　蔡某　男 55 岁

初诊：1993 年 9 月 10 日

主诉：大便出血 3 天。

现病史：患者原有痔疮病史数年，2 天前，因进食辛辣而大便偏干，便后出血量较多，时呈喷射状，伴倦怠乏力，肛门疼痛难忍，走路劳累后尤著，纳食尚可，小便正常，时有肛门坠胀不适，故请焦老诊治。

既往史：否认肝炎、结核病史，否认药物过敏史。

个人史：少量饮酒。

查体：舌苔白，脉沉细。

诊断：中医：便血

　　　西医：痔疮？

辨证：脾气虚，统摄失司发为便血，气虚血瘀不通则痛，久则欲从热化。

治法：健脾益气，凉血止血。

处方：炒白术 10g　茯苓 20g　党参 10g　蜜炙槐角 15g

　　　陈皮 10g　槐花炭 15g　生地榆 18g　炒黄柏 12g

　　　防风 9g　赤石脂 12g　花蕊石 12g　广木香 9g

　　　槟榔 6g　炒白芍 12g　生地炭 18g　泽泻 15g

6 剂，水煎服

二诊：1993 年 9 月 16 日

服上药后，便血已止，大便不干，排至魄门处不易排出，疲劳无力减轻，纳可，小便调，舌苔根部厚微黄，前部薄略黄，左脉沉略滑，右沉略细。

处方:炙麻黄 6g　杏仁 10g　炒苏子 10g　桔梗 5g　白术 9g

广木香 10g　焦槟榔 12g　防风 6g　蜜炙槐角 15g

地榆 18g　炒黄柏 10g　川断 15g　怀牛膝 12g

巴戟天 10g　肉苁蓉 18g　槐花炭 12g　炒枳壳 12g

生地炭 15g　人参芦 2g

7 剂,水煎服

三诊:1993 年 9 月 23 日

服药后,便血基本已止,肛门坠胀明显减轻,恢复至发病前的水平,纳可,现大便成形,不干。舌苔根部黄厚,脉细略沉。(兼服通便灵。)

诊治同前,守方加减。

处方:炙麻黄 5g　杏仁泥 10g　炒苏子 10g　桔梗 5g

人参芦 2g　生白术 12g　广木香 10g　焦槟榔 12g

防风 5g　蜜炙槐角 15g　生地榆 35g　炒川断 18g

炒黄柏 10g　肉苁蓉 20g　全瓜蒌 35g　槐花炭 12g

生地炭 15g　炒枣仁 30g　茯苓 15g　远志 12g

7 剂,水煎服

四诊:1993 年 9 月 30 日

患者便血已止,大便量少,排出困难,矢气频转,小便调,纳食尚可,肛门内痔肿痛,大便 2 日一行。头晕,若走路时间稍久则更明显,甚则头痛。舌根部白苔,右脉沉滑,左脉沉滑略细。

诊治同前,守方进退。

处方:党参 12g　茯苓 15g　白术 10g　炙甘草 3g

生熟地各 12g　当归炭 10g　炒白芍 12g　广木香 9g

厚朴 10g　枳实 10g　全瓜蒌 40g　炒黄柏 10g

蜜炙槐角 15g　生地榆 15g　炒川断 15g　炒枳壳 10g

焦槟榔 12g　生芥穗 6g　防风 6g

7 剂,水煎服

五诊:1993 年 10 月 7 日

大便排出较畅,矢气频,小便尚调,纳食尚可,肛门痔疮已不痛,唯便后稍有热感,偶有头晕,程度减,未发生头痛,脉沉略细,舌苔白微黄,体重恢复至 60kg。

诊治同前,守方进退,善后调养,可隔日一服,巩固疗效。

处方:党参 12g　茯苓 15g　白术 10g　炙甘草 3g　熟地黄 12g

　　　当归炭 10g　炒白芍 12g　广木香 9g　厚朴 10g

　　　枳实 10g　全瓜蒌 40g　炒黄柏 10g　蜜炙槐角 15g

　　　生地 18g　生地榆 15g　炒川断 15g　炒枳壳 10g

　　　焦槟榔 12g　防风 6g　熟军炭 5g　冬瓜子 12g

12 剂,水煎服

【按】焦师在治疗此患者时因其便血,且肛门处有重坠不适,故加重了调气之品,如广木香、焦槟榔、桔梗、人参芦等。其中木香理顺胃气,焦槟榔且能引药下达,而桔梗及人参芦均能提气。焦师认为,人参芦这味药,用量多时有催吐之作用,少量应用则能提气,常于临证中治脱肛之症。总之禀"调气则后重自除"之意而治之,则获效多多。

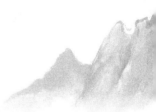

第三案

息风化痰法治愈癫痫案

患者　袁某　男　22岁

初诊：1993年7月12日

主诉：突发昏仆，不省人事，四肢抽搐4次。

现病史：患者于1991年8月18日突然头痛，恶心呕吐，6小时后被送至当地县医院，诊断为"蛛网膜下腔出血"（腰穿提示：血性脑脊液）。治疗4周出院后在武汉协和医院做脑血管造影，提示为动静脉畸形（右后枕顶）。此后视物模糊不清，偶尔头痛。1992年3月15日午睡时，患者突然喊一声，意识不清，四肢抽搐，口吐白沫，当即被人抬至医院，约10分钟后清醒，后感头痛。1992年10月25日看书时，感头晕，看桌子旋转，左耳鸣，随即晕倒，意识不清，口吐白沫，但肢体未见抽搐，发作约10分钟后清醒，醒后头晕，平时无头痛、头晕，有时视物模糊。曾于1992年11月12日于我院神经内科门诊就诊，查：神清语利，心脏听诊未闻及病理性杂音，脑神经检查（−），视野测试无缺损，四肢肌张力、肌力正常，腱反射低、对称，病理征（−），眼底（−）。诊断为发作性意识障碍，症状性癫痫，脑血管畸形，未予治疗。复于1993年4月26日第3次发作，突然头晕、耳鸣，随即晕倒不省人事，意识不清，口吐白沫，约10分钟后清醒。第4次即1993年6月6日，突发头晕、耳鸣，继而意识不清，口吐白沫，四肢抽动，约10分钟后方清醒。前3次发作间隔期均为半年左右，而第4次发作距第3次仅40天时间，鉴于发生频繁，故请焦老诊治。

现症：头晕，头顶部疼痛，耳鸣，双目视物模糊，二便调，纳食尚可，睡眠不佳。

既往史：幼时曾患"肝炎"，否认结核病史，否认高血压病史，否认药物过敏史。

个人史:无烟酒嗜好。

查体:舌苔白腻微黄,脉象沉细。

诊断:中医:痫证

西医:发作性意识障碍,症状性癫痫,脑血管畸形

辨证:肾虚则肝失濡养,体弱用强;脾虚则精微不布,痰涎内结。偶因情志失调,饮食失节,劳累过甚,肝风夹痰,随气上逆,清窍被蒙而突然发作,仆倒于地,昏不知人,口吐涎沫,四肢抽搐等之痫证。

治法:平肝息风,健脾化痰,佐以活血清热之品。

处方:生芥穗 6g　防风 12g　天麻 12g　半夏 10g　化橘红 12g

全蝎 9g　蜈蚣 3 条　白僵蚕 12g　钩藤 30g$^{(后下)}$

红花 10g　苏木 15g　天竺黄 12g　茯苓 20g

生赭石 30g$^{(先下)}$　羌活 5g　珍珠 30g$^{(先下)}$　水蛭 2g

7 剂,水煎服

二诊:1993 年 7 月 23 日

服药后症情平和,舌苔薄,脉沉滑,守方加减用之。

处方:生赭石 30g$^{(先下)}$　生石决明 30g$^{(先下)}$　生龙牡各 30g$^{(先下)}$

防风 10g　钩藤 30g$^{(后下)}$　白僵蚕 10g　天竺黄 10g

制南星 9g　全蝎 9g　蜈蚣 3 条　半夏 10g　化橘红 12g

茯苓 20g　生明矾 3g　郁金 10g　生白芍 12g

7 剂,水煎服

三诊:1993 年 9 月 3 日

服上药 30 余剂,未发作癫痫。近几日,眼花,上午疲倦,晨起腰酸,脉沉滑,苔白。

诊治同前,原方加减。

处方:生赭石 30g$^{(先下)}$　生龙牡各 30g$^{(先下)}$　生白芍 15g

半夏 12g　化橘红 12g　茯苓 20g　郁金 12g　生明矾 3g

红花 10g　桃仁 10g　苏木 15g　防风 12g　蜈蚣 3 条

白僵蚕 12g　胆南星 10g　炒黄芩 10g　钩藤 25g$^{(先下)}$

全蝎 9g

14 剂,水煎服

四诊：1993 年 9 月 24 日

服上药，至今未发生痫证。然若不午睡时，自觉心情不适 3 周，伴头部痛或晨起腰酸痛，纳可，二便调，脉弦细，舌质微红，苔薄白。

诊治同前，守方加减。

处方：生赭石 25g^(先下)　生石决明 30g^(先下)　半夏 12g
　　　化橘红 12g　天竺黄 10g　胆南星 10g　茯苓 20g
　　　白僵蚕 12g　全蝎 9g　防风 10g　蜈蚣 3 条　钩藤 30g^(后下)
　　　川连 6g　红花 10g　桃仁 10g　生芥穗 6g　炒黄芩 10g

　　　　　　　　　　　　　　　　　　　　　　14 剂，水煎服

五诊：1993 年 10 月 19 日

服上药，痫证未作，头晕眼花减轻，头部麻感发作减少，偶有头部闪痛，腰酸仍作，纳可，二便调，夜寐多梦。脉沉滑，舌苔较白。

诊治同前，原方稍事加减。

处方：半夏 12g　化橘红 12g　天竺黄 10g　胆南星 10g
　　　青礞石 15g^(先下)　茯苓 20g　白僵蚕 12g　全蝎 9g
　　　大蜈蚣 3 条　防风 10g　红花 10g　桃仁 10g　生芥穗 6g
　　　生赭石 30g^(先下)　生石决明 30g^(先下)　生山栀 9g
　　　炒黄芩 10g　钩藤 30g^(后下)

　　　　　　　　　　　　　　　　　　　　　　14 剂，水煎服

六诊：1993 年 11 月 5 日

服药后痫证未作，唯时觉左右头顶部胀痛，偶有头晕，纳可，二便调，夜寐多梦，右下肢屈久则疼痛，舌苔微黄（药后），脉沉滑略弦。

诊治同前，守方加减，改芥穗 5g，加苏木 15g。14 剂，水煎服。

七诊：1993 年 11 月 26 日

药后痫证未作，时觉头内有波动样痛，约半月发作一次，持续仅几分钟后自行恢复，时有头晕眼花，舌苔白略腻，脉沉滑。

诊治同前，考虑原有蛛网膜下腔出血，瘀血作祟，故增加活血化瘀之品。

处方：(1) 生芥穗 9g　苏木 15g　红花 10g　桃仁 10g
　　　　　蓬莪术 6g　半夏 10g　化橘红 12g　茯苓 20g
　　　　　胆南星 10g　竹茹 6g　炒枳实 10g　防风 10g
　　　　　钩藤 30g^(后下)　全蝎 9g　蜈蚣 3 条　黄芩 12g

生赭石 30g[先下]　　生石决明 30g[先下]

14 剂,水煎服

（2）七厘散 10 管,每次 1/3 管,每日 2 次。

八诊:1993 年 12 月 10 日

痫证仍未作,头晕眼花情况发生减少,唯午睡后头沉不适,纳可,二便调,脉沉滑略弦,舌苔白,根部略厚。

诊治同前。

处方:（1）上方加泽泻 30g,加白僵蚕 12g。

（2）七厘散,服法同前。

九诊:1993 年 12 月 21 日

痫证未作,上周发生 2 次头顶部如电闪样痛,纳可,二便调,夜寐多梦,舌边略红,苔薄白,脉沉滑,近 2 日咳嗽,咯白痰。

诊治同前,仍守原方稍事加减。

处方:防风 10g　苏木 15g　红花 10g　桃仁 10g　半夏 10g
　　　橘红 12g　黄芩 10g　生石决明 30g[先下]　炙麻黄 3g
　　　杏仁 10g　枇杷叶 15g　钩藤 30g[后下]　全蝎 9g
　　　蜈蚣 3 条　生赭石 35g[先下]　胆南星 10g　炒苏子 10g
　　　泽泻 20g　白僵蚕 10g　莪术 6g

14 剂,水煎服

十诊:1994 年 1 月 14 日

服药后,痫证一直未作,也未发生闪电样头顶痛,偶觉头部发紧感,纳可,二便调,夜寐多梦,舌苔白,脉略弦滑,因返故乡探亲,故予长服方用之。

诊治同前,守方加减。

处方:（1）荆芥 9g　防风 10g　苏木 15g　水蛭 3g　桃仁 10g
　　　半夏 12g　化橘红 12g　钩藤 30g[后下]
　　　生石决明 30g[先下]　全蝎 9g　蜈蚣 3 条　当归 6g
　　　胆星 10g　天竺黄 10g　菊花 10g　茯苓 18g
　　　远志 10g　生龙牡各 20g[先下]　白矾 3g　郁金 10g
　　　生赭石 30g[先下]　红花 10g

30 剂,水煎服

（2）七厘散 20 管,每次 1/3 管,每日 2 次。

十一诊：1994 年 3 月 20 日

痫证未作，偶有右侧头痛，纳食可，二便正常。近 2 日来感冒鼻塞严重，头晕，咳嗽，咳黄痰，舌苔微黄，脉弦滑，曾于 3 月 18 日鼻衄一次。

诊治同前，守方加减。

处方：荆芥 10g　麻黄 5g　杏仁 10g　桑叶 10g　红花 10g

　　　　菊花 10g　桔梗 6g　炒苏子 10g　金沸草 10g

　　　　枇杷叶 10g　炒莱菔子 10g　生石决明 30g$^{(先下)}$　桃仁 10g

　　　　钩藤 30g$^{(后下)}$　郁金 10g　生明矾 3g　天竺黄 10g

　　　　全蝎 9g　蜈蚣 3 条　炒黄芩 10g

7 剂，水煎服

十二诊：1994 年 3 月 29 日

患者自 1993 年 6 月 6 日末次痫证发作至今已近 10 个月，自觉症状亦逐渐减轻，现反觉午睡后头很沉且昏，经常左颈至头部疼痛不适，时有头微胀，伴眼花，舌苔白微黄，脉沉滑略有弦意。

鉴于病情稳定，未出现反复，故可暂服 10 剂原方稍事加减之汤药，同时配制丸药，长服以巩固疗效，预防发作。

处方：（1）生芥穗 6g　蔓荆子 10g　防风 12g　茯苓 25g

　　　　　　黑山栀 6g　红花 10g　桃仁 10g　莪术 6g　苏木 15g

　　　　　　生茅根 30g　半夏 10g　橘红 12g　生石决明 30g$^{(先下)}$

　　　　　　生赭石 30g$^{(先下)}$　全蝎 9g　郁金 10g　生明矾 2g

　　　　　　泽泻 30g　白附子 6g　蜈蚣 3 条

　　　　（2）上方改生石决明 20g，改生赭石 20g，加胆南星 10g，加天竺黄 10g，3 剂量。上药共为细末，炼蜜为丸，每丸 9g，每次 1 丸，每日 2~3 次。

十三诊：1994 年 6 月 21 日

一直服上述丸剂，癫痫仍未作，据最后一次发作已 14 个月，为恐其发作，巩固疗效，仍守上方，稍事出入配成丸剂继服。

【按】本例患者系因先天性脑血管畸形致"蛛网膜下腔出血"后之症状性癫痫，发作较频繁而痛苦。焦师认为其乃脾肾先后天不足,肾虚则肝失濡养,体弱而用强,脾虚则精微不布,痰涎内结,故而每遇情志失调、饮食失节、劳累过度甚之则肝风挟痰随气上逆,清窍被蒙,而突然发生仆倒于地,昏不知人,口吐涎沫,四肢抽搐等痫证。焦师予以平肝息风,健脾化痰,佐以活血清热之品(因有脑出血病史,必有"瘀血"在,且病久"痰"也好,"瘀血"也好,定要有化热之势,故必佐活血清热之品)。鉴于焦师辨证难确,立法用药恰当无误,故患者服药至今,癫痫未再发作。

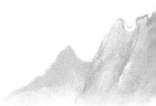

第四案

燮枢汤加减治愈胁痛案

患者　金某　男　44岁

初诊：1993年11月5日

主诉：右胁持续性疼痛，伴腹胀1个月。

现病史：患者1个月以来，因劳累及情绪波动引起右胁部持续性疼痛，疼痛较剧而喜按，尚能忍受，腹胀，纳差，不厌食油腻，大便稀频，每日3~4行，小便黄数，伴乏力，困倦。10月初于我院（中日友好医院）查体时发现肝大，脂肪肝，B超、血清谷丙转氨酶正常，乙肝表面抗原（－），甘油三酯重度增高，未行治疗。

现症：右胁疼痛，右上腹疼痛，腹胀，纳差，乏力困倦，双肩疼痛，口干，饮水尚可，睡眠尚可，胸部无不适，烦躁，大便稀频，小便黄数。

既往史：1986年因面部疖肿致"脓毒败血症""脑炎"、肝肾功能衰竭，住院15天后意识方清醒，又治疗5个月后方痊愈出院，遗留"视神经萎缩"。否认肝炎、结核等传染病史，否认青霉素等药物过敏史。

查体：舌质暗红，舌苔白润薄，脉弦沉滑，右上腹压痛（＋），肝脾肋下未触及。

诊断：中医：胁痛

　　　　西医：脂肪肝

辨证：肝气郁滞，中气不降，发为胁痛、脘胀之证。

治法：疏肝理气，健脾利湿，佐以活血。

处方：柴胡10g　黄芩10g　半夏12g　炒川楝子12g　皂刺6g
　　　　红花10g　白蒺藜12g　泽泻20g　茯苓30g　厚朴12g
　　　　苍术10g　陈皮12g　枳壳12g　片姜黄10g　猪苓20g

肉豆蔻 10g

14 剂,水煎服

二诊:1993 年 11 月 26 日

服上药后,右胁胀痛明显减轻,然近几日未服中药,症状稍加重,口微干,腹胀消失,纳食增加,偶有急躁,大便日行 2 次,为成形便,时觉胃脘不适,夜寐略欠,脉沉滑略弦,舌苔薄白。

诊治同前,守方加减。

处方:柴胡 10g　党参 10g　半夏 10g　炒川楝子 12g　皂刺 6g
　　　红花 10g　泽泻 18g　白蒺藜 12g　苍术 10g　厚朴 10g
　　　陈皮 12g　茯苓 18g　枳壳 10g　片姜黄 10g　槟榔 10g
　　　肉豆蔻 12g　北秫米 12g

14 剂,水煎服

三诊:1993 年 12 月 14 日

自觉服药后,右胁疼痛基本消失,纳食增加,未发生腹胀,二便尚调,偶有服中药后出现水样便一次,寐可。舌苔薄白,脉略数。

诊治同前,守方进退。

处方:柴胡 10g　黄芩 10g　半夏 10g　炒川楝子 12g　皂刺 6g
　　　红花 10g　泽泻 20g　白蒺藜 12g　栀子 6g　厚朴 10g
　　　陈皮 10g　片姜黄 10g　肉豆蔻 12g　北秫米 12g
　　　茯苓 25g　木通 5g

14 剂,水煎服

【按】 患者系右胁痛、脘腹胀满月余就诊。B 超提示:脂肪肝,肝功能正常而乙肝表面抗原(-),于是请焦老诊治。焦老考虑为肝气郁滞,中气不降所致。予以疏肝理气,健脾利湿,佐以活血之法,选用自己的经验方燮枢汤加减治疗。他认为燮理枢机后则肝气必不郁结,亦不再克伐脾土,中焦脾升胃降,气机自利,诸症则除。

第五案

补肾祛寒治尪汤治愈尪痹
（类风湿关节炎）案

患者　张某　女　66岁

初诊：1992年7月7日

主诉：双指、腕、膝等关节痛半年余。

现病史：患者于1991年11月开始双手指、腕关节肿痛，伴晨僵感，曾于北京和平里医院就诊，查血沉42mm/h，尿酸340μmol/L，类风湿因子（–），予以解热镇痛药物对症治疗，并予以理疗，无显效。约4个月以后（1992年3月）复出现双膝关节肿痛，以右膝为重，且伴积液，来我院免疫科、骨外科就诊，予以双氯芬酸等口服并复查，双手正侧位X线片显示：骨质疏松，腕关节间隙变窄；血沉35mm/h，类风湿因子1∶20，抗"O"<500，血红蛋白97g/L，余（–），诊断为"类风湿关节炎"，故请焦老师诊治。

现症：双腕、指关节肿痛明显，膝、肩、肘、踝等关节亦疼痛，晨僵明显，腕关节肿略变形，活动受限，周身乏力，易汗出，纳食尚可，二便调，夜寐尚安。

既往史：双膝关节间断疼痛不适多年，否认肝炎、结核病史，否认药物过敏史。

个人史：月经 $17\dfrac{5\sim7}{28}45$，孕5胎，足月顺产2女1子，人工流产2次。

查体：舌苔略白，脉沉滑略弦。

诊断：中医：尪痹

西医:类风湿关节炎

辨证:风湿寒之邪,乘肾虚深侵入肾,伤筋损骨,致骨痹筋挛发为尪痹。

治法:补肾祛寒,散风除湿,活血通络,强腰壮骨。

处方:补肾祛寒治尪汤加减

骨碎补 20g　补骨脂 12g　川断 20g　制附片 12g

伸筋草 30g　桂枝 15g　赤白芍各 12g　炙麻黄 3g

知母 15g　炒白术 10g　茯苓 20g　生姜 5g

羌独活各 10g　防风 10g　草乌 6g　川怀牛膝各 15g

片姜黄 10g

7 剂,水煎服

二诊:1992 年 7 月 14 日

服上药后,疼痛减轻,唯晨起僵痛显著,时有胃脘隐痛不已,左足尖时针刺样痛,舌苔略白,脉沉滑略弦。

诊治同前,守上方,加白僵蚕 10g,改片姜黄 12g。14 剂,水煎服。

三诊:1992 年 7 月 28 日

服上药后,关节疼痛及晨僵感均较前减轻,唯时胃脘隐痛。舌质边尖略红,苔白,脉沉略滑。

诊治同前,守方加减。

处方:白僵蚕 10g　骨碎补 20g　补骨脂 12g　川断 20g

制附片 12g　伸筋草 30g　桂枝 15g　赤白芍各 12g

炙麻黄 3g　知母 15g　炒白术 10g　茯苓 20g　生姜 5g

羌独活各 10g　防风 10g　草乌 6g　川怀牛膝各 15g

片姜黄 12g　千年健 12g

7 剂,水煎服

四诊:1992 年 8 月 7 日

服上药后,自觉两小腿冷、僵感,然四肢关节疼痛明显减轻,胃脘疼痛发作次数减少,而程度亦减轻,舌苔白中著,脉沉略滑。

处方:白僵蚕 15g　骨碎补 20g　补骨脂 12g　川断 20g

制附片 12g　伸筋草 30g　桂枝 15g　赤白芍各 12g

炙麻黄 3g　知母 15g　炒白术 10g　茯苓 20g　生姜 5g

羌独活各 10g　防风 10g　草乌 6g　川怀牛膝各 15g

片姜黄 12g　千年健 12g

10 剂，水煎服

五诊：1992 年 8 月 24 日

服上药后，症状减轻，尤以右腿明显，晨僵感明显减轻。胃脘痛次数减少，疼痛程度亦轻，舌红白薄苔，脉滑略沉。

诊治同前，守 8 月 7 日方 7 剂继服。

六诊：1992 年 8 月 31 日

服药后，关节痛及晨僵感明显减轻，自从服用焦老师中药即停服雷公藤，偶尔疼痛加重时服布洛芬。现便干，腹胀，胃脘疼痛已愈。舌苔薄白，脉沉略滑。

处方：白僵蚕 10g　骨碎补 20g　补骨脂 9g　川断 20g
　　　制附片 12g　秦艽 18g　桂枝 15g　赤白芍各 12g
　　　炙麻黄 3g　知母 15g　炒白术 10g　茯苓 20g　生姜 5g
　　　羌独活各 10g　防风 10g　草乌 6g　川怀牛膝各 15g
　　　片姜黄 12g　千年健 12g　生地 12g

7 剂，水煎服

七诊：1992 年 9 月 21 日

因劳累及受凉后，周身关节疼痛加重，尤以腕关节明显，微肿，纳食正常，二便正常，舌暗淡红，苔薄白，脉沉略滑。

处方：白僵蚕 10g　骨碎补 20g　补骨脂 9g　川断 20g
　　　制附片 12g　秦艽 18g　桂枝 15g　赤白芍各 12g
　　　炙麻黄 3g　知母 15g　炒白术 10g　茯苓 20g　生姜 5g
　　　羌独活各 10g　防风 10g　草乌 6g　川怀牛膝各 15g
　　　片姜黄 12g　千年健 12g　炒杜仲 15g

4 剂，水煎服

八诊：1992 年 9 月 25 日

近两日双腕关节红肿疼痛，双膝关节疼痛，尤以右侧为著，酸痛沉重感减轻，舌苔薄白，脉沉滑。

鉴于邪欲化热，故加强清热之作用。

处方：生地 12g　炒黄柏 10g　骨碎补 20g　川断 20g
　　　制附片 10g　秦艽 15g　桂枝 15g　赤白芍各 12g
　　　炙麻黄 3g　知母 15g　炒白术 10g　茯苓 18g　生姜 5g

羌独活各 10g　防风 10g　草乌 6g　千年健 15g

片姜黄 12g

7 剂,水煎服

九诊:1992 年 9 月 29 日

服药后,关节痛减,双腕红肿疼痛亦减轻,唯觉心悸惕惕然,寐欠,舌苔薄白,脉沉略滑。上方去麻黄,加生龙牡各 30g^(先下)。7 剂,水煎服

十诊:1992 年 10 月 9 日

服药后,夜寐好转,腕关节痛减,唯手指、腕关节僵直感,手背肿减轻,腕关节仍肿,自觉畏寒,纳谷香,二便调,舌苔薄白,脉沉滑。

处方:生地 15g　炒黄柏 10g　骨碎补 20g　川断 20g

制附片 10g　秦艽 12g　桂枝 15g　赤白芍各 12g

知母 12g　茯苓 18g　羌独活各 10g　片姜黄 12g

白僵蚕 10g　防己 10g　威灵仙 15g　千年健 15g

7 剂,水煎服

十一诊:1992 年 10 月 16 日

服药后,腕关节肿痛稍减,余证同前,舌苔薄白,脉沉滑。

诊治同前,上方改制附片 12g,改羌独活各 12g,加草乌 6g,加生薏米 30g。14 剂,水煎服。

十二诊:1992 年 11 月 2 日

服药后,腕、指等关节肿痛减轻,唯胃纳欠佳,舌苔白,脉沉弦滑。

诊治同前,守方加减。

处方:生地 15g　炒黄柏 10g　骨碎补 20g　川断 20g

制附片 12g　秦艽 12g　桂枝 15g　赤白芍各 12g

知母 12g　茯苓 18g　羌独活各 12g　片姜黄 12g

白僵蚕 10g　防己 10g　威灵仙 15g　千年健 15g

生薏米 30g　草乌 6g　炒麦芽 15g

5 剂,水煎服

十三诊:1992 年 11 月 20 日

双下肢肿胀,怕冷,双膝、腕关节肿痛,小腿发凉,夜间口干咽燥,食纳尚可,腕关节肿,舌苔微白,脉沉滑。

处方:生熟地各 15g　骨碎补 20g　川断 20g　制附片 12g

秦艽 15g　桂枝 15g　赤白芍各 12g　知母 12g　茯苓 20g

羌独活各 10g　片姜黄 12g　白僵蚕 10g　威灵仙 15g

千年健 15g　生薏米 30g　防己 10g　草乌 6g

14 剂，水煎服

十四诊：1992 年 12 月 25 日

腕关节痛肿减轻，已能持物，双膝关节疼痛明显减轻，右侧稍重，复查血沉 9mm/h，类风湿因子（－），抗"O"正常，自汗，周身乏力，舌略红，薄白苔，脉沉弦。

诊治同前，守上方，改生地 18g，熟地 9g。14 剂，水煎服。

十五诊：1993 年 1 月 18 日

服上药后，腕关节痛肿及晨僵均较前减轻，双膝关节痛以右膝明显，然程度亦减轻，舌淡红，薄白苔，脉沉弦。

诊治同前，仍服上方 10 剂。

十六诊：1993 年 2 月 9 日

服药后，腕、指、膝等关节疼痛僵直均好转，现胃脘痛，反酸，头晕不适，周身酸胀、乏力明显，舌质微红，舌苔薄白，脉数。

处方：桂枝 12g　赤白芍各 12g　知母 15g　防风 10g

片姜黄 12g　秦艽 15g　络石藤 25g　苍术 6g

焦三仙各 10g　炒黄芩 10g　伸筋草 25g　制附片 10g

羌独活各 10g　煅瓦楞 12g

7 剂，水煎服

十七诊：1993 年 2 月 19 日

服药后，胃脘痛减，吞酸明显减轻，膝关节痛著，腕关节痛稍减，然肿仍作，舌苔薄白，脉略滑。

诊治同前，原方加重补肾祛寒、除湿之品。

处方：上方加骨碎补 15g，加片姜黄 12g，加生薏米 30g，改制附片 12g，14 剂，水煎服。

十八诊：1993 年 9 月 6 日

鉴于关节痛明显减轻，双腕、双膝关节肿明显减轻，已能做一切家务劳动，故中断中药治疗。因用冰凉水拆洗被褥等，双腕关节复于 6 月中旬始肿痛，复查血沉 11mm/h，类风湿因子（+）1：40。正值焦老师出国讲学，故服双氯芬酸止痛，甚时加服雷公藤，且时加服 1992

年 8 月份的中药方。经服中西药,关节疼痛不明显。但近月来,夜寐不宁,心烦易怒,多梦,头昏耳鸣,胸闷时作,气短乏力,双膝软感,舌尖略痛,纳食尚可,大便时干时溏,每日一次,小便略黄,舌边尖略红,薄白苔,中略著,脉沉略弦。

四诊合参,诊为肝肾阴虚,水不涵木,肝阳上亢所致少寐证。

治宜滋补肝肾,平肝潜阳。

处方:细生地 20g　杭白芍 15g　天麦冬各 10g

生石决明 30g^(先下)　生代赭石 25g^(先下)　旱莲草 12g

灵磁石 20g^(先下)　女贞子 10g　何首乌 18g　夜交藤 30g

合欢花 12g　炒黄芩 12g　泽泻 25g　明天麻 10g

炒枣仁 25g^(先下)　远志 12g　佩兰 12g　陈皮 12g

淡竹叶 9g

7 剂,水煎服

十九诊:1993 年 9 月 20 日

服上药后,睡眠好转,时烘热汗出及双臂活动受限均较前减,舌尖痛消失,唯觉头晕而胀,指、腕关节遇冷后仍有疼痛,晨僵时间缩短,疼痛亦减轻,纳可,食后胃脘略有不适,二便调,复查血沉 5mm/h,抗“O”<500,类风湿因子 1∶20,舌淡红,薄白苔,脉略弦细而沉,寸脉尤强。

诊治同前,守方加减。

处方:细生地 20g　杭白芍 15g　天麦冬各 10g

生石决明 30g^(先下)　灵磁石 25g^(先下)　旱莲草 12g

女贞子 9g　合欢花 12g　炒黄芩 12g　泽泻 25g

明天麻 10g　炒枣仁 25g^(先下)　佩兰 15g　陈皮 12g

炒白术 9g　半夏 10g　千年健 12g　青海风藤各 15g

羌独活各 10g　片姜黄 10g

7 剂,水煎服

二十诊:1993 年 10 月 25 日

近日因天气变冷加之劳累及洗冷水,致右手拇指关节疼痛僵感,屈伸欠利,骶髂关节亦疼痛,且觉头晕而胀,夜寐可,纳谷馨香,时口干,二便调,双膝关节以下畏寒、酸感,舌淡红少津,薄白苔,脉沉弦尺弱。

处方:补骨脂 12g　骨碎补 12g　桂枝 10g　知母 10g

　　　赤白芍各 12g　制附片 9g　秦艽 15g　络石藤 15g

　　　千年健 12g　黄柏 9g　片姜黄 12g　羌独活各 10g

　　　茯苓 25g　薏米 30g　泽泻 25g　怀牛膝 18g　夏枯草 15g

　　　夜交藤 25g　生地 15g　陈皮 10g

7 剂,水煎服

二十一诊:1993 年 11 月 17 日

服上药关节痛减,然近二三天,因天气变化致肩、肘、腕、指掌关节痛僵加重,纳食尚可,时有吞酸,胃脘不适,大便偏干,小便尚调,耳鸣,寐安,舌暗淡红,薄白苔,脉沉略弦,尺弱,时痛甚时自服雷公藤或双氯芬酸止痛。

诊治同前,守方加减。

处方:补骨脂 10g　骨碎补 15g　桂枝 12g　知母 12g

　　　赤白芍各 12g　制附片 12g　秦艽 15g　青海风藤各 12g

　　　片姜黄 12g　羌独活各 12g　络石藤 15g　薏米 30g

　　　夏枯草 15g　灵磁石 25g$^{(先下)}$　生地 12g　千年健 15g

　　　陈皮 12g　草乌 5g　生石决明 25g$^{(先下)}$　白术 9g

7 剂,水煎服

二十二诊:1993 年 12 月 17 日

服药后,肩、肘、腕关节痛明显减轻,略有晨僵,纳可,二便调,寐欠佳,舌淡红,薄白苔,脉沉弦尺弱。

诊治同前,守方加减。

处方:补骨脂 10g　骨碎补 15g　桂枝 12g　知母 12g

　　　赤白芍各 12g　制附片 12g　秦艽 15g　青海风藤各 12g

　　　片姜黄 12g　羌独活各 12g　络石藤 15g　薏米 30g

　　　夏枯草 15g　灵磁石 25g$^{(先下)}$　生地 12g　千年健 15g

　　　陈皮 12g　草乌 5g　生石决明 25g$^{(先下)}$　蝉衣 9g

7 剂,水煎服

二十三诊:1994 年 1 月 28 日

服药后,关节痛基本消失,近 2 日因过劳,双腕关节又肿痛,伴胸闷,气短,颈项疼痛,轻咳,多白痰,纳稍减,二便调,舌质微红,薄白苔,脉沉略滑。

处方：补骨脂10g　骨碎补18g　桂枝12g　知母15g　细辛3g

赤白芍各10g　片姜黄12g　白僵蚕10g　羌独活各12g

络石藤20g　生薏米30g　灵磁石30g（先下）　蝉衣12g

生地18g　生石决明30g（先下）　草乌10g　千年健15g

14剂，水煎服

二十四诊：1994年2月21日

患者病情稳定，双腕关节肿痛明显减退，平素基本不痛，但因爱人病重过于劳累及洗凉水时偶有腕、指、膝等关节痛，微有晨僵，纳食欠佳，时嗳气，大便偏干，1~2日一行，夜间喜将双手放于被外。舌淡红，薄白苔，脉沉滑略弦。

鉴于病情稳定，较前明显好转，加之家务繁重，故要求服中药巩固疗效，因症欲化热，故宜兼清其热。

处方：尪痹冲剂　$1\frac{1}{2}$袋／次　3次／日

知柏地黄丸　1丸／次　2次／日

越鞠保和丸　1袋／次　2次／日　　　　效可继服

追访：

1994年8月15日，8月29日追访，患者关节疼痛无明显发作，8月15日复查血沉20mm/h，抗"O"<500，类风湿因子(−)，时自服尪痹冲剂及湿热痹冲剂或知柏地黄丸配尪痹冲剂，维持疗效。

【按】患者系类风湿关节炎，中医属于尪痹，即痹证中最严重的一种，尪痹之病名乃焦师综前贤之论进一步发展概括而立。尪痹的特点是寒湿之邪深侵入肾，伤骨损筋，致骨伤变形，筋肉挛缩，甚则尪赢，几成废人。所以焦师治疗尪痹采取了补肾祛寒，散风除湿，舒筋活络，强腰壮骨之法。以补肾强腰、壮骨舒筋治其本，以祛寒散风、除湿活络治其标。本着"有是证，用是药"之原则酌情加减治之。本患者即遵此法选用了焦师的"补肾祛寒治尪汤"加减治疗，共服药半年余而收佳效。

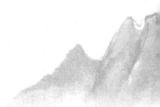

第六案

和解肝胆枢机治愈黄疸案

患者 郭某 女 62岁

初诊:1994年1月14日

主诉:发热11天。

现病史:患者11天前开始发热,恶寒阵阵,午后著,体温最高达39℃,胃脘胀满牵及胸胁,食欲不振,3天后,皮肤及结膜黄染,小便深黄,大便干黑色黄,北京酒仙桥医院查B超提示:肝内外胆管扩张(总胆管内结石梗阻),予对症治疗,无显效。夜寐欠安,无恶心,无呕吐,血清总胆红素90.6μmol/L,谷丙转氨酶105U/L。

既往史:30年前患"黄疸性肝炎",已治愈,5年前行"胆囊摘除术",半年前患"脑出血",后遗右侧肢体运动障碍,否认药物过敏史。

个人史:月经17$\frac{7}{28}$38,孕5胎,足月顺产3男1女,小产1胎。

查体:苔白厚,脉沉弦滑。

诊断:中医:阳黄

　　　　西医:总胆管内结石梗阻?

辨证:湿热内蕴,土木失和,久郁生热,发为黄疸(阳黄)。

治法:和解肝胆,利湿退黄。

处方:柴胡15g　黄芩10g　半夏12g　炒川楝子12g　茵陈30g
　　　　郁金10g　炒黄柏15g　生山栀6g　生大黄5g
　　　　白鲜皮15g　秦艽15g　茯苓25g　厚朴10g　枳实10g
　　　　车前子12g^(包)　金钱草30g

　　　　　　　　　　　　　　　　　　　　7剂,水煎服

二诊：1994 年 1 月 21 日

服上药后，黄疸明显减轻，自觉周身较前有力，纳谷欠馨，恶寒阵阵消失，未发热，胃脘、左胁胀痛减，右胁痛减，大便日行 3~4 次，脉沉滑，舌苔略白。

诊治同前，守方加减。

处方：柴胡 12g　黄芩 12g　半夏 10g　炒川楝子 12g　茵陈 30g

　　　炒黄柏 15g　生山栀 5g　生大黄 3g　秦艽 15g

　　　白鲜皮 18g　茯苓 30g　焦三仙各 10g　车前子 15g$^{(包)}$

　　　炒苏子 10g　枇杷叶 15g　金钱草 30g　郁金 10g

　　　海金沙 15g$^{(包)}$　炒内金 12g　厚朴 10g

7 剂，水煎服

三诊：1994 年 1 月 28 日

1994 年 1 月 26 日复查 B 超提示：上升性胆管炎，胆囊壁增厚，肝内胆管积气。

1994 年 1 月 27 日复查胆红素 44.5μmol/L，黄疸较前减轻，右胁仍有不适感，纳少，大便日行 4~5 次，为水样便，小便尚调，轻咳，舌苔略白，中微黄，脉略弦细。

处方：柴胡 15g　黄芩 10g　半夏 10g　炒川楝子 12g　茵陈 25g

　　　炒黄柏 10g　生山栀 3g　生大黄 1g　陈皮 10g

　　　生麦芽 12g　焦三仙各 10g　茯苓 35g　补骨脂 10g

　　　肉豆蔻 12g　车前子 15g$^{(包)}$　炒苏子 10g　炙紫菀 15g

　　　枇杷叶 15g　白鲜皮 15g　金钱草 25g

7 剂，水煎服

四诊：1994 年 2 月 4 日

服药后无明显不适，两胁胀痛好转，食欲不振，大便时溏，周身乏力，精神欠佳，睡眠欠佳，右手指关节痛，苔略白，脉略弦细。

处方：柴胡 12g　黄芩 10g　半夏 10g　炒川楝子 10g　皂刺 5g

　　　红花 9g　白蒺藜 10g　茵陈 20g　炒黄柏 10g　生大黄 1g

　　　黑山栀 2g　桑枝 30g　补骨脂 12g　肉豆蔻 12g

　　　茯苓 40g　焦三仙各 10g　炒苏子 10g　炙紫菀 15g

　　　枇杷叶 15g　白鲜皮 15g　片姜黄 10g

14 剂，水煎服

五诊：1994 年 2 月 25 日

服药后，诸症好转，现咳嗽，右上肢抬举无力，痰多，易咳吐，大便正常，脉沉滑略弦，舌苔前部薄黄根部黄厚。

处方：柴胡 10g　黄芩 10g　半夏 10g　炒川楝子 10g　皂刺 5g
　　　红花 10g　泽泻 25g　白蒺藜 10g　桑枝 30g　茵陈 10g
　　　炒黄柏 10g　栀子 3g　茯苓 25g　炒苏子 10g　紫菀 15g
　　　枇杷叶 15g　前胡 10g　片姜黄 12g

14 剂，水煎服

六诊：1994 年 3 月 11 日

3 月 10 日复查胆红素 5.2μmol/L，乙肝表面抗原（－），谷丙转氨酶 20U/L，麝香草酚浓度试验均正常。

近 2 日胃脘、胸胁未发生胀满疼痛，手上抬较前增高，手指屈伸较前灵活，唯有腿麻木，自觉舌麻，右侧头痛时作，手指关节痛。脉沉滑，苔薄白。阳黄已愈，仍守前方，重用活瘀通络息风之品预防中风。

处方：桑枝 30g　红花 9g　桃仁 10g　炙山甲 6g　片姜黄 10g
　　　怀牛膝 12g　地龙 6g　半夏 10g　化橘红 12g　钩藤 20g
　　　鸡血藤 15g　炒内金 10g　炒苏子 10g　炒莱菔子 10g
　　　炒白芥子 6g　党参 10g

14 剂，水煎服

【按】此患者系"黄疸病"，考虑系由于总胆管内结石梗阻造成（B 超证实），焦老师并没有一味采用利胆排石、退热等法，而是着眼于本痛乃湿热内蕴，土木失和，久郁生热，发为阳黄，实为肝胆少阳枢机不利所致，因而仍采用和解肝胆枢机之法，佐以利湿除黄，故服药 50 剂左右症状皆除，且 B 超复查亦仅提示胆管炎、胆囊壁增厚，而未再见结石梗阻之征象。

第七案

旋覆代赭汤合平胃散治迟消案

患者　赵某　男　42 岁

初诊：1993 年 9 月 11 日

主诉：上腹部不适，饭后迟消 1 个月余。

现病史：患者平素倦怠乏力，多次复查，血中白细胞 $(3~4) \times 10^9/L$，本次发病主因患者腹痛、腹泻 1 天入我院高干外宾病房住院治疗。入院后行常规检查，尿常规、便常规、肝肾功能、电解质、血沉、血脂均正常，乙肝表面抗原（−），白细胞 $3.7 \times 10^9/L$，红细胞、血红蛋白、血小板均正常，先后 3 次骨穿检查，并请血液科医生会诊，诊为"白细胞减少症"。予以利血生、肌苷、鲨肝醇等治疗，腹痛腹泻已愈，但嗳气，上腹部不适，口苦明显，特请焦老师会诊。

现症：患者目前嗳气频频，上腹部不适，食纳尚可，饭后迟消，大便时干时溏，口不渴，舌苔根部略白厚，前部薄白，脉弦细。

诊断：中医：迟消证

　　　西医：白细胞减少症，急性胃肠炎

辨证：四诊合参，知为木来乘土，土木失和，中焦气逆，胃失和降之证。

治法：调肝和胃，化湿降逆。

处方：生赭石 25g（先下）　制香附 10g　旋覆花 10g（包）　半夏 12g

　　　苏梗 12g　苍术 9g　厚朴 10g　陈皮 10g　茯苓 20g

　　　丹参 25g　檀香 9g（后下）　砂仁 5g（打）　公丁香 2g（后下）

　　　沉香曲 10g　北秫米 12g

　　　　　　　　　　　　　　　　　　　　　7 剂，水煎服

二诊：1993 年 9 月 18 日

服药后，住院时气上逆感已不明显，但尚感腹部不适，大便偏干，昨日因饮冷饮后，胃脘痛，舌苔根部白略厚，右脉弦细，左脉沉滑，白细胞仍低于 4×10^9/L。

四诊合参，知为肝胃失和，中运不健，发为嘈杂腹胀之证。

治以调肝和胃，温中降逆之法。

处方：藿香 10g　苏梗 12g　半夏 10g　旋覆花 10g^(包)

生赭石 25g^(先下)　公丁香 3g^(后下)　姜厚朴 12g　高良姜 9g

制香附 10g　茯苓 20g　炒白芍 10g　炒白术 10g

桂枝 5g　焦神曲 10g　陈皮 10g　沉香粉 3g^(分2次冲服)

5 剂，水煎服

三诊：1993 年 9 月 23 日

服上药后，自觉呃逆减轻明显，凌晨胃脘不适亦减轻，自觉气降而舒，夜睡好转，卧则睡至晨五六点。昨日因食生枣量多，故致腹泻 5~6 次／日，稀水样便，伴腹痛阵阵，无里急后重，无肉眼脓血，纳食尚可，(1993 年 9 月 13 日出院后，停服安眠药，寐亦佳)，肠鸣阵阵，隐隐绵绵不休，舌苔薄白，脉略细。

诊治同前，方中加入化湿健脾止泻之品。

处方：党参 10g　白术 10g　茯苓 20g　炙甘草 3g　藿香 10g

苏梗 12g　半夏 12g　陈皮 10g　檀香 9g　生赭石 18g^(先下)

川连 5g　广木香 9g　北秫米 12g　旋覆花 10g^(包)

丹参 20g　白芍 12g　砂仁 6g^(打)　姜厚朴 12g　桂枝 6g

炮姜 5g　沉香粉 2g^(分2次冲服)

7 剂，水煎服

四诊：1993 年 9 月 30 日

服上药后，自觉呃逆减轻，唯晚餐过饱或进食水果后胃脘不适，纳谷馨香，唯夜寐欠佳，大便一日一行，为成形便，小便调，右脉沉细略滑，左脉沉滑弦略细，舌苔微黄薄。

诊治同前，原方加减。

处方：生赭石 20g^(先下)　旋覆花 10g^(包)　半夏 12g

苏藿梗各 12g　苍白术各 6g　厚朴 10g　党参 15g

茯苓 15g　焦四仙各 10g　炒内金 12g　陈皮 10g

香稻芽 12g　北秫米 12g　丹参 30g　檀香 9g^(后下)
砂仁 6g^(打)　高良姜 9g　香附 10g　公丁香 3g^(后下)

7 剂,水煎服

五诊:1993 年 10 月 7 日

口苦,肠鸣,腰痛,纳可,二便调,寐欠,舌苔根部略白,脉略细滑弦。考虑为饮邪作祟,故治以温阳化饮,佐以补肾强腰。

处方:茯苓 30g　桂枝 12g　炒白术 12g　炙甘草 5g　川断 18g
杜仲 15g　桑寄生 25g　怀牛膝 15g　补骨脂 10g
公丁香 3g^(后下)

7 剂,水煎服

六诊:1993 年 10 月 13 日

服药后肠鸣好转,腰痛、食纳同前,失眠明显,寐欠实,口渴饮水不多,舌体胖,舌苔根部腻,脉弦滑。继服上方,加夜交藤 15g,加合欢皮 10g。7 剂,水煎服。

七诊:1993 年 10 月 21 日

食纳不当时仍肠鸣,服药后症状略见好转,食欲尚可,二便正常,脉略弦滑,舌苔根部略白。

仍遵原法,守方加减。

处方:茯苓 30g　桂枝 6g　炒白术 9g　炙甘草 3g　川断 15g
杜仲 15g　补骨脂 12g　骨碎补 12g　刘寄奴 12g
炮姜 5g　高良姜 6g　生赭石 20g^(先下)　旋覆花 10g^(包)
半夏 10g　夜交藤 15g　合欢花 5g

7 剂,水煎服

八诊:1993 年 10 月 28 日

肠鸣消失,大便恢复正常,纳食增加 1/3~1 倍,食后胃脘无堵闷不适,小便调,原有椎间盘突出病史。因近日腰痛影响睡眠,近 1 周略有咽痛感冒症状,舌苔薄白,脉略弦滑。

诊治同前,佐以利咽强腰膝之品。

处方:茯苓 30g　桂枝 6g　炒白术 9g　炙甘草 3g　玄参 10g
牛蒡子 10g　桔梗 5g　川断 18g　补骨脂 12g　杜仲 15g
骨碎补 10g　海桐皮 15g　生赭石 20g^(先下)　旋覆花 10g^(包)
高良姜 9g　合欢花 6g　夜交藤 15g　半夏 10g　远志 10g

7 剂,水煎服

九诊:1993 年 11 月 4 日

食纳基本正常,肠鸣消失,唯夜寐欠佳,咽痛,咳嗽,无痰,舌苔根部薄白,脉略弦滑。

处方:炙麻黄 6g　杏仁 10g　炒苏子 10g　炒莱菔子 9g
　　　制半夏 10g　茯苓 30g　化橘红 12g　川桂枝 6g
　　　炒白术 9g　炙甘草 5g　补骨脂 12g　炒杜仲 15g
　　　生赭石 20g^(先下) 远志 12g　旋覆花 10g^(包) 夜交藤 18g
　　　玄参 12g　射干 10g　干姜 6g

7 剂,水煎服

十诊:1993 年 11 月 12 日

服药后干咳、咽痛均减轻,然近 2 日天气变化遇寒后,胃脘不适,偶发呃逆,舌根部略觉苦感,纳谷欠馨,未发生肠鸣,夜寐多梦,脉细略弦,舌苔略白。

处方:半夏 12g　北秫米 12g　桂枝 10g　炒白芍 18g　茯苓 30g
　　　炒白术 12g　炙甘草 5g　生姜 3 片　生赭石 15g^(先下)
　　　旋覆花 10g^(包) 苏子梗各 9g　川断 15g　补骨脂 12g
　　　饴糖 30g^(分冲) 生龙牡各 15g^(先下)

7 剂,水煎服

十一诊:1993 年 11 月 18 日

舌苔根部仍觉苦,阴天时胃脘不适,夜寐欠安,多梦易醒,面色较前好转,纳可,二便调,左脉略弦滑,右脉濡滑,舌苔薄腻。

诊治同前。

处方:桂枝 10g　茯苓 25g　炒白术 10g　炙甘草 3g　白芍 15g
　　　旋覆花 10g^(包) 高良姜 9g　甘草 12g　苏藿梗各 12g
　　　半夏 10g　北秫米 10g　生赭石 20g^(先下) 饴糖 30g^(分冲)
　　　炒枣仁 15g^(先下)

7 剂,水煎服

十二诊:1993 年 11 月 25 日

胃脘不适较前减轻,能每日进食水果 1~2 个,舌根部发苦,口臭,纳稍增,大便黏,小便调,寐可,时嗳气,肠鸣,舌苔薄微腻,脉略弦。

处方:桂枝 6g　茯苓 25g　炒白术 9g　炙甘草 3g

生赭石 15g^(先下)　旋覆花 10g^(包)　清半夏 10g　杭芍 12g

高良姜 9g　制香附 9g　炒枣仁 18g^(先下)　远志肉 10g

夜交藤 12g　合欢皮 6g　饴糖 30g^(分冲)　甘草 10g

北秫米 10g　苏藿梗各 10g

14 剂,水煎服

十三诊: 1993 年 12 月 16 日

服上药后,胃脘不适减,唯天气变化时稍明显,欲饮食,食后胃脘反不适,夜寐较前好转,然因情绪波动、工作紧张等诱发。

现症:胃脘隐隐不适,时有烧灼感,偶有小腹疼痛,纳食尚可,大便黏而成形,小便调,夜寐较前好转,舌淡红,苔薄白黄,脉弦,时有心烦易怒。

处方:桂枝 6g　茯苓 30g　炒白术 9g　炙甘草 3g

生赭石 15g^(先下)　旋覆花 10g^(包)　清半夏 10g

杭白芍 12g　高良姜 9g　香附 10g　炒枣仁 25g^(先下)

远志肉 10g　夜交藤 12g　甘草 10g　北秫米 10g

苏藿梗各 10g　佛手 10g　饴糖 30g^(分冲)

7 剂,水煎服

十四诊: 1993 年 12 月 27 日

服药后,胃脘偶有不适感,无明显口苦,胃脘未发生疼痛、吞酸等,纳可,大便时溏软,日行 1~2 次,小便可,倦怠时小腹隐痛阵阵,寐欠,舌淡红,薄白苔,脉弦略细。

诊治同前,守方进退。

处方:桂枝 6g　茯苓 30g　炒白术 9g　炙甘草 3g

生赭石 15g^(先下)　旋覆花 10g^(包)　清半夏 10g　杭芍 12g

高良姜 9g　香附 10g　炒枣仁 30g^(先下)　远志肉 12g

北秫米 10g　苏藿梗各 10g　陈皮 12g　鸡内金 10g

生麦芽 15g　夜交藤 25g　焦神曲 12g　饴糖 30g^(分冲)

7 剂,水煎服

十五诊: 1994 年 1 月 13 日

服药后,自觉症状明显减轻,上药隔日服一剂,然胃脘无明显不适,餐时可进可乐等饮料,体重由 64kg 升至 66kg,大便溏软时作,日行 1~2 次,小便调,夜寐每于情志抑郁后而不安,时手足心汗出,舌淡红,薄白苔,脉略细弦,较前和缓。

　　诊治同前。

　　处方:茯苓 30g　桂枝 9g　炒白术 9g　炙甘草 5g　半夏 12g
　　　　　北秫米 12g　补骨脂 10g　炒当归 3g　党参 10g
　　　　　制黄精 10g　炒山药 10g　广陈皮 10g　炒白芍 15g
　　　　　广木香 6g　苏藿梗各 12g　饴糖 50g^(分冲)　夜交藤 12g

7 剂,水煎服

十六诊:1994 年 1 月 27 日

　　偶有早晨胃脘不适,舌根部偶觉苦,近 1 周来感冒已近愈,时有手足心汗出,烘热阵阵,纳可,便溏,寐欠,一周 2 次以上寐佳,舌苔薄白,脉沉略滑。

　　鉴于患者纳食增加,体重增加,体力恢复,白细胞恢复至(4~5)×10^9/L,病情较前明显好转,故予善后调养之剂,隔日服。

　　处方:生赭石 20g^(先下)　旋覆花 10g^(包)　半夏 10g　北秫米 10g
　　　　　茯苓 20g　桂枝 6g　焦白术 5g　炙甘草 3g　白芍 12g
　　　　　苏梗 12g　广木香 6g　炒黄芩 6g　制香附 9g
　　　　　炒枣仁 18g^(先下)　夜交藤 12g　饴糖 30g^(分冲)

14 剂,水煎服

【按】此患者系因木郁乘土,土木失和,中焦气逆,胃失和降,造成的迟消、嗳气、脘腹胀满等不适。开始焦师予以调肝和胃、化湿降逆之法,选用旋覆代赭汤合平胃散加减,服之后,除胃脘稍有不适感外,余证均除。然因形体消瘦,倦怠乏力,易感冒等,请焦师继续调治。焦师认为,此患者为阴阳两虚之虚劳证,出现寒热错杂之证,所以治疗方法就不可简单地以热治寒,以寒治热。《金匮要略心典》中谓:"欲求阴阳之和者,必于中气。求中气之立者,必以建中也"。因而焦师选用小建中汤加减调治后,使患者体重增加,体力恢复,白细胞上升至正常,不再易发生感冒,收到了较满意的效果。

第八案

胃苓汤加味治消渴案

患者　李某　男　65岁

初诊：1992年11月26日

主诉：口干欲饮10余年，加重1个月余。

现病史：患者于14年前始口渴，尿多，饮多，纳多，在北京医院经查血糖、尿糖等诊断为"糖尿病"。曾于东直门医院就诊，服焦老中药后症状消失，尿糖（−），血糖降至正常范围。近1个月余，口干渴欲饮，尿频，便干，在北京医院查血糖15.5mmol/L，尿糖（+）~（++），5天前因视物不清，眼底检查显示：右：糖尿病眼底出血。今日复请焦老诊治。

既往史：40年前患"结核性虹膜炎""关节炎"，1953年行"阑尾切除术"。

个人家族史：吸烟史20余年，已戒，少量饮酒。父早亡，死亡原因不详，母亲健在。否认药物过敏史。

查体：舌苔薄白，舌质略暗，脉沉略滑，尺脉较小。

诊断：中医：消渴

　　　　西医：糖尿病

辨证：四诊合参，诊为肾虚消渴之证。

治法：补肾益阴，佐以清热。

处方：生地35g　山萸肉12g　茯苓15g　泽泻18g　丹皮10g

　　　　生石膏30g^{（先下）}　知母12g　玄参20g　葛根18g

　　　　生石决明30g^{（先下）}　草决明10g　夜明砂10g　青葙子18g

　　　　桑叶10g　菊花10g　酒大黄3g

　　　　　　　　　　　　　　　　　　　　　　　　　7剂，水煎服

二诊：1992年12月5日

服药后便稀,口渴减,视物发黑,脉沉滑,舌苔略白,纳呆不欲食,胃脘堵闷感。

诊治同前,守方加减。

处方：生熟地各15g　山萸肉12g　焦白术10g　丹皮10g

泽泻12g　茯苓20g　生石膏25g^{（先下）}　葛根20g

广木香9g　陈皮6g　砂仁5g　五味子10g　紫肉桂2g

7剂,水煎服

三诊：1992年12月12日

服药后口干略减,胃脘不适,隐隐而痛,堵满不畅,畏寒,舌苔厚白,脉滑。

处方：生熟地各18g　山萸肉10g　泽泻15g　粉丹皮10g

茯苓18g　葛根20g　五味子10g　砂仁6g　厚朴10g

台乌药12g　百合30g　吴茱萸6g　紫肉桂2g

18剂,水煎服

四诊：1993年1月11日

近来查血糖10mmol/L,尿糖（±）,夜间口干,饮水量减少,小便减少,双目视物较前清楚,胃脘无凉痛感,舌淡红,苔薄白,脉略数。

处方：生地20g　熟地15g　山萸肉10g　泽泻18g　丹皮10g

茯苓20g　五味子10g　砂仁6g　百合30g　乌药12g

广木香5g　陈皮6g　葛根20g　紫肉桂2g　玄参12g

20剂,水煎服

追访：1993年2月20日与患者邂逅,述服上药后,血糖7.7mmoL/L,尿糖（±）,症状已不明显,故间断服上药维持。

【按】"消渴"之证,治之多采用养阴之法,而焦师认为,口干渴欲饮,乃肾虚、肾水不足所致,因而他每重用"生地",以六味地黄汤加减治疗糖尿病之消渴,而多不用山药,反加入紫肉桂一味引火归源,疗效确较满意,此患者的治疗就说明了这一点。

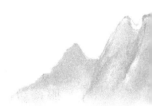

第九案

胃苓汤加味治愈胃脘痛案

患者　周某　女　67岁

初诊：1993年2月16日

主诉：胃脘及下腹窜痛1个月余。

现病史：患者于1个月前始胃脘部胀痛，堵闷不舒，窜及下腹部胀痛不适，纳食尚可，无吞酸、嘈杂，无胃脘烧灼感，口黏不爽，小便长多，无尿急、尿频、尿痛，双小腿沉重、酸困乏力，舌苔白厚，舌质暗红，左脉弦，右脉滑略弦。

既往史：高血压病史3年，平素血压21.3/12.7kPa（160/95mmHg）左右，曾高达24/14.7kPa（180/110mmHg），间断服用降压药治疗。否认肝炎、结核病史，否认肾炎病史，否认药物过敏史。

个人史：月经 $16\dfrac{5\sim7}{28}50$，孕2胎，足月顺产1子1女，均健康。

查体：舌苔白厚，舌质暗红，脉左手弦，右手滑略弦。

诊断：中医：胃脘痛

　　　西医：胃痛原因待查

辨证：中运不健，湿浊内停，升降失司，土壅木郁，发为胃脘痛、腹痛之证。

治法：健脾化湿，宽中和胃，佐以理气益肾。

处方：制香附12g　厚朴12g　苏梗10g　藿香10g　茯苓30g
　　　陈皮6g　青皮6g　广木香6g　猪苓20g　泽泻20g
　　　佩兰10g　车前子12g^{（包）}　桑寄生30g　川断18g
　　　桑螵蛸12g

14剂，水煎服

追访：1993 年 3 月 2 日

患者服上药后，胃脘及下腹窜胀疼痛已愈，余症状亦消失。如常。

【按】焦师在临证中重视辨证论治，每治一病皆主张要辨其根源，即找出其病因病机，不可盲目地千篇一律地选用某法某方。本患者系胃脘痛，但四诊合参后，知其乃因中运不健，湿浊内停，升降失司，土壅木郁所致，故治疗中并未用许多理气止痛之药，而采取健脾化湿，宽中和胃，少佐理气益肾之品，方选胃苓汤（平胃散合五苓散）加味治之，10 余剂即愈。

第十案

燮枢汤加味治愈黄疸案

患者　张某　男　48 岁

初诊：1994 年 3 月 16 日

主诉：尿黄 2 个月余。

现病史：患者于 1 年前体检行 B 超检查，发现"胆囊结石""胆囊息肉"，然因无明显不适，故未行系统治疗。后于 1994 年 1 月体检，肝功能结果提示：血清总胆红素为 25μmol/L（正常为 10~20μmol/L），余项均正常。当时纳食尚可，无恶心、呕吐，无胁痛、腹痛，大便调，小便略黄，巩膜无黄染，无口苦咽干，无脘腹胀满，无背部疼痛及乏力等症状。于 2 个月以内曾 5 次复查血清总胆红素，均高于正常，在 22~25μmol/L 之间，故于 1994 年 3 月 16 日始请焦老师诊治。

现症：小便略黄，查血清总胆红素高于正常（22~25μmol/L），余无明显不适，舌质淡红，舌苔薄白，脉略滑。

既往史：否认肝炎、结核、高血压、冠心病病史。复方阿司匹林过敏史。

个人史：少量吸烟，饮酒史。

查体：舌质淡红，薄白苔，脉略滑。巩膜无黄染，腹软，肝脾未触及，中、右上腹压痛（±），墨菲征（±），两肺呼吸音清晰，心率 76 次/分，律齐，心脏各瓣膜听诊区未闻及病理性杂音。

诊断：中医：黄疸

　　　　西医：胆囊结石，胆囊息肉

辨证：工作劳累，加之情志抑郁，肝气郁结，克伐脾胃，运化失司，水湿不化，久则化热，湿热相搏，结聚胁下则为石、为息肉，湿热下注故溲黄。

治法:疏肝理气,健脾和胃,佐以清热化石。

处方:柴胡 10g　黄芩 10g　半夏 10g　炒川楝子 10g　皂刺 6g
　　　红花 10g　泽泻 20g　白蒺藜 12g　茵陈 12g　栀子 3g
　　　黄柏 9g　茯苓 20g　猪苓 18g　海金沙 15g$^{(包)}$
　　　炒内金 12g　莪术 9g　郁金 10g　金钱草 30g

7 剂,水煎服

二诊:1994 年 3 月 24 日

服药后症情平稳,舌苔薄白,脉沉略滑。

为增强清热利湿及活瘀通络之功效,于上方中加白鲜皮 15g,加秦艽 15g,加三棱 6g。7 剂,水煎服。

三诊:1994 年 4 月 6 日

昨日化验,血清总胆红素 <18μmol/L。服上方后,自觉胃脘不舒,大便调,溲黄减,余无明显不适,舌苔薄白,脉滑。

为加强疏肝利胆之效,改茵陈 15g,改炒川楝子 12g,因胃脘不适故去三棱。14 剂,水煎服。

四诊:1994 年 4 月 20 日

4 月 17 日复查 B 超,未见胆囊结石,息肉仍在(多发),复查血清总胆红素处于正常范围,唯服药后自觉胃脘不适。舌苔薄白,脉沉略细。

鉴于患者病情减轻,故继守上方加减。

处方:柴胡 10g　黄芩 10g　半夏 10g　炒川楝子 12g　皂刺 6g
　　　红花 10g　白蒺藜 12g　三棱 6g　生牡蛎 30g$^{(先下)}$
　　　郁金 10g　生明矾 2g　茵陈 12g　黄柏 9g　炒栀子 5g
　　　酒大黄 2g　金钱草 30g　海金沙 12g　莪术 6g

14 剂,水煎服

五诊:1994 年 5 月 4 日

患者服药后,偶有胃脘不适,纳食正常,二便调,小便色淡黄,余无任何不适,舌苔薄白,脉沉细。

诊治同前,守上方加减用之。

处方:柴胡 10g　黄芩 10g　半夏 12g　化橘红 12g　茯苓 20g
　　　茵陈 12g　栀子 6g　酒大黄 2g　莪术 6g　三棱 6g
　　　茜草 15g　炒内金 12g　金钱草 30g　海金沙 12g$^{(包)}$

皂刺 6g　炒黄柏 9g

14 剂,水煎服

六诊:1994 年 6 月 15 日

服上药后,一切如常,无任何不适感,故停服中药。复查血清总胆红素处于正常范围,B 超检查:未见胆囊结石,多发性胆囊息肉较前减小。舌苔薄白,脉沉略滑。

鉴于病情明显减轻,故仍守上方加减以巩固疗效。

处方:柴胡 9g　黄芩 9g　半夏 6g　化橘红 10g　茯苓 20g

茵陈 12g　黄柏 6g　酒大黄 2g　炒山栀 3g　莪术 15g

14 剂,水煎服

七诊:1994 年 7 月 20 日

服上药后,无任何不适症状,为巩固疗效,予以配制中成药服之。舌苔白,脉略沉滑。

处方:柴胡 30g　黄芩 30g　半夏 25g　化橘红 30g　茯苓 50g

茵陈 45g　生山栀 18g　黄柏 25g　酒大黄 10g

片姜黄 25g　桂枝 20g　莪术 20g　三棱 20g　炙山甲 18g

炒内金 40g　金钱草 90g　皂刺 18g　红花 20g

白蒺藜 35g　生牡蛎 50g$^{(先下)}$　焦三仙各 35g

以上共为细末,炼蜜为丸,每丸 9 克,每日 2 次,每次 1 丸,温开水送服。

【按】此例患者系"胆囊结石""胆囊息肉",化验血清总胆红素高于正常,临床症状除溲黄之外,余无明显不适。四诊合参,考虑此患者平素工作劳累,加之情志恚郁,肝气郁结,克伐脾胃,运化失司,水湿不化,久则化热,湿热相搏,结聚胁下则为石、为息肉,湿热下注而为溲黄之黄疸。焦师仍从燮理枢机、疏肝理气为主,兼以健脾和胃、清热化石治之,仍选用燮枢汤加味,辨证无误,服药 14 剂则血清总胆红素降至正常范围,服药 20 余剂则复查 B 超示未见胆囊结石。从临床验证,燮枢汤确系治疗肝胆病的有效之方。

第十一案

麻杏石甘汤加味治愈声嘎案

患者　王某　男　34 岁

初诊:1994 年 6 月 23 日

主诉:感冒后声哑 2 个月余。

现病史:患者于 2 个月前,因受凉而致感冒,出现恶寒,声哑,发音困难,咽痛,无鼻塞,流涕,声重等。近 1 个月余,咳嗽,干咳少痰,口干欲饮,纳食尚可,二便调,夜寐尚可,痰少黏而不易咳出,曾服用多种中西药物皆无显效。

既往史:否认肝炎、结核病史,否认高血压、冠心病病史,否认药物过敏史。

个人史:无烟酒嗜好。

查体:舌苔微黄,脉滑。

诊断:中医:声嘎

　　　西医:喉炎

辨证:肺主声音,肺气失宣,故发为声嘎。

治法:宣肺散寒。

处方:生麻黄 6g　杏仁 10g　生石膏 25g[先下]　生甘草 3g

　　　牛蒡子 10g　锦灯笼 6g　玄参 15g　蝉衣 12g

　　　炒苏子 10g　炒莱菔子 10g　枇杷叶 15g　蜜紫菀 15g

　　　桔梗 9g　金果榄 10g　荆芥 10g　银花 12g

　　　　　　　　　　　　　　　　　　　7 剂,水煎服

二诊:1994 年 6 月 30 日

服药 7 剂后,声哑较前减轻,自觉胸闷,有痰,不易咳出,咳嗽稍减,纳食尚可,大便日行 2~3 次,溏稀便,腹胀,矢气频转,口渴欲饮,脉沉略滑,舌苔略白。

鉴于服药后症情减轻,故守上方加减用之。

处方:生麻黄 9g　桔梗 6g　杏仁 10g　生石膏 30g^(先下)

生甘草 5g　生地 10g　炒牛蒡子 12g　锦灯笼 5g

蝉衣 18g　荆芥 10g　防风 10g　炒苏子 10g

炒莱菔子 10g　紫菀 15g　炒黄芩 9g　枇杷叶 15g

蛤粉 9g^(包)　炒白芥子 6g　茯苓 25g　半夏 10g

10 剂,水煎服

【按】本例患者感冒后,声嘎达 2 个月余,曾经中西药物多次治疗无显效,求治于焦师。焦师仅据"肺主声音,肺气失宣,发为声嘎"之理,依四诊合参,而予宣肺散寒,因病久且年轻体壮,有化热之势,相合而致肺之宣肃失司而见声嘎、咳嗽等症,故焦师选用了麻杏石甘汤加味治之,使肺恢复宣降之职,故诸症自除,顽疾自愈。

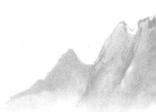

第十二案

泽泻汤加味治愈眩晕案

患者 周某 女 67岁

初诊: 1993年3月2日

主诉: 头晕1周余。

现病史: 患者于1周以前始头晕而沉,昏而不爽,心悸阵阵,腰膝酸软,乏力明显,双足如踏棉絮,洗澡后周身痒,纳谷欠馨,口黏不爽,今来门诊请焦老诊治。

既往史: 高血压病史3年,平素血压21.3~24/12.7~14.7kPa(160~180/95~110mmHg)。否认肝炎、结核病史,否认药物过敏史。

个人史: 月经 $16\dfrac{5\sim7}{28}50$,孕2胎,足月顺产1子1女,均体健。

查体: 舌苔白,脉滑。

诊断: 中医:眩晕

   西医:眩晕原因待查

辨证: 脾虚湿盛,痰浊上扰清空,发为眩晕。

治法: 化痰,健脾,利湿,佐以平肝。

处方: 泽泻30g 炒白术6g 桑寄生30g 山萸肉10g

   生地20g 茯苓18g 生石决明30g^(先下) 酒大黄5g

   生白芍10g 炒黄芩10g 制香附10g 菊花10g

   钩藤30g^(后下)

7剂,水煎服

二诊: 1993年3月12日

服上药后,头晕减轻,然大便日行2~3次,双足仍似踏棉絮,脉弦滑,苔白厚,微黄,症情减轻,守方加减。

处方：1993 年 3 月 2 日方,加苍术 10g,加陈皮 12g,改茯苓 20g,
　　　改大黄 3g。7 剂,水煎服。

追访：1993 年 11 月 9 日

服上药后,头晕已愈,大便日行一次,成形便,双膝行走有力
如常。

> 　　**【按】**焦师治疗胃内停饮,脾虚湿盛之眩晕,擅用"泽泻汤"
> 加味,他认为泽泻从字义来讲,"泽"有润泽之意,"泻"有泻浊之
> 意,本药能泻肾脾之湿浊而将精微润泽于身,而白术乃健脾燥湿
> 之品,脾健湿去则痰湿焉从何生? 眩晕之证必除。

第十三案

宣肺降气法治愈胸痹案

患者 孙某　男　32 岁

初诊：1994 年 6 月 7 日

主诉：胸闷，憋气，时心悸半年。

现病史：半年前因发热，心悸，胸闷，体温达 39℃以上，住当地医院，经住院检查诊断为：心内膜炎，金黄色葡萄球菌感染。经抗感染治疗后，患者热退，血培养结果为无致病菌生长，故出院。然其胸闷、心悸、憋气感始终未缓解，故今请焦老师诊治。

现症：胸闷，憋气，时有心悸惕惕不安，干咳无痰，口干欲饮，喜凉饮，然饮后不适感，纳呆少食，大便日行一次，为成形便，小便调，寐尚可。

既往史：10 年前患"肺栓塞"，已愈，5 年前患"慢性胆囊炎"，经中西药物治疗后症状减轻。否认肝炎、结核、高血压病史，否认药物过敏史。

个人史：无烟酒嗜好。

查体：舌苔黄略厚，脉沉细略弦数，心率 128 次 / 分。

诊断：中医：胸痹，咳嗽

　　　　西医：细菌性心内膜炎？

辨证：邪居胸中，阴乘阳位，肺失宣降而致本证。

治法：清宣肺热，调中降气。

处方：生麻黄 9g　生石膏 40g^(先下)　杏仁 10g　桔梗 6g

　　　　桑白皮 12g　地骨皮 15g　炒枳壳 12g　白前 10g

　　　　菖蒲 9g　炒苏子 10g　炒莱菔子 10g　炒白芥子 6g

全瓜蒌 30g　焦槟榔 12g　苏藿梗各 10g

7 剂,水煎服

二诊:1994 年 6 月 14 日

服药后,胸闷、憋气减轻,干咳,纳可,二便调,寐安,舌苔黄略厚,脉沉细数,心率 128 次 / 分。

仍于上方加入清热化痰,止咳之品。

处方:生麻黄 9g　生石膏 40g$^{(先下)}$　杏仁 10g　生甘草 3g

　　　生赭石 30g$^{(先下)}$　珍珠母 30g$^{(先下)}$　全瓜蒌 30g　薤白 10g

　　　红花 10g　檀香 9g$^{(后下)}$　川黄连 9g　炒黄芩 10g

　　　炒苏子 10g　炒莱菔子 10g　白前 10g　炒白芥子 6g

　　　菖蒲 10g　焦槟榔 12g

7 剂,水煎服

三诊:1994 年 6 月 21 日

服药后,胸闷减,然仍出虚汗,仍干咳,口干减轻,精神、体力恢复。舌苔仍厚,然黄已退,脉沉细略数,心率 120 次 / 分。

因热象减,胸阳不振,闭塞不通,胸痹仍作,故于方中加入宣痹化痰之品。

处方:全瓜蒌 30g　薤白 12g　半夏 10g　厚朴 12g　炒枳实 12g

　　　红花 10g　连翘 15g　檀香 6g$^{(后下)}$　苏藿梗各 10g

　　　川黄连 9g　远志 12g　茯苓 18g　珍珠母 30g$^{(先下)}$

　　　生赭石 30g$^{(先下)}$　紫贝齿 12g$^{(先下)}$　琥珀粉 2g$^{(分 2 次冲服)}$

　　　炒苏子 10g　紫菀 15g

7 剂,水煎服

四诊:1994 年 6 月 28 日

服药后,胸闷基本已愈,出虚汗减轻,偶有干咳,口干减。舌苔略白,脉细弦略数,心率 100 次 / 分。

患者原须坐汽车来院就诊,上楼三层则喘而止步,胸闷著,而经过上述治疗后,现能背自行车由四楼而下,骑车来院就诊。

仍守上方加减用之。

处方:全瓜蒌 35g　薤白 12g　生地 12g　玄参 15g　厚朴 12g

　　　半夏 10g　炒枳实 12g　炒苏子 10g　焦槟榔 9g

　　　紫菀 15g　枇杷叶 15g　川黄连 9g　连翘 12g

珍珠母 30g^{（先下）}　生赭石 30g^{（先下）}　紫贝齿 9g^{（先下）}

茯苓 25g　砂仁 3g

15 剂，水煎服

五诊： 1994 年 7 月 15 日

胸闷基本消失，偶于夜间短暂发作，基本不咳，口干已愈，出虚汗已愈，偶有心悸不适，余无明显不适。舌苔后部白厚，舌尖红，脉沉细略数，心率 90 次 / 分。

鉴于病情减轻，继守上方加减以巩固疗效。

处方：全瓜蒌 35g　薤白 12g　生地 18g　玄参 20g　厚朴 12g

半夏 10g　炒枳实 12g　炒苏子 10g　焦槟榔 12g

紫菀 15g　炒莱菔子 10g　枇杷叶 15g　连翘 15g

川连 9g　珍珠母 30g^{（先下）}　佩兰 12g　生赭石 30g^{（先下）}

紫贝齿 12g^{（先下）}　茯苓 25g　藿香 12g

14 剂，水煎服

【按】 患者虽系"细菌性（金黄色葡萄球菌）心内膜炎"致发热、心悸、胸闷等症，经用抗生素治疗后，体温正常，血培养阴性，无致病菌生长，然胸闷心悸不适达半年余不愈，故请焦师诊治。焦师并未予清热解表达消炎之目的，或因久病后予以补益等治法，而是抓住了辨证所得之根本，考虑肺气不宣，肃降失司，胸阳不振，予麻杏石甘汤加味，辛凉宣泄、清肺降气治之，而待肺热清减后，然胸阳不振，气机闭塞，痰浊内蕴，胸痹仍作，故以瓜蒌薤白半夏汤加味治之获显效。

第十四案

益肾平肝、潜阳息风法治愈眩晕案

患者　何某　女　52 岁

初诊: 1994 年 5 月 3 日

主诉: 阵发性头晕 1 个月余。

现病史: 患者于 1 个月以前始阵发性眩晕,头部不能旋转,头转向侧位时晕甚,伴呕吐,改变体位时往往眩晕加重。大便干燥,数日一行,曾服通便药,口苦口干,晕甚则恶心呕吐,两侧略有头胀痛,左侧为甚,伴有腰酸痛。曾行颈椎 CT 示:颈椎$_{2,3}$骨质增生。颈椎 X 线片示:颈椎病。脑血流图示:动脉硬化。Holter 提示:偶发房早,较多室早,ST-T 未见明显异常。收入我院治疗,入院诊断:①椎基底动脉供血不足。②颈椎病(交感型)。③窦性心动过缓。今日特请焦老师会诊。

既往史: 否认肝炎、结核病史,否认药物过敏史。

个人史: 月经 $14\dfrac{4\sim6}{28\sim30}50$,孕 2 胎,足月顺产 1 子 1 女。

查体: 舌苔略白,右脉沉滑略弦,左脉沉弦(正在输液)。

诊断: 中医:眩晕

西医:1. 椎基底动脉供血不足

2. 颈椎病(交感型)

3. 窦性心动过缓

辨证: 四诊合参,证属肝肾不足,虚风夹痰上扰,发为眩晕。

治法: 益肾平肝,潜阳息风,佐以化痰。

处方:(当年 4 月份曾住院 10 余日,服焦老方如下,服后头晕减,然因劳累复作而再入院)

4 月方:

炒杜仲 12g　桑寄生 20g　生白芍 10g　玄参 12g　半夏 12g
天麻 12g　生石决明 30g$^{(先下)}$　生赭石 30g$^{(先下)}$　枳实 12g
化橘红 10g　茯苓 18g　竹茹 6g　钩藤 35g$^{(后下)}$　泽泻 30g
生芥穗 6g　生龙牡各 25g$^{(先下)}$　全蝎 6g　黄芩 9g　焦槟榔 12g

3 剂,水煎服(效可继服)

5 月 3 日方:
桑寄生 25g　生赭石 30g　川断 15g　炒杜仲 15g
生石决明 30g$^{(先下)}$　天麻 10g　半夏 10g　炒枳实 12g
化橘红 12g　茯苓 20g　钩藤 30g$^{(后下)}$　羌活 6g　全蝎 6g
炒黄芩 10g　酒大黄 5g　焦槟榔 12g

3 剂,水煎服

二诊:1994 年 5 月 7 日

今日述昨夜失眠,头向后、向左侧卧位时症状加剧,舌无发硬,无耳鸣,自觉左侧头胀好转,面红好转,不改变体位时头晕未作,已可试做仰头及左侧卧位,未发生左侧偏头痛,腰痛好转,大便已不干,日行一次,舌苔略白,脉象沉略滑。

鉴于症情减轻,故再加减上方进之。

处方:生赭石 30g$^{(先下)}$　生石决明 30g$^{(先下)}$　泽泻 35g
　　　生龙牡各 30g$^{(先下)}$　白术 9g　半夏 10g　化橘红 12g
　　　茯苓 20g　天麻 12g　川断 15g　杜仲 15g　羌活 6g
　　　全蝎 6g　厚朴 12g　枳实 12g　酒大黄 5g　炒枣仁 30g
　　　远志 12g　钩藤 30g$^{(后下)}$　全瓜蒌 30g

6 剂,水煎服

三诊:1994 年 5 月 12 日

头晕及夜寐均较前减轻,面红好转,左侧头胀见清爽,仍感腰部略痛,大便日行 1~2 次,舌苔薄白,脉沉仍有滑象。

据此脉症,知肝阳得以潜纳,痰浊尚盛,再守前方而加重化痰息风之品。

处方:生赭石 30g$^{(先下)}$　生石决明 35g$^{(先下)}$　泽泻 40g
　　　生龙牡各 30g$^{(先下)}$　白术 9g　半夏 12g　化橘红 12g
　　　茯苓 30g　制南星 10g　天麻 12g　杜仲 18g　怀牛膝 15g
　　　羌活 9g　全蝎 9g　枳实 15g　酒大黄 5g　炒枣仁 30g$^{(先下)}$

远志 12g　钩藤 35g^(后下)　全瓜蒌 45g

7 剂,水煎服

四诊:1994 年 5 月 21 日

头晕较前减轻,未大发作,亦未发生恶心,偏头痛已愈,面色红明显减轻,现走路时亦可回头而不发生眩晕,然颈部酸胀不适、腰部略痛仍作,大便调,成形便,日行 1~2 次,寐佳,舌苔薄白,脉滑。

诸症减轻,仍守前方出入。

处方:生赭石 30g^(先下)　生石决明 35g^(先下)　半夏 12g
　　　生龙牡各 30g^(先下)　泽泻 40g　化橘红 12g　茯苓 30g
　　　制南星 10g　天麻 12g　杜仲 18g　怀牛膝 15g　羌活 9g
　　　全蝎 9g　枳实 12g　钩藤 35g^(后下)　全瓜蒌 45g
　　　远志 12g　炒枣仁 30g^(先下)　怀牛膝 15g　炒黄芩 10g

7 剂,水煎服

五诊:1994 年 5 月 28 日

患者出院后感觉一直良好,偶有胸闷,而头晕已愈,颈部活动后亦未发作,既往心动缓,心律不齐,现心率由 50 次/分达 70 次/分,气短,左胸上部隐痛而闷,腰酸,纳可,小便调,夜寐欠,均较住院时好转明显,唯大便偏干,面部易色红,舌苔薄白、水滑,脉沉滑缓。

脉症均较前好转,仍守上方加减用之,以巩固疗效。

处方:全瓜蒌 40g　薤白 12g　半夏 12g　枳实 12g　厚朴 12g
　　　化橘红 12g　茯苓 35g　泽泻 35g　猪苓 20g
　　　苏藿梗各 12g　檀香 9g^(后下)　远志 12g　焦山楂 10g
　　　天麻 10g　炒枣仁 20g^(先下)　夜交藤 15g　焦槟榔 12g
　　　红花 9g　珍珠母 30g^(先下)

14 剂,水煎服

【按】患者系"交感型颈椎病""椎基底动脉供血不足"而引发眩晕,然焦师并未着眼于此,而是四诊合参,考虑为肝肾不足,虚风夹痰上扰发为眩晕之证,故予以益肾平肝,潜阳息风,佐以化痰之法治之,妙在用焦槟榔一味质重下达将逆冲于上之气降于下,痰湿上扰必除,眩晕自止。

第十五案

解表清暑、和解外透法治愈发热
（太阳表证欲转少阳）案

患者 姚某 男 16岁

初诊：1994年8月2日

主诉：恶寒发热5天。

现病史：患者于5天前始恶寒，发热，无汗，伴头痛、身痛、咽痛，曾于地方医院及我院急诊科就诊，予以解热镇痛药、红霉素、头孢氨苄等静脉点滴及口服，无显效。体温一直波动于39~40℃，故今晨来我院请焦老会诊。

现症：恶寒，发热，夜间体温达40℃，周身无汗，头痛身痛，咽痛而干，双耳堵闷，右侧尤著，且伴疼痛，微恶心，大便干，昨日行2次，牙痛，口干不欲饮，当用消炎痛栓纳肛后，大汗出则热方退，然汗止后体温复升如旧，纳谷不馨。

既往史：曾于4岁时行"扁桃体摘除术"。否认肝炎、结核、肾炎病史。有"青霉素""磺胺药物"过敏史。

个人史：无烟酒嗜好。

查体：面红，白睛赤，高热病容，左脉沉弦，右脉沉细略弦，舌质红，舌苔黄厚。

诊断：中医：太阳表证欲转少阳

西医：上呼吸道感染，急性咽炎

辨证：内有暑热，外受风寒，表邪不解，郁而化热，有欲转少阳之势。

治法：解表清暑，佐以和解外透。

处方:佩兰 12g　苍术 10g　荆芥 12g　防风 12g　银花 20g

　　　薄荷 5g$^{(后下)}$　香薷 9g　桂枝 10g　柴胡 15g　炒黄芩 12g

　　　青蒿 15g　白豆蔻衣 5g　荷叶 12g　生麻黄 6g　连翘 18g

　　　　　　　　　　　　　　　　　　　　　　　　4剂,水煎服

嘱:前 2 天服 3 剂,第 3 天服 1 剂。

二诊: 1994 年 8 月 5 日

服药 1 小时后,汗出微微,热渐退,体温由 39℃→38.4℃→38.2℃,第 2 天早晨降至 37~37.1℃,第 3 天与第 4 天早晨体温均为 36.7℃,患者自觉无恶寒发热,无头痛身痛,无咽痛、牙痛、恶心,微汗出,二便调,唯觉口干欲饮,乏力,舌苔厚腻微黄,脉弦细略数,追问病史有"输尿管畸形"病史。

据此脉症,知外邪已解,内尚存郁热,兼素有脬气不固。

治拟清解内热,佐以固脬。

处方:生麻黄 5g　生石膏 25g$^{(先下)}$　杏仁 10g　蔻仁 6g

　　　生薏米 20g　佩兰 12g　藿香 12g　炒枳实 10g　厚朴 10g

　　　苍术 6g　炒黄芩 10g　桑螵蛸 12g　乌药 12g　茯苓 15g

　　　青蒿 12g　炒内金 10g

　　　　　　　　　　　　　　　　　　　　　　　　7剂,水煎服

【按】本例患者恶寒、发热、头身痛、咽痛 5 天余,经静脉点滴抗生素等治疗,体温始终波动于 39~40℃,故请焦老师诊治。焦老根据四诊所得,认为患者系内有暑热、外受风寒,表邪不解,郁而化热,邪有自太阳欲转少阳之势,故用荆芥、防风、麻黄等解太阳之表;佩兰、苍术、蔻衣等清解内蕴之热;用银花、连翘、柴胡、黄芩、青蒿等和解外透,故服药 1 小时后即汗出微微,热渐退,至第 3 天早晨以后,体温降至正常,诸症亦均消失或明显减轻,由此病例不难看出辨证之重要性。

第十六案

健脾和胃化瘀法治愈胃脘痛案

患者 沈某 女 54 岁

初诊：1993 年 9 月 2 日

主诉：胃脘疼痛，牵及后背 3 天。

现病史：患者于 4 周前因"慢性阑尾炎急性发作"而行"阑尾切除术"，手术后自觉胃脘不适感，脘腹时鸣，周身乏力，气短等。然近 3 天来胃脘疼痛，胀痛、刺痛，位置固定，痛甚牵及脊背疼痛，痛即腹泻，稀溏便，大便日行 1~2 次，食欲尚可，伴气短乏力，脘腹喜暖畏寒，得热则舒，小便调，夜寐尚可，自服"胃得乐"等药均无显效，故请焦老诊治。

既往史：4 周前行"阑尾切除术"，否认肝炎、结核、高血压病史，否认药物过敏史。

个人史：少量饮酒史，月经 $14\dfrac{5\sim7}{25\sim32}49$，孕 3 胎，足月顺产 1 子 1 女，人工流产 1 次。

查体：舌苔薄白（因服胃得乐而有黑染苔），右脉细，左脉寸弱，关、尺沉细数滑。

诊断：中医：胃脘痛

　　　　西医：胃肠炎？

辨证：脉症合参，知术后气血尚虚，肠胃失和，治法拟健脾益气，行气活瘀，以助康复。

治法：益气健脾，理气和胃，佐以活瘀之品。

处方：党参 10g　焦白术 6g　茯苓 15g　陈皮 10g　广木香 6g

　　　　百合 25g　乌药 12g　丹参 30g　檀香 6g^(后下)　砂仁 5g

厚朴 10g　元胡 10g　红花 10g　桃仁 10g　半夏 10g

白芍 12g　桂枝 6g

7 剂,水煎服

二诊: 1993 年 9 月 8 日

服药后,诸症均明显减轻,现觉食纳欠佳,时觉胃脘不舒,基本不痛,偶有反酸,舌苔略白,脉略滑细。

鉴于症情减轻,再守上方进退以巩固疗效。稍加芳香化湿开胃之品。

处方:党参 10g　炙黄芪 12g　当归 6g　炒白芍 10g　川芎 6g

红花 10g　桃仁 10g　香附 10g　高良姜 9g　厚朴 10g

藿香 12g　佩兰 10g　丹参 30g　檀香 9g^(后下)　砂仁 5g

广木香 9g　生熟地各 9g

7 剂,水煎服

追访: 1993 年 10 月 27 日

患者述服上药后胃脘痛愈,纳食增加,周身倦怠乏力明显减轻,未发生气短等不适,已恢复正常工作,虽劳累尚能适应。

【按】本例患者虽为胃脘痛,但因其就诊 4 周前行"阑尾切除术",故考虑其手术之后,气血尚虚,肠胃失和,故予以益气健脾,理气和胃,佐以化瘀治疗,而没有先以理气和胃止痛为主,如此治疗后患者体力渐复,胃脘疼痛等症亦随之而愈。纵览病史,全面辨证乃本病例治愈之机要也!

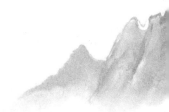

第十七案

补肾祛寒、益督活络治尪痹
（强直性脊柱炎）案

患者　陈某　女　31岁

初诊：1993年10月26日

主诉：腰痛10年余，加重半年余。

现病史：患者于1983年始腰痛，用消炎痛栓纳肛后，症状稍减轻，此后腰痛间歇性加剧，每于加重时，用消炎痛栓即可好转。至1984年查血沉增快，抗"O"正常，类风湿因子(−)，后服中药或中成药，一直未再行进一步检查，痛甚则用消炎痛栓。至1993年2月，腰疼痛又加重，复查血沉43mm/h，于我院免疫科就诊时，拍腰椎X线片未见异常，然两手指肿，面部浮肿，双腿腓肠肌痛，晨僵达半天之久，伴低热1周，查血中同种白细胞抗原B_{27}(HLA-B_{27})(+)，考虑为强直性脊柱炎，予以"双氯芬酸"等药物止痛，并服中药散寒疏风止痛之剂治疗。1993年7月17日拍骨盆正位相示，骶髂关节符合类风湿关节炎改变，故确诊为强直性脊柱炎，而予以口服"双氯芬酸""雷公藤"及"消炎痛栓"纳肛，并服中药，然均因效果不显而于1993年10月26日特请焦老诊治。

现症：腰部疼痛，前屈、后仰均受限，髋骶部亦疼痛，行走时受限，需人扶或手扶物一步步挪动，晨僵明显，畏寒喜暖，经期尤著，现每日要用消炎痛栓纳肛而止痛，纳食可，二便尚调，夜寐欠佳。

既往史：素体较健康，否认肝炎、结核、高血压等病史，有"藿胆丸"过敏史。

个人史:月经 13 $\dfrac{5\sim7}{25\sim30}$,孕 1 胎,足月顺产 1 子。

家族史:母亲患"强直性脊柱炎",父亲患"类风湿关节炎"。

查体:舌苔薄白,脉沉细,双腿外展受限,腰骶前弯后仰受限。

诊断:中医:尪痹

　　　西医:强直性脊柱炎

辨证:证属肾虚督寒证。

治法:补肾祛寒,益督活络。

处方:生熟地各 10g　补骨脂 10g　骨碎补 18g　草乌 6g
　　　淫羊藿 10g　桂枝 15g　川断 18g　杜仲 15g
　　　赤白芍各 12g　知母 15g　制附片 12g　炙山甲 9g
　　　金毛狗脊 30g　羌独活各 10g　鹿角霜 10g　白芥子 6g
　　　麻黄 3g　泽兰 15g　怀牛膝 15g

7 剂,水煎服

二诊:1993 年 11 月 9 日

服药后,腰、骶、髋关节疼痛减轻,然颈背疼痛,低头、仰头、腰前屈后仰均受限,程度减轻,然仍畏寒喜暖,晨僵,时有胃脘胀满,纳可,腹微胀,二便调,寐佳,现每日已不用消炎痛栓止痛,平素月经先期为多,近日白带量多,舌苔薄白,脉沉细。

鉴于病情减轻,故继守方进退用之。

处方:生熟地各 12g　补骨脂 12g　骨碎补 20g　淫羊藿 10g
　　　桂枝 18g　赤白芍各 15g　知母 15g　制附片 12g
　　　麻黄 5g　防风 12g　炙山甲 9g　怀牛膝 18g　泽兰 18g
　　　白芥子 6g　草乌 9g　土鳖虫 6g　羌独活各 10g
　　　葛根 18g　生薏米 30g

14 剂,水煎服

三诊:1993 年 12 月 3 日

四诊:1994 年 1 月 21 日

三诊、四诊均服药后,症情减轻,感觉良好,故守方继服,共服 40 余剂。

五诊:1994 年 2 月 1 日

服药后无明显不适,腰、骶、髋关节疼痛程度减轻,下肢酸痛亦减,二便正常,白带多,脉沉滑,舌苔薄白。

鉴于病情减轻且稳定,继守上方加减以巩固疗效。

处方:补骨脂 12g　骨碎补 20g　川断 18g　怀牛膝 18g

　　　泽兰 18g　泽泻 20g　茯苓 25g　白鸡冠花 12g　桂枝 15g

　　　赤白芍各 12g　白芥子 9g　知母 15g　制附片 12g

　　　羌独活各 10g　金毛狗脊 45g　鹿角霜 10g　草乌 6g

　　　白僵蚕 12g　炙山甲 9g　伸筋草 30g

14 剂,水煎服

六诊:1994 年 3 月 29 日

患者胃脘痛久未发作,然觉胃脘胀满不适月余,无吞酸嘈杂等,指关节肿痛,颈部疼痛,沉而不舒。因服完 1994 年 2 月 1 日药后,腰髋疼痛明显减轻,前俯后仰均可,行走及工作、家务均能胜任,本次就诊即自行行走而至,故自行停药月余,纳食可,二便调,舌苔微黄,脉沉弦细。

诊治同前,上方加入理气消胀,清热化湿之品进退。

处方:厚朴 12g　炒枳实 10g　川黄连 6g　补骨脂 10g

　　　骨碎补 18g　桂枝 12g　赤白芍各 12g　知母 12g

　　　防风 12g　制附片 12g　焦白术 10g　生姜 3 片　草乌 6g

　　　广木香 10g　焦三仙各 10g　金毛狗脊 40g　千年健 15g

　　　杜仲 15g

14 剂,水煎服

七诊:1994 年 4 月 19 日

腰痛牵及颈、背部痛,僵直感稍减,胃脘胀明显减轻,二便调,纳可,夜寐佳,脉沉细,苔薄白。

诊治基本同前,方中加强补肾祛寒,强督之品进退治之。

处方:骨碎补 20g　补骨脂 12g　川断 20g　怀牛膝 18g

　　　白僵蚕 12g　淫羊藿 10g　杜仲 15g　桂枝 15g

　　　赤白芍各 12g　炙山甲 9g　知母 15g　金毛狗脊 45g

　　　防风 10g　制附片 12g　土鳖虫 6g　草乌 6g

　　　羌独活各 10g　鹿角霜 10g　白芥子 9g　泽兰 15g

14 剂,水煎服

八诊：1994 年 5 月 18 日

服上药后,指关节肿痛减轻、腰痛减轻均显著,唯阴天时疼痛稍明显,腰髋活动自如,双腿外展自如,无明显疼痛,行走如常,纳食正常,未发生胃脘痛胀等不适,舌淡红,白薄苔,脉沉细。

症情减轻并稳定,仍以 4 月 19 日方,14 剂继服之。

注:鉴于患者初诊时,需人搀扶就诊,腰骶髋痛夜著,需每日用消炎痛栓纳肛止痛,腰前弯后仰受限,双腿外展受限,工作及家务、生活自理均受影响,几成废人。而经过此阶段治疗,疼痛明显减轻,腰髋活动自如,能正常工作生活,已近常人,故异常高兴且介绍患者再请焦老会诊。

【按】此例患者系腰痛 10 余年,加重半年,经检查确诊为强直性脊柱炎,来就诊时腰髋骶关节疼痛,僵直,活动受限,需人搀扶,手持物挪动,每天需用消炎痛栓纳肛而止痛,根据四诊所得,考虑为肾督虚寒,寒湿之邪深侵肾督,而致尫痹。治疗时不同于一般治尫痹的补肾祛寒,而用了强督壮阳之鹿角胶（霜）、金毛狗脊等,并加入青娥丸之主药,补骨脂、炒杜仲配胡桃肉服之,使肾强督壮,寒湿之邪无所稽留之地,上述诸症自除无疑。

第十八案

宣肺益肾法治愈大便不爽案

患者 秦某 男 44岁

初诊：1994年1月25日

主诉：排便不畅5个月余。

现病史：患者于5个月前始，大便时干时稀，腹胀，矢气不畅，大便日行1~2次，虽有便意，然排出不多，排便乏力，便黏，气短，胸闷，纳食尚可，腹胀甚，按之则鸣，小便亦有尿意不尽之感，夜寐多梦，查纤维结肠镜，未见异常。

既往史：1年半以前患"自发性气胸"，否认肝炎、结核、高血压病史，否认药物过敏史。

个人史：无烟酒嗜好。

查体：舌苔微黄，脉沉滑细少力。

诊断：中医：大便不爽

西医：自发性气胸后

辨证：四诊合参，知肺肾两虚，大肠传导失利，肾司二便，肾虚则启闭失司，而生大便不爽之证。

治法：宣肺益肾。

处方：炙麻黄6g　杏仁10g　全瓜蒌30g　党参5g　北沙参5g

生地15g　熟地18g　山萸肉10g　紫肉桂5g

赤白芍各12g　肉苁蓉20g　巴戟天10g　桃仁泥9g

茯苓15g　泽泻12g　山药12g　砂仁6g

7剂，水煎服

二诊：1994年2月1日

服药后，诸症好转，左下腹部隐痛，小便亦较前好转，自觉小便量少,昨晚腹泻 1 次,脉沉滑,尺脉略细,舌苔薄微黄。

鉴于症情减轻,故继守上方,加强温阳健脾,利湿益肾之品。

处方:1994 年 1 月 25 日方,改茯苓 25g,改泽泻 20g,加淫羊藿
　　　10g,加川断 12g。14 剂,水煎服。

三诊:1994 年 3 月 15 日

服上药后,症状基本消失,故未能继续服药,近 10 余日来,大便
复现不爽,日行 1~2 次,大便量少,纳食佳,小便调,寐可,自觉本次发
病程度较上次为轻。脉沉细,舌苔薄白。

诊治同前,守方进退以巩固前效。

处方:炙麻黄 10g　杏仁 10g　桔梗 6g　全瓜蒌 45g
　　　炒枳壳 12g　生地 18g　山萸肉 6g　肉苁蓉 30g
　　　泽泻 12g　丹皮 12g　生白术 18g　茯苓 12g　酒大黄 3g
　　　桃仁泥 10g　焦槟榔 15g　广木香 9g

14 剂,水煎服

四诊:1994 年 3 月 29 日

大便基本为日行一次,较前畅爽,几近正常,偶为 2 日一行,此时
则觉小腹坠而不适,次日排便量多,后腹部即舒服如常,偶有舌根部
苦,心烦,(2 日前鼻衄一次)。左手脉沉细,右手脉沉滑,舌苔微黄,
舌质红。

鉴于病情减轻明显,故仍守上方进退,以巩固疗效。

处方:炙麻黄 3g　杏仁泥 10g　全瓜蒌 50g　生地 25g
　　　黑山栀 6g　山萸肉 10g　泽泻 25g　丹皮 12g
　　　生白术 15g　半夏 10g　茯苓 20g　酒大黄 3g
　　　桃仁泥 10g　焦槟榔 15g　生石决明 30g$^{(先下)}$　连翘 10g
　　　川黄连 6g　淡豆豉 6g　广木香 6g

14 剂,水煎服

【按】此例患者症状表现主要为大便不爽,追述病史 1 年前
曾患“自发性气胸”,两者虽貌似不同,然内在却因果相连,密不
可分。据望闻问切四诊所得,知其肺肾两虚。肺气虚,肃降失职,
大肠传导失利。肾气虚,二便失主,启闭失司,故生大便不畅爽

之证。故焦师采用宣肺益肾之法，方中用麻黄、杏仁、连翘、淡豆豉等宣发苦降使肺气宣降之职得复，及六味地黄汤"三补三泻"加减以补肾，加强肾司二便之能，故患者服药 30 余剂即愈。

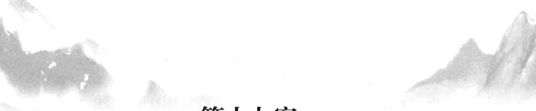

第十九案

补肾祛寒、疏风利湿法治产后身痛案

患者 张某 女 28岁

初诊: 1994年6月29日

主诉: 指关节肿胀疼痛2年余。

现病史: 患者于2年半以前生产1子后受凉而致指关节肿胀疼痛,晨僵明显,伴双肩、双肘麻痛,久立足跟、膝腰部亦痛,畏寒喜暖,虽间断服一些中草药或西药止痛,然终无显效。偶因饮水量少等尿涩略黄,大便正常,纳谷一般,夜寐尚可,故今日特请焦老师诊治。曾多次查血沉、抗"O"、类风湿因子,均在正常范围或呈阴性。

既往史: 否认肝炎、结核、高血压病史,否认药物过敏史。

个人史: 月经 $14\frac{5}{25\sim30}$,孕2胎,人工流产1胎,足月顺产1子,体健。

查体: 舌苔略白,脉沉滑细。

诊断: 中医:产后身痛

　　　　西医:风湿痛

辨证: 产后肾虚,冲任不足,感受风寒之邪,闭阻经络,发为产后身痛(痛痹证)。

治法: 补肾祛寒,疏风利湿,佐以壮腰活血。

处方: 当归6g　红花6g　川芎5g　炮姜6g　桂枝18g
　　　赤白芍各12g　羌独活各10g　防风12g　荆芥6g
　　　知母12g　制附片10g　生薏米30g　防己10g　猪苓15g
　　　茯苓18g　金毛狗脊30g　杜仲15g　补骨脂10g

薤白 10g　生熟地各 10g

14 剂,水煎服

二诊:1994 年 7 月 20 日

服药后,症情平和,膝、指关节、足跟部仍疼痛,脊柱亦疼痛,畏寒恶风,晨僵明显,腰痛较前明显减轻,月经已行,量色正常,纳食可,二便正常,夜寐尚可,舌苔薄白,脉沉细。

于上方中加重补肾、散寒之品。

处方:熟地 12g　生地 15g　炮姜 9g　当归 10g　红花 10g
桂枝 18g　防风 12g　羌独活各 10g　威灵仙 20g
防己 10g　生薏米 40g　制附片 12g　草乌 6g
伸筋草 30g　茯苓 20g　泽泻 20g　怀牛膝 15g　薤白 10g

14 剂,水煎服

三诊:1994 年 8 月 10 日

周身关节疼痛、指关节肿痛明显减轻,指关节处皮肤已现皱纹,腰部疼痛、足跟疼痛均痊愈,一直未发生尿涩痛。舌苔薄白,脉沉细。

鉴于病情明显减轻,几近常人,故守方加减以巩固疗效。

处方:熟地 12g　生地 15g　炮姜 9g　当归 10g　红花 10g
桂枝 18g　防风 12g　羌独活各 10g　威灵仙 20g
防己 10g　生薏米 45g　制附片 12g　草乌 6g
伸筋草 30g　茯苓 25g　泽泻 20g　怀牛膝 15g　薤白 10g

14 剂,水煎服

【按】本病例虽因受寒湿后,而致指关节肿胀疼痛,僵硬,喜暖畏寒,属"痛痹证",但追问其病史乃于产后所患,故可知产后肾虚,冲任不足,感受风寒湿之邪,闭阻经络,气血运行不畅发为产后身痛,所以治法除疏风散寒祛湿外还要补肾、壮腰、活血。择方用药采用《经效产宝》之治"产后骨节疼痛"的"趁痛散"及《景岳全书》中治产后恶露不行之"生化汤"加减,而取著效。

第二十案

治狐惑证、痹证验案

患者　邓某　男　34岁

初诊：1994年8月2日

主诉：周身大关节肿痛6年余，伴间断白口疮半年余。

现病史：患者于6年前始周身诸大关节肿胀疼痛，曾于地方医院多次就诊及住院治疗。本病春天发病较剧，至秋天渐愈，而冬季则如常人。曾多次查血沉波动于12~45mm/h，类风湿因子（-），抗"O"正常。后又住中国人民解放军总医院，查免疫球蛋白及自身抗体等异常（未见化验单），确诊为"狐惑病"（白塞综合征）。在治疗期间曾先后服用激素、水杨酸钠、双氯芬酸等，然均无显效。今年1月份始，反复发作口腔溃疡，会阴及肛门、阴茎等处溃疡，痛苦尤著，特请焦老诊治。

现症：双肩、腕、肘、膝等关节肿痛，尤以两膝关节为著，按之有波动感，积液明显，痛甚难以入睡，口腔内溃疡大如米粒、绿豆状共3处，肛周溃疡，纳谷欠馨，大便日一行，溏软不成形（曾查B超提示：脾大），双膝由护膝保护，小便尚调。

既往史：否认肝炎、结核、高血压病史，否认药物过敏史。

个人史：无烟酒嗜好。

查体：脉沉弦细，舌苔微黄薄，左浮髌试验（+）。

诊断：中医：狐惑证，痹证

　　　　西医：白塞病

辨证：风寒湿邪流注关节，闭阻经络，郁久不解，湿聚下行而关节积水，毒热上犯则口舌生疮，四诊合参，诊为狐惑证、痹证，久而入血，化毒聚水之证。

治法:益肾化湿,疏风散寒,通经活络,佐以解毒之法。

处方:桑寄生 20g　川断 18g　骨碎补 18g　地榆 15g　木瓜 10g

防己 12g　五加皮 10g　生薏米 35g　茯苓皮 40g

冬瓜皮 40g　苏梗 12g　吴茱萸 6g　川黄连 9g　连翘 18g

车前子 12g^(包)　通草 9g　桂枝 9g　当归 9g　干姜 6g

制附片 10g

7 剂,水煎服

二诊:1994 年 8 月 9 日

服上药后,大关节肿痛明显减轻,双膝积液明显减少,几近常态,肛门溃疡已愈,口腔溃疡仅剩下唇内侧一米粒大小之溃疡,较前浅平,现已不用护膝,双膝肿痛消减,皮肤皱纹已出现,行走较前灵活,浮髌试验(-),在此服汤药期间已停服"双氯芬酸"等一切止痛西药,唯觉双足发冷。舌苔薄白,脉弦略数。

鉴于病情明显减轻,借用患者之语"多年治疗从没见这么有效,好了 80% 了",故仍守 1994 年 8 月 2 日方加减用之。改连翘 20g,改地榆 18g,加冬瓜皮 45g,加茯苓皮 45g,加黄柏 10g。(因其手足怕冷,故方中富有当归四逆汤之意)。

处方:连翘 20g　地榆 18g　冬瓜皮 45g　茯苓皮 45g　黄柏 10g

桑寄生 20g　川断 18g　骨碎补 18g　木瓜 10g　防己 12g

五加皮 10g　生薏米 35g　苏梗 12g　吴茱萸 6g　川连 9g

车前子 12g^(包)　通草 9g　当归 9g　干姜 6g　制附片 10g

20~30 剂,水煎服

【按】患者系周身大关节肿痛 6 年余,伴间断白口疮半年余,经西医检查诊断为白塞综合征,虽服用激素、双氯芬酸等西药无显效,求治于焦师。焦师四诊合参,认为此病系风寒湿邪流注关节,闭阻经络,郁久不解,湿聚下行而致关节积水,湿蕴日久,化热生毒,毒热上犯则口舌生疮,治以益肾化湿,疏风散寒,通经活络,佐以解毒之法。焦师据"诸痛痒疮,皆属于心",选用入心经而又清热解毒之川连、连翘等于方中,使药中病病而效佳。

第二十一案

调和营卫、助阳温肾法治愈奔豚气案

患者　宋某　女　80岁

初诊：1994年7月15日

主诉：冷汗、气上冲心、胃脘堵闷2个月。

现病史：患者自入夏以来，身出冷汗阵阵，伴心中畏寒，气上冲心，欲多穿衣、多盖被于常人，胃脘堵闷，叩之觉轻，纳食尚可，大便三四日一行，先硬后软，夜寐欠佳，痛苦颇甚。曾于西医就诊，考虑为神经衰弱，予以镇静剂及中药成药治疗均无显效，今日特请焦老诊治。

既往史：否认肝炎、结核、高血压及冠心病病史，有"普鲁卡因"过敏史。

个人史：月经 $15\dfrac{5\sim7}{28\sim30}48$，怀孕10胎，自然流产2胎，小产2胎，足月顺产4女2子，均身体健康。

查体：舌苔薄白，脉沉滑，腹软，肝脾未触及。

诊断：中医：奔豚气

　　　　西医：神经衰弱

辨证：四诊合参，证属营卫不和，兼奔豚气之证。

治法：调和营卫，助阳温肾。

处方：桂枝12g　白芍12g　炙甘草3g　生姜2片　制附片10g
紫肉桂5g　苏梗12g　佩兰12g　生牡蛎20g（先下）
生龙骨15g（先下）　大枣3枚

　　　　　　　　　　　　　　　　　　　　　7剂，水煎服

二诊：1994 年 7 月 22 日

服药后，畏寒减，气上冲心明显减轻，胃脘较前畅顺感，已无堵闷不适，已无冷汗出。双足心始终无汗而干，两胁不适，头昏而作响，巅顶胀感，夜寐多梦，大便两日一行，脉沉滑，尺脉略有弦意，舌苔略白。

考虑肾寒，气上逆而致清阳不升，浊气不降，故头胀昏不适，则宜方中加入升清降浊，散风止痛之品，加苍术 9g，加焦槟榔 10g，加荷叶 12g，加羌活 6g。7 剂，水煎服。

三诊：1994 年 7 月 29 日

服药后，畏寒愈，已能睡凉席、吹风扇等，微汗出而自觉舒服，双足底亦有微汗出，无干而不适感，胃脘堵闷及两胁不适均愈。未出现冷汗出，唯觉夜寐欠，头部仍有昏而鸣响，头巅顶胀感，然程度较前减轻，大便一日一行，为成形便。左脉寸滑，关尺略沉滑，右脉寸滑，关沉滑，尺沉重按之略有弦意，苔薄白。

鉴于症情明显减轻，继守方进退。

处方：1994 年 7 月 22 日方加生石决明 20g$^{(先下)}$，改槟榔 12g，以平肝降气。14 剂，水煎服。

四诊：1994 年 8 月 11 日

鉴于患者服药后，自觉无不适，故不欲再诊，其女考虑以前病情痛苦较重，故特来请焦老处以巩固疗效之方。

其女代诉：精神佳，言语较前有力，面色较前红润，偶有耳鸣，余无任何不适，已能如常操劳家务。

鉴于病近痊愈，故于原方中稍加开窍之品，服之以巩固疗效。

处方：桂枝 12g　白芍 12g　炙甘草 3g　生姜 2 片　制附片 9g
　　　紫肉桂 5g　焦槟榔 12g　羌活 6g　生石决明 25g$^{(先下)}$
　　　生龙牡各 20g$^{(先下)}$　苍术 6g　苏梗 12g　石菖蒲 6g
　　　大枣 3 枚

7 剂，水煎服

【按】患者觉冷汗、气上冲心，四诊合参知其为肾阳不足，营卫失和，兼奔豚气之证。丹波元简论："奔豚一证，多因寒水上冲，故治法不出降逆散寒"。焦师予以调和营卫，助阳温肾之法，选用仲景之桂枝加桂汤与桂枝加附子汤合用,桂枝汤可调和营卫,加桂枝则增强温中下气而治寒气上冲之奔豚,加附子乃为壮在表之元阳,利于调和在表之营卫,(桂枝加附子汤实为桂枝汤证兼见阳虚者设),而治冷汗频出。本患者症情痊愈说明辨证精确,选方用药得当巧妙,则病自愈。

第二十二案

小建中汤加减治虚劳案

患者　任某　女　39 岁

初诊:1994 年 7 月 29 日

主诉:胸闷、倦怠 6 年余。

现病史:患者于 6 年前始胸闷,气短,倦怠乏力,懒言语低,纳谷欠馨,时心悸惕惕,伴恶心欲呕,夜寐尚可,然寐则口干渴欲饮,大便偏干,小便黄,月经先期 10 天左右,淋漓不断达 10 天左右,服多种补养药品及食物均无效。

既往史:1 年前患"乙型肝炎",现肝功能已恢复正常。否认结核、肾炎、高血压病史,否认药物过敏史。

个人史:月经 $17\dfrac{5\sim7}{25\sim28}$,怀孕 6 胎,人工流产 5 胎,足月顺产 1 子,体健。

查体:舌苔略白,脉沉细略弦。

诊断:中医:虚劳

　　　　西医:神经衰弱

辨证:患者身为教师,久言伤气,数次流产,伤肾耗血,故致气血阴阳诸虚劳不足之证。

治法:健脾,益气,养血。

处方:诸虚不足,故以小建中汤加味治之

　　桂枝 6g　白芍 12g　炙甘草 3g　生姜 2 片　大枣 2 枚

　　饴糖 30g^(分冲)　枳壳 10g　厚朴 10g　香附 10g　苏梗 12g

　　焦白术 6g　陈皮 6g

　　　　　　　　　　　　　　　　　　　　　　7 剂,水煎服

二诊：1994 年 8 月 5 日

服上药后,胸闷、心悸均好转,周身较前有力,口干渴亦减轻,大便偏干,小便调,夜寐好转,然觉双目干涩,喜闭目为舒,舌苔薄白,脉沉。

鉴于病情减轻,故仍守上方出入,然须加入麻黄附子细辛汤,以助少阴之阳气。

处方：桂枝 6g　白芍 12g　炙甘草 3g　生姜 2 片　大枣 3 枚
饴糖 30g^(分冲)　炙麻黄 3g　细辛 3g　制附片 3g　陈皮 9g
厚朴 10g　香附 6g　草决明 6g

4 剂,水煎服

三诊：1994 年 8 月 12 日

服上药后,双目干涩、喜闭目为舒程度明显减轻,胸闷心悸好转,乏力倦怠及便偏干均明显减轻,患者自述无明显不适,唯平素受风寒后易皮肤发痒,舌苔薄白,脉沉细。患者欲返故乡,请焦老处方,返乡后继服以巩固疗效,增强身体。

处方：桂枝 6g　白芍 12g　炙甘草 3g　生姜 2 片　大枣 3 枚
饴糖 30g^(分冲)　麻黄 3g　制附片 3g　细辛 3g　香附 9g
川断 12g　陈皮 6g　高良姜 6g　防风 5g

可继服 10~20 剂

【按】本患者胸闷、气短、倦怠、心悸 6 年余,服用多种补药及滋补品皆无显效,故请焦老诊治。焦师虑其为小学教师,久言伤气,数次流产伤肾耗血,故致气、血、阴、阳诸虚劳不足之证。焦师并未用参、附等补温之品,而是建其中气,使中气立,阴阳和,则虚劳之证必可缓解。为此仅选用仲景之小建中汤加减,即获良效。

第二十三案

清泻肝胆法治愈肝胆湿热证案

患者 梁某 女 60岁

初诊：1993年7月14日

主诉：右胸胁疼痛伴红色疱疹2天余。

现病史：患者于2天前始，右肩胛骨及胸胁部疼痛，火辣辣痛著，甚则影响睡眠，沿肋间皮肤出现红色疱疹，疼痛尤著，穿衣与此接触后痛灼难忍，伴微恶风寒，低热37.2℃，口苦咽干，心烦，头晕，纳谷欠馨，小便黄少，大便偏干，夜寐欠佳，自服对乙酰氨基酚等无显效，即请焦老诊治。

既往史：糖尿病史6年，高血压病史8年，平素服"格列本脲"，间断服"硝苯地平""特拉唑嗪"等。尿糖（+）~（++），半年前查空腹血糖8.3mmol/L，血压20/12kPa（150/90mmHg）。

个人史：月经 $14\dfrac{5\sim7}{25\sim30}48$，孕4胎，自然流产1胎，足月顺产2子1女，均体健。

查体：舌苔黄厚少津，脉沉。

诊断：中医：缠腰龙（肝胆湿热）

西医：带状疱疹

辨证：平素易情志患郁，肝气郁结，克伐脾土，运化失司，湿邪不化，久则化热，湿与热结于肝胆，则发肝胆湿热疱疹，灼热疼痛等症。

治法：清泄肝胆经湿热。

处方：柴胡10g　黄芩10g　生地18g　川连6g　车前子15g^(包)

泽泻20g　猪苓20g　茵陈12g　龙胆草6g　银花15g

连翘15g　蒲公英25g　地丁25g　炙山甲6g　赤芍10g

制乳没各 3g

7 剂，水煎服

二诊：1993 年 7 月 28 日

服上药后，带状疱疹明显好转，已结痂，疼痛几近消失，口苦咽干，心烦显著减轻，纳食稍增，小便色淡黄，量较前稍多，大便调，夜寐欠佳，唯头晕仍作，血压 21.3/13.3kPa（160/100mmHg），低热，舌苔微黄少津，较前明显变薄，脉沉。

鉴于患者症情减轻，因其头晕，故去柴胡，加青蒿 15g 及平肝潜阳降气之生赭石 30g，继续守方进退用之。

处方：青蒿 15g　黄芩 12g　郁金 10g　皂刺 6g　红花 10g
　　　白蒺藜 12g　炒川楝子 12g　连翘 18g　银花 15g
　　　蒲公英 30g　片姜黄 12g　枳壳 12g　生地 20g　茯苓 15g
　　　泽泻 20g　车前子 12g^(包)　木通 6g　香附 10g　炙山甲 5g
　　　防风 6g　生赭石 30g^(先下)

7 剂，水煎服

追访：1993 年 8 月 4 日

其亲属就诊时述：患者已无头晕、胸胁痛等，血压在 20/12kPa（150/90mmHg），带状疱疹已痊愈，身体恢复如常，已能恢复家务劳动，故停服中药。

【按】患者系肝胆湿热所致带状疱疹，焦师仍以燮理肝胆枢机，清泄肝胆湿热之法治之。在服第一方后，虽症减但复增头晕不适，虑柴胡有升散之性，故第二方去柴胡，加入同样能入少阳肝胆而兼清热之作用的青蒿，继守第一方加减用之，故而投药病退，可见选药之精当。

第二十四案

治胃脘痛、遗尿验案

患者 杨某 男 65岁

初诊:1993年9月22日

主诉:尿频、遗尿半年余,伴胃脘胀痛1周。

现病史:患者于半年前始尿频、尿意不尽,经常遗尿于床上及内裤上,曾于当地医院泌尿外科检查,诊为"前列腺肥大、慢性前列腺炎",予以对症处理(药名不详),然无显效。近1周来胃脘胀满疼痛,喜暖畏寒,得热则舒,伴小腹坠胀不适感,纳食尚可,大便调,时有胸闷、气短,夜寐尚可,今请焦老诊治。

既往史:否认肝炎、结核、高血压及冠心病病史,否认药物过敏史。

个人史:无烟酒嗜好。

查体:舌淡红,边有齿痕,苔白,脉沉弦略滑。

诊断:中医:胃脘痛,遗尿

　　　　西医:胃炎,慢性前列腺炎,前列腺肥大

辨证:年迈精亏,热蕴膀胱,气化不利,小便失司,而致遗尿,小腹坠胀,肾阳不足,脾胃失其温煦,加之饮食不节伤及脾胃,而致胃脘胀满疼痛,得温则舒。

治法:理气和胃止痛,佐以清热缩泉之品。

处方:百合30g　乌药12g　丹参30g　檀香9g$^{(后下)}$　砂仁5g
　　　高良姜6g　香附10g　厚朴12g　炮姜5g　吴茱萸5g
　　　山萸肉10g　炒黄柏12g　紫肉桂5g　桑螵蛸15g
　　　覆盆子12g　益智仁10g　全瓜蒌30g　薤白12g
　　　苏梗12g　茯苓12g　知母10g　广木香9g

7剂,水煎服

二诊：1993 年 10 月 26 日

患者服上药后，症状减轻，故自行煎服 20 余剂，现尿频、遗尿基本已愈，小腹坠胀消失，胃脘胀痛明显减轻。追述病史，平素喜食辛辣之品，胃脘胀痛阵阵缠绵不休。纳食较前增加，二便调，夜寐可，舌苔白，脉滑略细。

鉴于病情减轻，继守上方进退以巩固疗效，并嘱忌食辛辣刺激食品。

处方：百合 30g　乌药 15g　厚朴 10g　陈皮 10g　丹参 30g
　　　檀香 9g　砂仁 6g　炒白术 6g　广木香 6g　紫肉桂 6g
　　　炒黄柏 12g　桑螵蛸 18g　益智仁 10g　炒内金 10g
　　　覆盆子 15g　茯苓 12g　川断 15g　知母 10g

7 剂，水煎服

【按】患者因尿频、遗尿半年余，伴胃脘胀痛 1 周而就诊，虽经中西药对症治疗，然无显效，故请焦师诊治。焦师认为其年迈精亏，热蕴膀胱，气化不利；脾胃失命门相火温煦，加之饮食不节，过食辛辣，更伤中土，发为上述诸症。予以理气和胃，滑热缩泉之法治之。方中寓有《兰室秘藏》之通关丸，用黄柏、知母、肉桂合用，前两者苦寒泻肾中之火、热，而妙在用少量肉桂以助气化，故服药 20 剂则尿频遗尿即愈。

第二十五案

养血祛风法治愈脱发案

患者 李某 男 27岁

初诊:1993年11月3日

主诉:易脱发,伴脱白屑5个月余。

现病史:患者于5个月以前开始,头发脱落逐渐增多,洗发之后更甚,平素头皮痒且脱白屑,用药性洗发液、护发液,加之服用中药等均无显效。腰酸痛,纳食佳,二便调,夜寐安宁。故请焦老诊治。

既往史:素体健康,否认肝炎、结核等病史,否认药物过敏史。

个人史:少量吸烟、饮酒。

查体:脉细略弦,舌淡红,边尖略红,薄白苔,根稍白厚。

诊断:中医:脱发

西医:脂溢性皮炎?

辨证:发为血之余,血分有风,发失滋荣,故发脱屑落。

治法:养血散风,佐以益肾。

处方:当归10g　生白芍12g　生熟地各12g　川芎6g

防风10g　羌活6g　苦参12g　白鲜皮15g　何首乌18g

旱莲草15g　女贞子10g　桑椹12g　山萸肉10g

茯苓20g　泽泻18g　桑叶10g　川断12g

7剂,水煎服(效可继服)

二诊:1994年1月5日

鉴于服上药后症状渐减轻,故又继服21剂。现脱发、脱白屑基本已愈,未发生头痒,腰痛亦愈,唯刮风时自觉后头部痛而不适,纳食佳,二便如常,夜寐安宁。脉沉弦细,舌苔略白。

鉴于目前脱发虽基本痊愈,然遇刮风之时后头痛之"头风"仍作,故于上方基础上再加疏肝祛风之品治之。

处方:羌活 10g　防风 12g　葛根 18g　桂枝 15g　何首乌 15g

　　　旱莲草 10g　桑椹 10g　生地 18g　蔓荆子 10g

　　　夏枯草 15g　菊花 10g　白蒺藜 12g　苍耳子 10g

　　　辛夷 10g　细辛 5g　石菖蒲 12g　片姜黄 12g

14 剂,水煎服

(如症愈则止服,有效则可继服)

追访:1994 年 3 月其邻居请焦老诊治时述患者自服药后,脱发及后头痛均已愈,无任何不适,工作如常。

【按】患者系脱发伴脱白屑 5 个月余而就诊吾师,焦师认为发为血之余,血分有风,发失滋荣,故发脱屑落。故而治疗上未单纯补肾,而是重在养血散风,佐以平补肝肾,滋养肝肾之精的药物,如女贞子、旱莲草、何首乌等品。服药 20 余剂则症状基本已除。

第二十六案

化痰息风通络法治中风失语案

患者　刘某　男　60岁

初诊：1993年8月20日

主诉：心悸、胸闷30余年，构音不清4个月余。

现病史：患者30年前因心悸不安，胸闷，动则尤著，赴当地医院就诊，诊为"风湿性心脏病"。平素行轻体力劳动，并间断服用中药汤剂或中成药对症治疗。4个月前患者始觉舌运动欠灵活，构音不清，进食水呛，故到中国人民解放军总医院住院治疗。经CT等检查，诊为"风湿性心脏病""脑栓塞"，予静脉滴注丹参注射液、曲克芦丁注射液等治疗，症状减轻不明显，遂出院请焦老进一步诊治。

现症：胸闷，心悸惕惕不安，动则尤著，天气变化时则症状加重，进食水呛，构音不清，心烦易怒，纳食尚可，大便偏干，小便尚调，夜寐尚能平卧，稍欠，时有口角流涎。

既往史：否认肝炎、结核等病史，有青霉素、链霉素过敏史。

个人史：无烟酒嗜好。

查体：舌苔白厚腻，脉弦滑。

诊断：中医：中风失语，心悸

　　　　西医：风湿性心脏病，脑栓塞

辨证：四诊合参，患者肝肾不足，水不涵木，肝阳上亢，夹痰上扰，痰浊阻窍，发为中风失语之证。痰浊内蕴，胸阳不振，发为心悸。

治法：化痰息风，通经活络，佐以转舌通腑。

处方：（1）半夏12g　化橘红12g　茯苓20g　胆南星10g

　　　　　全瓜蒌30g　天竺黄10g　全蝎9g　羌活9g

　　　　　炒枳实10g　生大黄3g　厚朴12g　桑枝30g

红花 10g　桃仁 10g　地龙 10g　炙山甲 9g

菖蒲 12g　远志 12g

14 剂,水煎服

（2）十香返生丸,每次 1 丸,每日 2 次。

二诊:1993 年 9 月 3 日

服上药后,构音较前清晰,进食水发呛亦较前好转,时有流涎,程度较前减轻,胸闷及心悸亦较前减轻,纳食增加,大便一二日一行,质稍偏干,小便调,夜寐尚可,舌苔白厚腻,脉弦略有不整。

鉴于病情减轻,继守上方,加桑枝 10g,加水蛭 3g。14 剂,水煎服。

三诊:1993 年 9 月 24 日

患者服药后诸症又均较上次有所减轻,基本不流涎,未发生明显心悸、胸闷,纳可,大便同前,小便调,寐尚可,舌苔黄略厚,脉沉滑。

症情减轻,故又守 1993 年 8 月 20 日方,继服 14 剂。

四诊:1993 年 10 月 29 日

因服药中断,故言语较前又不利,进食水发呛,较前稍重,流涎量较前稍多,大便干燥,纳食可,时有双下肢水肿,夜寐尚安宁,大便二三日一行,用开塞露后方能排下。舌苔厚,呈褐略黑色,脉弦细。

仍守 1993 年 8 月 20 日方进退。因患者家中无人照料,且路遥,就诊一次相当困难,而服焦老药后又颇有疗效,故欲求长服之药。焦老师嘱其先服下方 7 剂,若服后大便调畅,则可将生大黄及元明粉减量或停用,余药可长服,症情稳定,每周服 6 剂或隔日 1 剂,若症情有变化,可随时就诊。

处方:半夏 12g　化橘红 12g　茯苓 30g　天竺黄 10g

炒苏子 10g　胆南星 9g　全瓜蒌 30g　红花 10g

桃仁 10g　赤芍 12g　地龙 10g　全蝎 9g　羌活 10g

蜈蚣 3 条　桔梗 6g　菖蒲 12g　远志 15g　炙山甲 9g

防风 6g　钩藤 30g[后下]　生大黄 5g[包]　元明粉 8g[另包,分 2 次冲]

嘱:（1）忌食鸡肉及辛辣食品。

（2）可加服十香返生丸,每次 1 丸,每日 2 次,连服 3 天,症情减轻即止,服中药治疗继续。

【按】患者系"风湿性心脏病""脑栓塞",心悸、胸闷30余年,言语謇涩、构音不清4个月余就诊,据四诊所得,证属水不涵木,肝阳上亢,夹痰上扰之中风失语证。焦师予以化痰息风活络,佐以转舌通腑之法,妙在加入焦师经验方转舌解语汤中半夏、橘红、全蝎、羌活、菖蒲等药后,言语謇涩即较前减轻,另外,焦师认为中风必归于腑,故方中寓有三化复遂汤通腑之意。

第二十七案

抱神汤加减治阴虚不寐案

患者　任某　男　45岁

初诊：1993年10月13日

主诉：少寐多梦或不寐2年余。

现病史：由于工作劳累，曾于2年前开始失眠或整夜不寐，或夜寐仅4~5小时，多梦易惊，周身乏力，倦怠少神，心烦易怒，头昏晕不爽，时有心悸，2年来体重下降达5kg，纳谷欠馨，大便时溏软，脘腹凉坠，尿频，夜尿达4次之多，无尿痛、尿急。曾于部队医院就诊，诊为"神经衰弱""前列腺增生"，予以镇静药及中成药服用，并配合理疗，然无显效，特请焦老诊治。

既往史：否认肝炎、结核、高血压、肾炎等病史，否认药物过敏史。

个人史：无烟酒嗜好。

查体：舌边尖略红，舌苔薄白，左脉弦细，右脉弦略滑。

诊断：中医：不寐（阴虚肝旺证）

　　　　西医：神经衰弱，前列腺肥大

辨证：思虑过度，久劳伤神，暗耗阴血，肝阴血虚不足，阳旺自生，故致不寐等症。

治法：滋阴潜阳，疏肝温中，佐以缩泉之品。

处方：生石决明 30g$^{(先下)}$　生龙牡各 30g$^{(先下)}$　生地 15g

　　　生赭石 20g$^{(先下)}$　生白芍 12g　炒黄芩 10g　制香附 10g

　　　远志 12g　炒枣仁 30g$^{(先下)}$　夜交藤 15g　高良姜 10g

　　　桑螵蛸 15g　白蒺藜 10g

　　　　　　　　　　　　　　　　　　　　　　7剂，水煎服

二诊:1993 年 10 月 27 日

患者服上药共 14 剂,现觉睡眠明显好转,每夜能睡 6~7 个小时,中午尚能睡 1 个多小时,纳食较前明显增加,2 周来体重增加了 2kg,睡眠质量亦增加,很少发生易惊多梦的情况,仍有尿频,夜尿 2~4 次,曾于部队医院查尿常规、肾功能、肾图等均正常,B 超示前列腺轻度肥大,昼尿正常,大便调,舌苔薄白,脉滑略弦。

鉴于病情减轻,继守上方稍事加减,并嘱夜睡前少饮,巩固疗效。

处方:生石决明 30g^(先下)　生龙牡各 30g^(先下)　生地 15g

灵磁石 30g^(先下)　生白芍 12g　炒黄芩 10g　制香附 10g

茯苓 18g　炒枣仁 30g^(先下)　远志 12g　菖蒲 10g

蝉衣 12g　白蒺藜 10g　猪苓 15g　炒黄柏 12g

覆盆子 15g

　　　　　　　　　　　　7 剂,水煎服(效可继服)

【按】患者主要表现为少寐多梦或不寐 2 年余,常服镇静剂,然无显效而就诊。吾师四诊合参,考虑其思虑过度,久劳伤神,暗耗阴血,肝之阴血不足,阳旺自生,必发不寐、少寐之证。故采用滋阴潜阳、疏肝温中治之,选用自己的经验方即挹神汤加减。用生地、白芍滋水涵木,用生石决明、生龙牡、赭石等镇收上亢之阳,用黄芩、香附燮理枢机,配伍巧妙,正中其病,则 2 年沉疴可起。患者不仅睡眠好转,且体重增加 2kg,体力也得以恢复。

第二十八案

抱神汤治愈阴虚肝旺证案

患者　尚某　男　30 岁

初诊: 1993 年 8 月 31 日

主诉: 烦躁不安 3 年。

现病史: 患者于国外读书 3 年,用脑过度而致夜寐欠佳,寐少而多梦,渐见心烦易怒,遇事急躁,嗣后逐渐发展成无外界环境干扰时,亦烦躁不安,摔书砸物,近似狂躁不安状,虽服镇静剂(地西泮等),无显效,今回国探亲特请焦老诊治。

现症: 心烦易怒,焦躁不安,周身不适,而以胸以上至头部不舒感尤著,纳食尚可,大便偏干,日行一次,小便尚调,夜寐欠。

既往史: 曾于 1978 年因外伤而致右眼视神经萎缩,否认肝炎、结核等病史。

查体: 脉滑细,重按有弦意,苔略白。

个人史: 少量饮酒,无吸烟嗜好。

诊断: 中医:阴虚肝旺证

　　　　西医:精神分裂症?

辨证: 四诊合参,患者过思久虑暗耗阴血,肝血不足,肝木失养,发为阴虚肝旺之证。

治法: 养阴柔肝,滋肾潜阳。

处方: 生地 15g　生白芍 12g　生石决明 30g^(先下)

　　　　生龙牡各 30g^(先下)　香附 12g　黄芩 10g　茯苓 20g

　　　　远志 10g　菖蒲 10g　红花 10g　桃仁 10g　生芥穗 6g

　　　　刘寄奴 12g　白蒺藜 10g　生赭石 25g^(先下)

7 剂,水煎服

二诊:1993 年 9 月 7 日

服药后情绪稳定,精神转佳,偶有右侧头痛,纳食如常,二便调,夜寐较前好转,舌苔略白,脉弦。

鉴于症情减轻,故守上方进退。

处方:生地 15g　生白芍 12g　生石决明 30g^(先下)

生龙牡各 30g^(先下)　香附 10g　黄芩 12g　茯苓 20g

远志 12g　红花 10g　桃仁 10g　生芥穗 6g　苏木 15g

柴胡 10g　天花粉 12g　炙山甲 9g　夏枯草 15g

生赭石 30g^(先下)　白蒺藜 10g

7 剂,水煎服

三诊:1993 年 9 月 21 日

服上药共 14 剂,一直未发生狂躁不安,然时有情绪低落,但无抑郁、多愁善感、少言寡语等,偶有纳呆不欲食,二便调,舌苔白薄,脉滑。

鉴于病情日渐减轻,情绪稳定近常,因欲返美国,故继服药以巩固疗效,仍守上方加减用之。

处方:生龙牡各 25g^(先下)　生赭石 20g^(先下)　菖蒲 12g

生石决明 25g^(先下)　远志 12g　生白芍 12g　茯苓 20g

桃仁 10g　红花 10g　郁金 10g　生明矾 3g　天竺黄 10g

香附 10g　炒黄芩 10g　合欢花 6g　细生地 12g

7 剂,水煎服(效可继服)

【按】患者系于国外苦读书,用脑过度,而致烦躁不安 3 年就诊,此患者之症状突出表现在心烦易怒,焦躁不安,伴夜寐欠佳,焦师抓其主证,辨其病机,辨证仍属阴虚肝旺,同样运用经验方挹神汤治之,亦获良效,可见异病同治之一斑。

第二十九案

养血柔肝法治愈头痛案

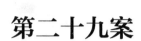

患者　王某　女　17岁

初诊：1994年6月15日

主诉：头痛、头晕2年。

现病史：患者于2年前始头痛、头晕，痛以两侧为著，时窜及前额部，针刺样痛，痛甚伴恶心呕吐，平素纳呆不欲食，注意力不集中，学习成绩下降，曾于某三甲医院神经内科就诊，经检查后诊断为"血管性头痛"，予以镇静止痛药口服效不显著，故请焦老诊治，平素大便2日一行，偏干，夜寐欠安。

既往史：否认肝炎、结核病史，否认药物过敏史。

个人史：月经 $14\dfrac{5\sim7}{28\sim35}$，月经后期为多，量少，有痛经史。

查体：舌苔白，脉滑。

诊断：中医：头痛

　　　　西医：血管性头痛

辨证：四诊合参，证属肝之阴血不足，肝阳旺盛而亢于上之阴虚阳旺所致头痛。

治法：滋阴养血，柔肝潜阳，佐以安神养心。

处方：当归10g　白芍12g　生地10g　熟地15g　川芎10g

　　　生芥穗9g　防风12g　夏枯草15g　蔓荆子10g

　　　白芷10g　菊花10g　黄芩10g　香附10g　红花10g

　　　生石决明30g$^{(先下)}$　远志12g　茯苓18g　夜交藤15g

　　　炒枣仁30g$^{(先下)}$

7剂，水煎服

二诊：1994 年 8 月 3 日

上药共服用 30 余剂，头痛、头晕减轻，未再发作，目前无头痛、头晕，注意力较前集中，学习渐恢复如初，夜寐好转，本次行经腹痛明显减轻，月经量较以前增加，唯觉腰髋及颈项部疼痛僵硬感，纳食正常，二便调，舌苔略白，脉沉滑细。

鉴于病情减轻明显，为巩固疗效，继守上方治之，酌加益肾散寒之品。

处方：当归 10g　川芎 10g　熟地 15g　生地 15g　白芍 15g

桂枝 9g　川断 15g　葛根 20g　补骨脂 10g

羌独活各 10g　防风 12g　夏枯草 15g　白芷 10g

蔓荆子 10g　密蒙花 10g　泽泻 30g　黄芩 10g　香附 10g

生龙牡各 30g$^{(先下)}$　炒枣仁 30g$^{(先下)}$　茯苓 20g

7 剂，水煎服（效可继服）

【按】患者因头痛头晕 2 年就诊，表现为两侧头部疼痛。焦师根据四诊所得，辨其证属肝之阴血不足，阳旺亢扰于上，故以四物汤养血柔肝，荆、防、蔓荆子散风，再以生石决明、夏枯草等平肝，妙在治肝胆之病不忘燮理其枢机，故方中加入黄芩、香附，使之服药 30 余剂，2 年之疾愈而未复作。

第三十案

治狐惑病验案

患者　胡某　男　23岁

初诊：1993年10月27日

主诉：口腔及阴部溃疡交替反复发作半年余。

现病史：患者于半年前因训练劳累后出现舌面及两颊部溃疡3处，如玉米粒大小1处，绿豆大小2处，痛而影响纳食，大便偏干，小便黄，自服"牛黄解毒片""维生素B$_2$"等后，溃疡渐趋愈合，而阴茎及肛周又出现如绿豆大小溃疡，共2处，10余天后自行愈合。如此每月上旬必反复发作一次，于部队医院就诊，经检查，诊为"白塞病"，嘱其服激素等治疗，患者拒绝接受，经战友介绍特请焦老诊治。

现症：因每月上旬必犯口腔及阴部溃疡，今值欲犯之时，故欲预防投药。每次发作时以疼痛为主，以舌面溃疡为多，痛甚影响进食及夜寐，心烦，口干苦，尿黄，大便调，时偏干，素纳尚可，夜寐尚安宁，最后一次发作为10月初。

既往史：否认肝炎、结核、肾炎病史，否认药物过敏史。

个人史：无烟酒嗜好。

查体：舌苔略白，脉滑。

诊断：中医：狐惑病

　　　　西医：白塞病

辨证：因训练劳累且焦躁紧张，肝郁伤脾，水湿不运，久则化热，湿与热搏结于肝胆，湿热久停，蒸腐气血，而发狐惑之证。

治法：清泻肝胆湿热，燮理肝胆枢机。

处方：柴胡10g　黄芩10g　生地18g　木通6g　茯苓20g

　　　　泽泻20g　连翘20g　车前子10g$^{(包)}$　银花30g

炒黄柏 10g　苍术 10g　苦参 18g　白鲜皮 15g　皂刺 6g

防风 6g　归尾 10g　蚤休 20g　赤芍 12g

7 剂,水煎服

二诊:1993 年 11 月 3 日

正值复发时候,然无任何欲发之症状,纳食较前增加,体力及精神均较前好转,夜寐安宁,舌苔薄白,脉滑。

继守 1993 年 10 月 27 日方进退治之。

处方:柴胡 10g　黄芩 10g　炒川楝子 12g　半夏 10g　连翘 15g

银花 18g　川黄连 9g　生甘草 5g　苦参 20g　玄参 18g

白鲜皮 20g　炒黄柏 10g　生地 15g　知母 10g　当归 6g

木通 5g　蚤休 15g　茯苓 18g

14 剂,水煎服

三诊:1993 年 11 月 24 日

服上药 21 剂,口腔及阴部溃疡仍未发作,略有口干咽燥,纳食馨香,二便调,夜寐安,舌苔略白,脉滑略弦细。

鉴于此病一直未发作,故继守上方加入养阴清热解毒之品,而去半夏。

处方:柴胡 12g　黄芩 12g　炒川楝子 10g　生地 30g　玄参 25g

连翘 18g　金银花 25g　蚤休 15g　苦参 20g　白鲜皮 25g

茯苓 18g　川黄连 9g　板蓝根 10g　牛蒡子 10g

地丁 30g　蒲公英 30g　赤芍 12g　生甘草 3g

14 剂,水煎服

四诊:1993 年 12 月 8 日

患者服上药后,口干咽燥均已愈,口腔及阴部溃疡仍未作,纳佳,二便调,夜寐可,无不适症状,舌苔薄白,脉滑。

继守上方,进退用之。

处方:柴胡 10g　黄芩 10g　生地 30g　玄参 30g　银花 30g

连翘 25g　地丁 30g　蒲公英 30g　天葵 10g　野菊花 10g

川连 9g　栀子 6g　皂刺 6g　防风 6g　白芷 6g

天花粉 15g

14 剂,水煎服(效可继服)

五诊：1994 年 1 月 5 日

患者共服上方 28 剂，口腔及阴部溃疡已 3 个月余未复发，唯觉咽略痛，大便偏干，纳可，小便调，寐安宁。舌苔薄白，脉滑。

继守上方加减用之。

处方：柴胡 10g　黄芩 10g　生地 30g　玄参 30g　地骨皮 18g

生石膏 30g$^{(先下)}$　生甘草 5g　银花 25g　连翘 20g

地丁 30g　蒲公英 30g　野菊花 10g　升麻 10g

焦槟榔 10g　栀子 6g　金果榄 10g　泽泻 15g

14 剂，水煎服（效可继服）

六诊：1994 年 3 月 23 日

患者继服上方 28 剂，口腔及阴部溃疡一直未发作，故自行停药月余，一直无不适，近两天自觉下口唇内侧有发涩之感，为防复发，复请焦老继续诊治，舌苔白厚，口唇微较前发红，脉沉弦细。

嘱其继服下面中药汤剂 7~14 剂，并调配丸剂以备平时服用以巩固疗效，预防再发。

处方：(1) 柴胡 10g　黄芩 10g　生地 30g　玄参 30g

川黄连 6g　地骨皮 15g　泽泻 30g　石斛 12g

生甘草 5g　银花 20g　连翘 20g　地丁 30g

蒲公英 30g　野菊花 10g　升麻 10g　焦槟榔 12g

栀子 3g　金果榄 10g

7~14 剂，水煎服

(2) 以上方 3 剂，共为细末，炼蜜为丸，每丸 9g，每次服 1~2 丸。

嘱：若有欲发之势时即服汤药，无不适症状及先兆时则以服丸药为主。

【按】患者口腔及阴部溃疡，交替反复发作近半年余，经西医检查后诊断为白塞病，主张用激素治疗，患者拒绝而求治于焦师。焦师虑其飞行员训练劳苦，焦躁紧张，肝郁克脾，水湿不化，久则化热，湿热搏结于肝胆，湿热久停必蒸腐气血发为狐惑。予以清泄肝胆湿热，妙在不忘燮调肝胆枢机。方中选用柴胡、黄芩、焦槟榔；并重用清热解毒之品，药到病除，喜获良效。

第三十一案

壮水制火、清胃泄热法治口疮案

患者　王某　女　72岁

初诊：1993年11月25日

主诉：阵发性口糜舌烂1年余，加重2个月余。

现病史：患者于1年前始口腔黏膜及舌上起白口疮，于口腔科就诊，诊为"复发性口腔炎""扁平苔藓"，予以中西药对症治疗（维生素 B_2、牛黄解毒丸、牛黄上清丸及汤药，外用冰硼散、锡类散等）后症状稍减，然反复发作，近2个月来发作频繁，且溃疡加重、增多，故请焦老诊治。

现症：舌右边有一绿豆大小之白口疮，右颊及下唇内侧各有一个黄豆粒大小及大米粒大小的白口疮，痛而影响进食，甚则影响夜寐，纳食尚可，心烦易怒，口苦而干渴喜饮，大便干，每日一行，小便略黄，时有胸闷、心前区不适及心悸不安。

既往史："冠心病"史七八年，否认肝炎、结核、肾炎等病史，否认药物过敏史。

个人史：月经 $14\dfrac{5\sim6}{28}50$，未生育子女，怀孕2次，均自然流产。

查体：舌苔薄白，多处剥脱如地图样，脉略细弦。口疮情况同现症。

诊断：中医：口疮

　　　　西医：复发性口腔炎

辨证：心胃火盛，肾水不足，水不制火，发为口疮之证。

治法：清胃泄热，益阴壮水。

处方：生地20g　玄参18g　连翘18g　金银花25g

生石膏 30g ^(先下)　葛根 15g　知母 10g　蒲公英 25g

川黄连 6g　牛膝 10g　焦槟榔 10g　生大黄 2g ^(包)

地丁 25g　丹参 15g　赤芍 10g　防风 6g

14 剂,水煎服

二诊:1993 年 12 月 8 日

患者服用上药 14 剂后,症状均减轻,舌右侧及下唇内侧口疮基本已愈,右颊内侧原如黄豆大小之白口疮仅如绿豆大小,且溃疡渐浅,疼痛明显减轻,纳食如常,大便为正常成形便,一日一次,心烦易怒明显减轻,舌面地图样改变已愈,他处未发现白口疮发作,偶有胸闷,未发生心悸及心前区疼痛,唯感口干,咽燥,双目干涩感,舌苔薄白布满舌面,脉略细弦。

鉴于症情减轻,继守上方进退。

处方:银花 25g　生甘草 5g　连翘 20g　生地 35g　玄参 25g

天麦冬各 10g　天花粉 20g　川连 9g　黄芩 10g

知母 15g　石斛 12g　葛根 20g　天葵 10g　地丁 30g

14 剂,水煎服(效可继服)

【按】患者因阵发性口糜舌烂 1 年余,加重 2 个月而就诊,焦师依四诊所得辨其肾水不足,水不制火,心胃火盛而发口疮。故没有重用清热解毒之药以解热清火,而是以生地、元参、天冬、麦冬、知母等壮水制火,清胃泄热,妙在加入连翘、银花、川连等疮家要药,入心清热之品,且石膏、葛根、知母清阳明热之药,更妙在加焦槟榔,使气降于下,火即随降而消。用药精当,必取良效。

第三十二案

治尪痹（类风湿关节炎）验案

患者 栗某 女 56 岁

初诊：1994 年 6 月 10 日

主诉：周身关节疼痛 20 余年。

现病史：患者于 27 年前产后始周身关节疼痛明显，在当地医院查血沉及类风湿因子均正常（未见化验单），诊为"类风湿关节炎"。曾于 1994 年 4 月份复查血沉：60mm/h，5 月份复查血沉：98mm/h，类风湿因子（+）。

现症：周身关节疼痛，畏寒，晨僵，自觉冒凉风感，曾服激素、"布洛芬"等治疗，然无显效。指、腕、踝关节肿胀感，伴晨僵 2 小时以上，平素易感冒，纳食尚可，上肢麻而不适，大便调，小便可，寐可，夜寐多汗。

既往史：否认肝炎、结核病史，否认药物过敏史。

个人史：月经 $16\dfrac{5\sim6}{28\sim30}47$，孕 5 次，人工流产 3 次，足月顺产 2 女，均体健。

查体：舌苔薄白，脉沉细滑。

诊断：中医：尪痹

西医：类风湿关节炎

辨证：寒湿深侵入肾，发为尪痹。

治法：补肾祛寒，化湿疏风，活血通络，强壮筋骨。

处方：骨碎补 20g　补骨脂 10g　川断 20g　炮姜 5g　桂枝 15g
　　　　赤白芍各 12g　知母 15g　当归 9g　防风 12g
　　　　制附片 12g　草乌 5g　红花 10g　羌独活各 10g

炙麻黄 3g　白术 10g　伸筋草 30g　片姜黄 12g

炙山甲 6g

7剂,水煎服

二诊:1994 年 6 月 17 日

服药后,周身关节疼痛明显减轻,踝、腕肿胀亦减轻,现已不服"布洛芬"等药止痛。纳食可,二便调,夜寐尚可,夜寐时汗出较前减少,唯晨仍僵感,舌苔微黄,脉沉滑。

鉴于病情减轻,继守上方出入。

处方:1994 年 6 月 10 日方,改草乌 6g,加白僵蚕 12g。14 剂,水煎服。

三诊:1994 年 7 月 1 日

服药后,关节疼痛减轻,踝、腕肿胀明显减轻,唯恶风寒,天气变化时加重,"布洛芬"等止痛药已停用多日,纳食可,二便调,夜寐可,寐时汗出亦减少,舌苔根部略白,脉近平人。

目前症情明显减轻,且较稳定,故仅守上方加减用之。

处方:1994 年 6 月 17 日方,改炮姜 6g,加寻骨风 10g,加生薏米 25g。21 剂,水煎服。

四诊:1994 年 7 月 22 日

服药后,诸关节疼痛明显减轻,一直未服"布洛芬"等止痛药,现双手能提物、洗衣服等,双腿行走自如近常人,恶风寒亦较前好转,夜寐汗出减少,舌苔略白,脉沉略弦。2 周前复查血沉:40mm/h。

鉴于病情稳定且较前明显好转,故继守方进退。

处方:1994 年 7 月 1 日方,加怀牛膝 15g,改补骨脂 12g。7 剂,水煎服(效可继服)。

五诊:1994 年 7 月 29 日

服上药后,周身关节痛减,唯近 2 日因劳累而致腕关节疼痛,纳食正常,二便调,夜寐可,舌苔薄白,脉沉略弦。

处方:1994 年 7 月 22 日方,加徐长卿 15g。7 剂,水煎服(效可继服)。

六诊:1994 年 8 月 16 日

曾于 1994 年 7 月 22 日查血,同种白细胞抗原 B_{27}(HLA-B_{27})(-)。近日因家务劳动较多,洗衣用冷水后,指腕关节交替肿痛,然程度较前轻,余关节疼痛均明显减轻,纳可,二便调,寐可,少汗,舌苔略白,脉沉细。

　　处方:骨碎补 20g　补骨脂 10g　川断 20g　片姜黄 12g

　　　　　桂枝 18g　赤白芍各 12g　知母 15g　防风 12g

　　　　　制附片 12g　草乌 6g　寻骨风 15g　自然铜 9g^(先下)

　　　　　麻黄 3g　羌独活各 10g　白术 10g　伸筋草 30g

　　　　　炙山甲 6g　怀牛膝 15g　柳枝 30g^(自加)

　　　　　　　　　　　　　　　　14 剂,水煎服(效可继服)

　　嘱:避免劳累及用冷水洗涮等。

　　【按】患者系尪痹,乃因寒湿之邪深侵入肾,波及于肝,骨损筋挛所致。故方中加重骨碎补、补骨脂、川断、制附片、草乌等补肾祛寒之品,搜剔入骨之风寒湿邪,如选用寻骨风、自然铜代替虎骨之功效,服药 40 余剂后则停服西药,如布洛芬等止痛药,症状明显减轻,双腿行走几近常人,双手能提物、洗衣等,取得了较好的治疗效果。

第三十三案

治虚风内动验案

患者 李某 男 81岁

初诊:1994年8月4日

主诉:腰腿酸软乏力1个月余,伴头晕,摔倒2次。

现病史:患者既往健康,唯近1个月余自觉腰膝酸软,乏力,体重下降5kg左右,纳呆少食,倦怠少言,曾于当地医院查血糖、肝功能、肾功能等均正常。曾自服一些补养之品无显效,伴喜哈欠,思睡,曾2次头晕而摔倒,大便日一行,正常成形便,量少,小便调,夜寐可,特请焦老师诊治。血压20/12kPa(150/90mmHg)。

既往史:否认肝炎、结核、高血压及冠心病病史,否认药物过敏史。

个人史:无烟酒嗜好。

查体:舌苔白,中略剥脱,脉弦略数。

诊断:中医:虚风内动

西医:动脉硬化症

辨证:年迈肾虚,肝肾不足,水不涵木,欲有虚风内动之势。

治法:益肾养肝,活血息风。

处方:桑寄生25g 川断15g 杜仲15g 怀牛膝10g 当归6g
赤白芍各9g 红花10g 桃仁10g 泽泻30g 白术9g
天麻10g 钩藤20g^(后下) 全蝎5g 地龙9g 炙麻黄5g
制附片5g 细辛3g 杏仁9g 炒苏子10g

7剂,水煎服(效可继服)

追访:1994年8月18日

共服上方12剂后,腰膝酸软基本消失,能自行走路两站地远。哈欠明显减少,精神好转,未发生思睡及头晕摔倒,血压18.7~20/11.3~12kPa(140~150/85~90mmHg),纳食增加,面色转润泽。鉴于体力恢复,诸症消减,故未再诊。

【按】本患者主因腰酸腿软、乏力欲寐1个月余,并曾头晕摔倒2次而就诊。焦师就四诊所得,辨其证属年迈肾虚,肝肾不足,水不涵木,欲有虚风内动之势,故以益肾养肝,活血息风治之。妙在方中加入麻黄附子细辛汤治少阴证之表现——但欲寐,喜哈欠等,患者仅服7剂药即症状消除,也并无因用麻黄、附子而使血压上升,反而稳定在原来或低于原来之水平,可见辨证无误,选方用药精当,则必药到病除。

第三十四案

补肾强督治尪汤加减治尪痹
（肾虚督寒证）案

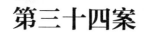

患者　刘某　女　37 岁

初诊：1993 年 10 月 5 日

主诉：膝、踝、髋关节疼痛 1 年余。

现病史：患者于 8 年前产后周身关节疼痛，曾服焦老中药，症状缓解。近 1 年来，膝、踝、髋、指关节疼痛肿胀，曾查 X 线片示：双侧骶髋关节面粗糙，复于 1993 年 7 月 19 日，查血同种白细胞抗原 B_{27}（HLA-B_{27}）（+），类风湿因子（−），血沉 9mm/h，C 反应蛋白（−），腰痛，酸而不适感，纳食尚可，二便尚调，夜寐安，弯腰时痛著则僵直感，双指尖达丰隆穴处。

既往史：否认肝炎、结核、高血压及肾炎等病史，否认药物过敏史。

个人史：月经 $15\frac{6}{28}$，孕 1 胎，足月顺产 1 子，身体健康。

查体：舌苔白，脉沉细。

诊断：中医：痛痹欲作尪痹（肾虚督寒证）

　　　西医：强直性脊柱炎

辨证：产后肾虚，寒湿深侵，筋骨失养，发为腰髋疼痛，欲作尪痹之证。

治法：补肾祛寒，化湿活络，强腰壮督。

处方：补骨脂 12g　川断 18g　怀牛膝 15g　巴戟天 10g

　　　桂枝 15g　赤白芍各 12g　知母 15g　防风 12g

　　　制附片 12g　苍术 9g　五加皮 10g　草乌 5g　伸筋草 30g

羌独活各 10g　金毛狗脊 30g　土鳖虫 6g

14 剂,水煎服

二诊:1993 年 10 月 19 日

患者服药后,腰、膝、髋等关节疼痛仍作,然程度略减,纳食可,二便调,夜寐尚可,舌苔白,满脉沉滑。

鉴于患者舌苔白,满脉滑,考虑为湿重,故于上方中加重祛湿之品。

处方:羌活 12g　鹿角胶 10g^(烊化)　独活 10g　金毛狗脊 35g
　　　桂枝 15g　赤白芍各 12g　知母 15g　制附片 12g
　　　防风 15g　麻黄 3g　白术 10g　干姜 6g　草乌 5g
　　　骨碎补 18g　炙山甲 9g　白僵蚕 12g　伸筋草 30g
　　　寻骨风 15g　川断 18g

7~14 剂,水煎服

三诊:1993 年 10 月 26 日

服药后腰酸减轻明显,腰痛及髋、膝、踝、指等关节痛仍作,纳食尚可,二便调,夜寐尚安,舌苔薄白,脉细。

鉴于症情减轻,故仍守方进退。

处方:1993 年 10 月 19 日方,改鹿角胶 12g^(烊化),改草乌 6g,改骨
　　　碎补 20g,加土鳖虫 6g,加自然铜 6g^(先下)。14 剂,水煎服。

四诊:1993 年 11 月 16 日

服上药后,腰、髋关节疼痛明显减轻,唯指节疼痛及双腿热辣辣地痛,现可赶乘汽车而跑步疾行。舌苔略白,脉沉滑。

鉴于症情减轻且较稳定,故仍宜原方加减治疗。

处方:1993 年 10 月 26 日方,改金毛狗脊 40g,加千年健 15g。14
　　　剂,水煎服。

五诊:1993 年 11 月 30 日

服药后,关节疼痛减轻,唯右侧腰骶部下髎穴处痛而僵,纳可,二便调,双膝关节畏寒,走路未发生疼痛,略觉酸感,双指尖能触地,腰下弯、后仰均能自如,舌苔白,脉沉滑略细。

继守 1993 年 11 月 16 日方加减用之。

处方:羌活 10g　鹿角霜 12g　独活 12g　金毛狗脊 40g
　　　桂枝 15g　赤白芍各 12g　知母 15g　制附片 12g

防风 15g　麻黄 3g　苍术 10g　干姜 6g　草乌 6g

骨碎补 20g　炙山甲 9g　白僵蚕 12g　伸筋草 30g

寻骨风 15g　川断 20g　细辛 3g

14 剂,水煎服

六诊：1993 年 12 月 14 日

服药至今,腰、髋、踝、指、膝等关节疼痛明显减轻,唯坐久时,腰骶部疼痛僵仍作,纳可,二便调,舌苔略白,脉沉滑。

处方：补骨脂 10g　骨碎补 20g　川断 20g　怀牛膝 18g

桂枝 18g　赤白芍各 12g　防风 12g　制附片 12g

知母 15g　羌独活各 10g　麻黄 5g　鹿角霜 10g

金毛狗脊 35g　伸筋草 30g　白僵蚕 10g　炙山甲 9g

草乌 6g　白芥子 6g

14 剂,水煎服

七诊：1993 年 12 月 31 日

患者服药后,腰、髋、膝、腕等诸关节疼痛明显减轻,唯觉坐长久时腰骶部略痛,指关节疼痛明显减轻,右手环指关节痛仍作,然疼痛程度减轻,纳可,二便调,夜寐尚可,舌苔白,脉沉滑。

鉴于患者目前病情明显减轻,且较稳定,故可配成丸药口服利于巩固疗效。

处方：（1）补骨脂 12g　骨碎补 20g　川断 20g　怀牛膝 18g

桂枝 18g　赤白芍各 12g　防风 12g　制附片 12g

知母 15g　羌独活各 10g　麻黄 5g　鹿角霜 12g

金毛狗脊 40g　伸筋草 30g　白僵蚕 12g　炙山甲 9g

草乌 6g　白芥子 6g　杜仲 12g　土鳖虫 6g

14 剂,水煎服

（2）上方改牛膝 20g,改伸筋草 20g,改杜仲 15g,改草乌 9g,加生熟地各 12g。以上方药 3 剂,共为细末,每服 3g,每日 2~3 次,温开水送服。

嘱：避免风寒湿邪,勿过劳。

【按】本病例系西医确诊为"强直性脊柱炎",属于中医"尪痹"范畴的患者,因其产后肾虚督弱,寒湿深侵,筋骨失养,发为腰髋疼痛,欲作尪痹。故治宜补肾祛寒,强腰壮督,化湿通络,而采用焦师之经验方,补肾强督治尪汤加减,妙在加用白芥子一味,来搜剔皮里膜外、胁旁的寒湿凝聚所成之痰,治疗效果较好。

第三十五案

四神丸加味治愈腹痛案

患者　韩某　男　41岁

初诊：1994年6月16日

主诉：晨起肠鸣腹痛10年余，加重2个月。

现病史：患者于10余年以前始，每日凌晨4~5点，脐周偏下部疼痛，伴肠鸣，起床排便后腹痛略减，便溏一日一行，小便正常，纳食尚可，夜寐尚安，腰部畏寒喜暖，得热则舒，虽于北大医院等查血常规、消化道造影、腹部B超、CT等均未发现异常，曾先后服用"颠茄片""阿托品"及中药等治疗无显效，近2个月来上述症状加重，故请焦老诊治。

既往史：否认肝炎、结核、高血压、肾炎等病史，否认药物过敏史。

个人史：少量吸烟史，无饮酒嗜好。

查体：舌苔白厚，脉沉滑。

诊断：中医：腹痛（脾肾两虚）

西医：腹痛原因待查

辨证：脾阳不振，中焦虚寒，而腹痛肠鸣，日久气滞血瘀，且更伤肾阳，发为脾肾两虚之腹痛。

治法：温健脾肾，佐以理气活瘀。

处方：吴茱萸9g　补骨脂10g　五味子6g　肉豆蔻10g

　　　广木香9g　丹参30g　檀香9g^(后下)　砂仁5g　元胡10g

　　　炒五灵脂12g　蒲黄10g^(包)　桂枝9g　茯苓20g

　　　焦白术6g　炙甘草3g　乌药10g　炮姜5g　香附10g

　　　高良姜6g

7剂，水煎服

二诊：1994 年 6 月 30 日

患者服上药共 10 剂，服药后，大便由溏便而成稀水便，肠鸣消失，脐周仍痛，凌晨 5 点，腹痛亦仍作，然疼痛程度减轻，纳食正常，大便日一行，稀水便无脓血，无里急后重，舌苔白，脉沉滑。

分析：1994 年 6 月 16 日方中，因考虑久病入血，故用丹参饮，丹参 30g，因其性凉，易致便稀，故全方去凉性之丹参，而改为温热之性为主，加入紫肉桂，并加重吴茱萸为 10g，补骨脂为 12g。

处方：补骨脂 12g　吴茱萸 10g　五味子 9g　肉豆蔻 12g

赤石脂 18g^(先下)　元胡 10g　紫肉桂 5g　乌药 12g

茯苓 20g　炮姜 6g　炒白芍 20g　炙甘草 5g　广木香 6g

胡芦巴 10g

14 剂，水煎服

追访：1994 年 8 月 10 日

其友就诊时代为感谢焦老治愈之恩，述患者服上药 14 剂后，晨起 4~5 时脐周痛已消失，未发生肠鸣，大便一日一行，为正常成形便，腹部畏寒明显减轻，体力精神恢复如常，能胜任繁忙工作，未再服用任何其他药物。

> 【按】患者主因晨起肠鸣腹痛 10 余年，加重 2 个月而就诊，据四诊所得，辨证属于脾肾两虚之腹痛，治以温健脾肾，方用四神丸加味。服药后，肠鸣消失，然腹痛减轻不著，又虑其久病入血，合用丹参饮，而丹参性凉致便稀如水，故去丹参后改用紫肉桂，加量吴茱萸及补骨脂温阳通络后又服药 14 剂，症状皆除，体力精神均较前好转。

第三十六案

宣肺健脾温肾法治愈水肿案

患者　梁某　女　61岁

初诊：1994年4月20日

主诉：双下肢肿1个月余。

现病史：患者于20年前患"肾盂肾炎"，当时经中、西药物治疗后，热退身凉，小便正常，腰痛基本消失，但每因劳累受凉等因而复现腰痛、尿少、尿频等不适。近10年来，反复出现双下肢浮肿，经对症治疗后，症状能缓解。本次发病于1个月以前，患者因感冒劳累而致双下肢水肿，按之凹陷，伴腰痛，小便量少，色黄，尿频，无尿痛、小腹坠痛等症，无心烦易躁，而口略干渴欲饮，颜面肿胀感，倦怠乏力，周身沉重，小腹畏寒喜暖，时冷痛，大便日一行，溏软，纳食尚可，夜寐尚安宁，于当地医院查尿常规示：蛋白（-），红细胞（-），白细胞6~12个/视野。

既往史：高血压病史10余年，血压最高达21.3/14.7kPa（160/110mmHg）；糖尿病史7年，平素服降糖药使血糖维持在7.7~8.3mmol/L，尿糖（+）~（-）。否认心绞痛病史，否认肝炎、结核病史，否认药物过敏史。

个人史：月经$14\dfrac{5\sim7}{28\sim30}50$，孕3胎，足月顺产2子1女。

查体：舌苔略白，脉沉滑细，双下肢指凹性浮肿（+）。

诊断：中医：水肿

　　　西医：慢性肾盂肾炎？

辨证：水气内停，风邪外袭，风水相搏发为水肿证。

治法：宣肺，利水，兼以健脾补肾。

处方：生麻黄 10g　生石膏 30g^(先下)　苍术 10g　桑白皮 12g

　　　五加皮 10g　茯苓 30g　川断 12g　元胡 10g

　　　炒小茴香 6g　吴茱萸 6g　泽泻 25g　猪苓 20g

　　　车前子 15g^(包)

7 剂，水煎服

追访： 1994 年 8 月 17 日

患者述服上方 7 剂后，水肿明显减轻，腰痛减轻，复查尿常规正常，又加服 3 剂后诸症均消而愈。

【按】本例患者尿频不畅，双下肢浮肿月余，焦师认为肺为水之上源，脾主运化水湿，肾主水，司二便，故治疗不忘宣肺、健脾、温肾。方中以生石膏、麻黄、桑白皮宣肺，以苍术、茯苓、泽泻、猪苓健脾利湿，以吴茱萸、小茴香、川断等温肾、利小便，故而患者服药 7 剂，水肿、腰痛均明显减轻，复查尿常规亦正常，加服 3 剂后，诸症均消而愈。

第三十七案

益肾祛寒、疏风化湿法治痛痹案

患者　赵某　男　52 岁

初诊：1994 年 8 月 9 日

主诉：髋腿疼痛 30 余年，加重 2 年。

现病史：患者于 30 年前，久居潮湿之地而致髋、膝、踝、趾关节疼痛、沉重，时轻时重，缠绵未愈。然于当地医院检查，血沉正常，抗"O"亦正常，仅于痛时服些"索米痛片"及中成药，症稍减后仍坚持上班。近 2 年来髋、膝关节疼痛加重，屈伸受限，走路多或劳累后疼痛尤著，畏寒喜暖，服"布洛芬""风湿关节炎丸"等无显效。现下蹲排便困难，坐后要扶门、墙等物方能站起来，伴腰部及趾、指、踝关节疼痛，痛甚影响夜寐，纳食尚可，大小便尚调，现家属搀扶就诊。

既往史：否认肝炎、结核病史，否认高血压及冠心病病史，否认药物过敏史。

个人史：无吸烟史，少量饮酒嗜好。

查体：舌苔略白，脉沉滑。

诊断：中医：痛痹

　　　西医：关节痛原因待查

辨证：肾主腰膝，肾虚寒湿入侵，久郁闭塞经络，发为痛痹。

治法：益肾祛寒，疏风化湿，佐以活血通络。

处方：桑寄生 18g　川断 15g　杜仲 12g　怀牛膝 15g
　　　补骨脂 12g　防风 12g　独活 12g　细辛 3g　桂枝 15g
　　　白芍 10g　威灵仙 18g　生薏米 40g　防己 10g　茯苓 30g
　　　红花 10g　炙山甲 6g　伸筋草 30g

7 剂，水煎服

二诊：1994 年 8 月 16 日

患者服上药 7 剂后，自觉腰、髋、膝关节疼痛减轻，屈伸较前明显流利，指、趾关节已不痛，现坐位后可自行站起，纳可，二便调，寐安，舌苔薄白，脉沉略滑。

鉴于症情明显减轻，欲返原籍，故请焦老处方带回常服之。

处方：川断 18g　制附片 12g　草乌 5g　生薏米 45g　羌活 10g

桑寄生 18g　杜仲 12g　怀牛膝 15g　补骨脂 12g

防风 12g　独活 12g　细辛 3g　桂枝 15g　白芍 10g

威灵仙 18g　防己 10g　茯苓 30g　红花 10g　炙山甲 6g

伸筋草 30g

10~20 剂，水煎服

【按】患者主因髋腿疼痛 30 余年，加重 2 年而就诊，因肾主腰膝，肾虚寒湿入侵，久郁闭阻经络，发为痛痹。焦师治以益肾祛寒，疏风除湿，佐以活血通络，妙在用药时采用了"炙山甲"一味，本病史 30 余年，病久必入血入络，而炙山甲性善走窜、通经络、活瘀血，能直达病所。故服药仅 7 剂，30 年痼疾可去。

第三十八案

健脾益肾、益气养血法治虚劳案

患者　王某　女　38岁

初诊：1993年7月14日

主诉：周身倦怠乏力2个月余。

现病史：患者于2个月以前自感倦怠乏力，腰膝酸软，自认为因劳累所致，于是自行增加营养，注意休息，然无效。1个月以后，于当地医院（合同单位）就诊，查血常规示：白细胞2×10^9/L，血小板100×10^9/L，血红蛋白100g/L，诊断为"白细胞减少症"，原因待查。B超示肝脾未见异常，医院动员其行"骨穿"检查，患者拒绝。故先后服用阿胶补血口服液生脉饮维生素B_6等月余。在此期间多次复查血常规：血红蛋白100~110g/L，白细胞$(2\sim3) \times 10^9$/L，血小板100×10^9/L。7月13日查血常规：血红蛋白105g/L，白细胞3×10^9/L，血小板106×10^9/L。倦怠乏力无明显减轻，伴头晕，纳呆等，故请焦老诊治。

现症：倦怠乏力，腰膝酸软，头晕，心烦、悸，少气懒言，夜寐欠佳，纳谷欠馨，面色苍白少华，月经量较多，月经周期尚可，平素易感冒，形体消瘦，时耳鸣。

既往史："子宫肌瘤"病史3年余，否认肝炎、结核及肾炎等病史，否认药物过敏史。

个人史：月经$13\dfrac{5\sim7}{28\sim30}$，孕2胎，人工流产1次，足月顺产1子，体健。

查体：舌苔略白，脉沉滑。

诊断：中医：虚劳

104

西医:粒细胞减少症

辨证:劳思过度,精血耗伤,形神过耗,损及五脏。脾虚,气血化生乏源而见纳谷欠馨,倦怠乏力;肾虚则见腰膝酸软,不耐作劳;心血不足,心神失养见心悸、寐欠;阴血不足,阳旺于上故头晕,心烦,耳鸣等,虚劳之证必作;脾虚不摄,肾虚不固必致经血多。

治法:健脾补肾,益气养血,佐以潜阳止血之品。

处方:当归 9g　白芍 12g　桑寄生 30g　川断炭 30g　广木香 6g
　　　生地炭 30g　玄参 15g　白术 9g　香附 10g
　　　生石决明 30g$^{(先下)}$　炒黄芩 10g　厚朴 12g　焦四仙各 10g
　　　北沙参 9g　生龙牡各 30g$^{(先下)}$　远志 12g　茯苓 15g

　　　　　　　　　　　　　　　　　　　　7 剂,水煎服

二诊:1993 年 7 月 21 日

患者服药后自觉倦怠乏力稍较前减,昨复查血常规:血红蛋白120g/L,白细胞 3.6×10^9/L,血小板 110×10^9/L,今日行经第 3 天,月经量较前减少,舌淡红,薄白苔,脉沉细。

鉴于病情较前减轻,故守方进退。

处方:生地 25g　艾炭 25g　白鹤草 20g　当归 9g
　　　焦四仙各 10g　白芍 12g　桑寄生 30g　川断炭 30g
　　　玄参 15g　北沙参 9g　白术 9g　香附 10g　炒黄芩 10g
　　　厚朴 12g　广木香 6g　生石决明 30g$^{(先下)}$　茯苓 15g
　　　生龙牡各 30g$^{(先下)}$　远志 12g

　　　　　　　　　　　　　　　　　　　　7 剂,水煎服

三诊:1993 年 7 月 28 日

患者服药后,周身倦怠乏力、腰膝酸软较前减轻,精神、体力均较前恢复,面色较前华润,头晕、心悸明显减轻,夜寐尚可,二便调,唯纳食稍不振,舌苔薄白,脉沉细,本次月经持续 6 天,量较前减少,偶有胸闷,复查血常规:血红蛋白120g/L,白细胞 4.4×10^9/L,血小板 120×10^9/L

鉴于症情减轻,原有子宫肌瘤史,故于上方加消导开胃及活血之品。

处方:焦四仙各 12g　炒内金 10g　桑寄生 30g　甘草 10g
　　　川断炭 25g　当归炭 12g　白芍 12g　生地 15g

仙鹤草 25g　焦白术 9g　艾炭 30g　棕榈炭 30g

制香附 10g　莪术 5g　三棱 3g　生龙牡各 30g^(先下)

桂枝 5g　炒枳实 9g　生石决明 30g^(先下)　桃仁 6g

炒黄芩 10g

7 剂,水煎服

四诊:1993 年 8 月 4 日

昨日复查血常规:血红蛋白 126g/L,白细胞 4.6×10^9/L,血小板 128×10^9/L,周身怠倦乏力、腰膝酸软均较前明显好转,基本未发生胸闷、心悸,夜寐亦好转,纳谷增加,二便调,体重较前增加 1.5kg,面色较前红润。

病情明显好转,且较稳定,患者述几近常人,想请焦老开一收功之方,守方进退之。

处方:桑寄生 30g　焦白术 10g　当归 10g　白芍 12g　生地 15g

　　　炙黄芪 10g　三棱 5g　仙鹤草 30g　炒川断 20g

　　　阿胶珠 6g　桂枝 6g　桃红各 6g　莪术 5g

　　　生石决明 30g^(先下)　生龙牡各 30g^(先下)　炒黄芩 10g

　　　远志 12g　制香附 10g　茯苓 15g

14 剂,水煎服(效可继服)

嘱:经期 5 天后可始服此方,每日 1 剂,巩固疗效。劳逸适度。

【按】患者因周身倦怠乏力 2 个月余而就诊,多次复查血常规,白细胞在 2×10^9/L 左右,血红蛋白 100~110g/L,血小板为 100×10^9/L 左右,月经量多。焦师认为患者工作紧张繁忙,劳累过度,精血耗伤,形神过耗,损及五脏,而致虚劳。故以健脾补肾、益气养血为主,治其根本即化生气血之脾,主藏精血之肾,而没有着眼于哪些药升白细胞等。如此服药 20 余剂,患者症状明显好转,面色红润,体重增加,精神体力均恢复。

第三十九案

平肝潜阳、抑木泻火法治愈偏头痛案

患者　宋某　男　49 岁

初诊：1994 年 6 月 23 日

主诉：左侧偏头痛 3 个月余。

现病史：患者于 3 个月以前始出现左侧偏头痛，伴左侧面颊部疼痛，上午症状较轻，午后则每隔 2~3 小时即发作一次，易怒，二便正常，纳食尚可，口苦，夜寐多梦，曾于门诊行脑血流图及头颅 CT 检查，神经内科诊断考虑为脑供血不足，服"尼莫地平""天麻丸"等治疗后效果不显著，故请焦老会诊治疗。

既往史：否认肝炎、结核、肾炎及高血压病史，否认药物过敏史。

个人史：吸烟史，10~20 支 / 日，饮酒嗜好。

查体：舌苔白厚，左脉弦沉滑，右脉滑略弦。

诊断：中医：偏头痛（肝阳头痛）

　　　西医：脑供血不足？

辨证：平素工作劳累，烦躁易怒，而怒则气上，引动肝阳上亢，故头痛，而肝气行于左，痛以左侧为著，发为左侧偏头痛。

治法：平肝潜阳，抑木泻火。

处方：生石决明 35g ^{（先下）}　生赭石 30g ^{（先下）}　生石膏 30g ^{（先下）}

柴胡 9g　炒黄芩 12g　胆草 6g　焦山栀 6g　生地 20g

地骨皮 15g　夏枯草 18g　蔓荆子 12g　生芥穗 10g

防风 12g　羌活 12g　菊花 10g　焦槟榔 10g　生白芍 12g

　　　　　　　　　　　　　　7 剂，水煎服（效可继服）

二诊：1993 年 7 月 7 日

患者服药 14 剂以后，左侧偏头痛明显减轻，午后偶有疼痛，然发作约 10 分钟后即缓解,疼痛程度亦明显减轻,心烦易怒明显减轻,服上药 7 剂后,未再发生左侧面颊部疼痛,然仍有不适感,纳食可,二便调,夜寐较前安宁,舌苔薄白,脉沉滑略弦。

鉴于症情减轻,继守上方进退,减柴胡 9g,减胆草 6g,减焦山栀6g,改炒黄芩 10g,加全蝎 6g,加红苏木 18g,以巩固疗效。

处方:生石决明 35g^(先下)　生赭石 30g^(先下)　黄芩 10g

生石膏 30g^(先下)　生地 20g　地骨皮 15g　夏枯草 18g

蔓荆子 12g　生芥穗 10g　防风 12g　羌活 12g　菊花 10g

全蝎 6g　焦槟榔 10g　红苏木 18g　生白芍 12g

4 剂,水煎服(效可继服)

嘱:避免情绪波动,过度劳思。

【按】患者左侧偏头痛已 3 个月余,追其病史,平素工作劳累,烦躁易怒,怒则气上,引动肝阳上亢,扰及清空而偏头痛,治疗宜平肝潜阳,抑木泻火。因其面颊部属阳明,亦疼痛,故方中用了清阳明火热之石膏,更妙在治肝胆之病不忘燮理肝胆之枢机,而用柴胡、黄芩、槟榔等伍入方中疏泄肝胆,使上亢之阳气下达,化热之势消减,故投药后即见效。

第四十案

滋阴降火法治愈口疮案

患者　王某　男　50 岁

初诊：1992 年 5 月 24 日

主诉：反复发作性白口疮 4 年余，加重半年。

现病史：患者于 4 年前始反复发作口腔黏膜及舌面溃疡，甚则持续半月不愈合，进食受限，工作劳累即易诱发。近半年来，溃疡较前增多，持续月余不愈合，痛甚，灼热感，进食受限，体重较前减轻，睡眠受影响，体力较前减退。本次发病为 1 周前先后于右侧口腔黏膜上出现一黄豆大小之溃疡，色白，左侧出现一黄豆大小和一绿豆大小溃疡面，舌尖及右边亦有绿豆及黄豆大小溃疡各一个，均为白色，周围红润，痛连颌下颈部，口热欲漱冷水，咽干略痛，大便干，2 日一行，小便黄，夜寐欠安。虽经服复合维生素 B、维生素 B_2、牛黄清心丸及中药等均无显效，今请焦老诊治。

既往史：否认高血压、肝炎、结核、肾炎病史，否认阴部溃疡史，否认药物过敏史。

个人史：嗜好饮酒，吸烟史 20 余年，20 支左右 / 日。

查体：舌边尖红，黄白相兼薄苔，脉弦滑略沉，双侧颌下各触及 1cm×1.5cm 大小淋巴结，硬痛。

诊断：中医：白口疮

　　　　西医：复发性口腔炎

辨证：劳思过度，伤及心脾，阴血暗耗，心胃火旺而上炎，发为口疮。

治法：滋阴降火。

处方：生地 30g　地骨皮 15g　玄参 20g　生石膏 35g^(先下)

升麻 10g　　知母 10g　　连翘 15g　　双花 15g　　川连 9g

黄芩 12g　　地丁 30g　　蒲公英 30g　　紫肉桂 2g　　木通 6g

焦槟榔 9g

6 剂,水煎服

二诊：1992 年 5 月 30 日

服药后,双侧颌下淋巴结明显减少而不痛,0.5cm×0.5cm 大小,口疮疼痛缓解,白口疮基本愈合,无欲漱冷水,纳食基本如常,大便日行一次,为成形正常便,偶日行 2 次,小便转清,夜寐较前安,舌苔薄白,右脉沉滑,左脉沉滑略弦。

鉴于服上药症情明显减轻,白口疮基本愈合,故继上方加减。

处方：生地 25g　　玄参 24g　　地骨皮 15g　　连翘 18g　　川连 9g

生石膏 30g^(先下)　　双花 15g　　黄芩 9g　　香白芷 6g

木通 6g　　地丁 30g　　炒黄柏 10g　　知母 12g　　焦槟榔 6g

葛根 15g　　紫肉桂 3g

7 剂,水煎服

【按】患者反复发作口疮 4 年余,加重半年,经中西药物治疗无显效,求治于焦师。焦师认为其劳累过度,思虑过极,伤及心脾,阴血暗耗,心胃火旺上炎,发为口疮。故治以滋阴降火,选用生地、玄参、生石膏、知母、连翘、双花、黄芩等,妙在用紫肉桂 2g 起引火归原之作用。另因气有余便是火,故方中又用焦槟榔,将上炎之有余之气下降达于下,并用木通引热同归小便中,故服药后,病趋痊愈。

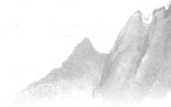

第四十一案

桂枝汤加味治痛痹案

患者　付某　女　30岁

初诊：1993年10月29日

主诉：周身关节、肌肉酸痛3个月余。

现病史：患者于3个月以前始出现膝部皮肤、继则周身皮肤起红斑疹，痒甚，无脱屑，服中药后减轻，嗣后周身关节、肌肉疼痛，活动欠佳，畏寒，得热则舒，双踝关节轻度肿胀，伴发热、寒战后，体温最高达40.9℃，用"消炎痛"栓剂纳肛、"双氯芬酸"口服后，体温可降至37℃左右，4~5小时后，体温复升，持续月余，收住协和医院住院检查，血沉85mm/h，类风湿因子（−），抗"O"正常，诊断为"成人斯蒂尔病"，经用激素及诺氟沙星等治疗，体温正常出院。

现症：周身乏力，周身关节、肌肉酸略痛，头痛，夜寐欠佳，纳食亢进，二便调，月经后期3周余，仍未至，现服泼尼松，30mg晨顿服（40mg/d已顿服2周，1周减5mg）已5天，双氯芬酸，每次1片，每日3次，膝、肘关节酸痛著，微汗出。

既往史：3年前怀孕查体，乙肝表面抗原（＋），e抗原（＋），核心抗原（＋），经抗乙肝免疫治疗，然10月份复查结果同上。否认结核、肾炎病史，否认药物过敏史。

个人史：月经13 $\frac{3~5}{28}$，月经量一般，有痛经史，孕1胎，足月顺产1子，健康。

查体：舌苔白微黄而厚，右脉沉细略弦，左脉沉细。

诊断：中医：痛痹

　　　　西医：成人斯蒂尔病

辨证:病起于外感病邪,未及时解表,致余邪内陷,变为仲景先师所谓之坏病,而现关节酸痛之证。

治法:调和营卫,疏解达邪。

处方:桂枝 12g 白芍 12g 生姜 3 片 大枣 3 枚 炙甘草 5g
　　　络石藤 30g 防风 10g 荆芥 6g 天仙藤 12g
　　　鸡血藤 15g 羌独活各 10g 茜草 20g 乌贼骨 6g
　　　怀牛膝 15g 片姜黄 12g 青蒿 15g

7 剂,水煎服

二诊:1993 年 11 月 5 日

服上药后,关节疼痛基本已愈,自觉周身较前有力,月经已行(11 月 3 日),量少,色鲜红,少血块,纳可,二便调,寐转安,近两日感冒,咳嗽有白痰。舌苔薄白,脉弦细。

诊治同前,守方进退。

处方:上方去乌贼骨、茜草,加炙麻黄 5g,加杏仁 10g,加炒苏子 10g,加炒莱菔子 10g,加玄参 15g。7 剂,水煎服。

三诊:1993 年 11 月 12 日

服药后,咳嗽咳痰已愈,关节疼痛基本已愈,唯左肘关节酸而不适,纳可,二便调,近两天牙痛(现服泼尼松 20mg/d,嘱渐减),舌苔薄白,脉弦细。

鉴于病情减轻,继遵原法,守方加减。

处方:桂枝 12g 赤白芍各 12g 知母 15g 防风 10g
　　　制附片 10g 麻黄 3g 白术 6g 秦艽 15g 络石藤 30g
　　　忍冬藤 30g 羌独活各 10g 生熟地各 12g 伸筋草 30g
　　　晚蚕沙 15g^(包) 炙山甲 9g

7 剂,水煎服

四诊:1993 年 11 月 19 日

服上药后,关节基本未痛,咳嗽消失,唯觉左上肢、右踝部酸而麻感,背部亦觉乏而酸感,纳可,大便 1~2 天一行,质干,夜寐多梦,牙痛基本已愈(现服泼尼松 15mg/d),舌苔薄白,脉沉略细。

仅守上方,稍事出入。

处方:羌活 10g 桂枝 15g 赤白芍各 12g 知母 15g 防风 12g
　　　制附片 10g 麻黄 3g 白术 6g 秦艽 15g 络石藤 30g

忍冬藤 30g　独活 9g　片姜黄 12g　生熟地各 15g

晚蚕沙 15g^(包)　炙山甲 9g　葛根 12g

7 剂,水煎服

五诊:1993 年 11 月 26 日

服药后,关节酸不适减轻,唯天冷后,指关节痛酸感,畏寒,二便调,纳食尚可,时后背酸乏感,月经正常,自行将泼尼松减 2.5mg/d,现口服 12.5mg/d,舌苔薄白,脉沉略滑。

于上方加入散寒除湿活络之品。

处方:桂枝 12g　赤白芍各 12g　知母 15g　防风 10g

制附片 10g　麻黄 3g　苍术 6g　干姜 5g　炙山甲 9g

蚕沙 15g^(包)　桑枝 30g　连翘 15g　羌活 6g　络石藤 30g

忍冬藤 30g　秦艽 12g　生地 25g

14 剂,水煎服

六诊:1993 年 12 月 21 日

服上药 21 剂后,关节疼痛及背酸基本消失,唯手指关节酸痛,每于洗衣后出现,近 3 天来咽痛痒,轻咳,低热(体温:37.5℃),纳食尚可,二便调,夜寐欠佳,偶有双膝酸软(现服泼尼松 7.5mg/d),舌苔薄白,脉沉略滑,右寸滑著。

症情渐趋稳定,继续原治疗,嘱冷暖适宜、避免感冒。

处方:桂枝 12g　赤白芍各 12g　知母 18g　防风 10g

制附片 10g　麻黄 3g　苍术 6g　干姜 5g　陈皮 10g

蚕沙 15g^(包)　桑枝 30g　连翘 15g　羌活 6g　络石藤 30g

忍冬藤 30g　秦艽 15g　生地 30g　炙山甲 9g　川断 15g

14 剂,水煎服

七诊:1994 年 1 月 4 日

服上药后,症状明显减轻,未发生低热,平素关节疼痛消失,唯劳累后感周身关节酸而略痛,纳可,便溏,1~2 次 / 日,小便调,能完成家务劳动及工作(现服泼尼松 2.5mg/d),舌苔略白,脉沉滑。

继守上方进退。

处方:桑枝 30g　络石藤 30g　蚕沙 15g^(包)　连翘 15g　秦艽 12g

赤白芍各 12g　桂枝 12g　川断 15g　知母 15g　羌活 10g

片姜黄 10g　炙山甲 9g　葛根 12g　制附片 10g　苍术 9g

生地 18g　陈皮 10g

14 剂,水煎服

八诊:1994 年 1 月 18 日

患者目前自觉症状不明显,无任何不适主诉(现已停用激素 1 周),要求改服中成药维持疗效,舌苔薄白,脉沉弦细。

处方:湿热痹冲剂　每次 1 袋,每日 2 次

尪痹冲剂　每次 1 袋,每日 2 次

嘱:避风寒湿邪,勿过劳累,注意观察,门诊随诊。

【按】患者于就诊前 3 个月出现痒疹,恶寒发热,体温高达 40.9℃,关节疼痛等,经用西药对症处置后体温降至正常(服泼尼松 40mg/d),而关节肌肉仍酸痛,时汗出等,就诊于焦师。焦师据四诊所得,虑其病起于外感病邪,未及时解表致余邪内陷,变为仲景先师所谓之坏病,而现关节酸痛等症。因而在治疗上未即予疏风散寒、除湿通络之一般治疗常法,而是调和营卫,疏解达邪,首选桂枝汤加味。患者服 7 剂后,关节酸痛基本已愈,周身亦较前有力。嗣后则辨证加减用药,同时渐减激素至停用,渐无任何不适主诉而收功。

第四十二案

宣肺降气、益肾化痰法治愈咳嗽案

患者　高某　男　57岁

初诊：1994年11月4日

主诉：咳嗽4个月余。

现病史：患者于4个月以前始咳嗽，无恶寒发热、鼻塞流涕等不适，曾注射"青霉素"等治疗，并于1994年8月5日在酒仙桥医院拍胸片示："左下肺阴影性质待查"。经多种抗生素治疗后，症状稍减轻，后经复查胸片及查纤维支气管镜后，确诊为"肺炎"。

现症：咳嗽，多痰，黄白相兼痰，不易咳出，无胸痛，时有腰痛，纳可，大便2~3次/日，软便，小便尚调，时欠利，唯觉胸闷，夜寐略欠，口干渴欲饮。

既往史：1962年患"急性肝炎"，已愈；1991年患"糖尿病"。否认结核病史，否认药物过敏史。

个人史：无烟酒嗜好。

查体：苔白厚，脉沉滑略弦。

诊断：中医：咳嗽

　　　　西医：肺炎

辨证：肺失宣肃，肾水亏虚，金水不能相生，发为咳嗽。

治法：宣肺降气，益肾化痰。

处方：生麻黄9g　杏仁10g　桔梗5g　金沸草10g　前胡10g
　　　白前10g　海浮石10g　炒苏子10g　炒莱菔子10g
　　　鹅管石6g　炒白芥子6g　全瓜蒌40g　葶苈子10g
　　　川断12g　杜仲12g　焦槟榔12g　紫菀15g　枇杷叶15g
　　　生地12g　生石膏25g^(先下)

　　　　　　　　　　　　　　　　　　　　　　　7剂,水煎服

　　二诊:1994年11月15日

　　服上药10剂,自觉症状减轻,胸闷明显减轻,几近消失,咳嗽减轻,仍有白黄相兼痰,量减少,尚易咳出,纳可,二便调,口干渴欲饮,近三四天因劳累而尿糖(+++)左右,夜寐欠佳,舌苔白,微黄,脉略弦。1994年11月3日复查胸片示:与1994年8月5日胸片比较,无明显变化。

　　鉴于目前症情减轻,故守上方加减用之。

　　处方:生麻黄10g　杏仁10g　生石膏30g^(先下)　桔梗5g
　　　　金沸草10g　前胡10g　白前10g　海浮石10g
　　　　炒苏子10g　炒莱菔子10g　炒白芥子6g　半夏10g
　　　　化橘红12g　鹅管石6g　全瓜蒌40g　葶苈子10g
　　　　紫菀15g　枇杷叶15g　茯苓20g　川断15g　焦槟榔12g
　　　　　　　　　　　　　　　　　　　　　　　7剂,水煎服

　　三诊:1994年11月29日

　　患者述服药共20余剂,症状明显减轻,现觉胸闷消失,咳嗽明显减轻,口干渴欲饮亦减轻,咳少量黏白色痰,尚易咳出,纳食可,二便调,夜寐尚安,近日来,自测尿糖定性(++)。舌苔薄白,中著,脉略弦。1994年11月23日复查胸片示:与8月5日及11月3日胸片比较,左下肺阴影明显吸收好转。

　　鉴于病情减轻,故守上方加减用之。

　　处方:1994年11月15日方加远志10g,交通心肾且化痰。7剂,
　　　　水煎服

　　【按】患者系咳嗽4个月余而就诊吾师,(西医已确诊为肺炎,经用多种抗生素,然症状及胸片均无明显好转)。焦师据四诊所得,知其久积劳累,伤及"作强之官",发为腰痛等肾虚之证,加之外感风寒之邪,肺失宣降,金水不得相生,发为咳嗽久久不愈。故予宣肺降气、益肾化痰之法,妙在方中加入焦槟榔,其质重下达,引巅顶之气下顺,以助肺气之肃降。故患者服药仅20余剂,症状明显减轻,胸片复查与前比较明显吸收好转,由此不难看出,辨证恰当则用药通神矣。

第四十三案

散寒疏风、化湿活络法治痛痹案

患者　韩某　女　48 岁

初诊：1993 年 11 月 23 日

主诉：肩、肘、腕、指关节痛 1 年。

现病史：患者于 1 年前始双肩、肘、腕、指关节疼痛，晨僵明显，指关节痛肿尤著，时而双膝、双腿、筋肉疼痛，纳可，二便调，未行系统检查治疗，今请焦老诊治。

既往史：否认肝炎、结核、肾炎等病史，否认药物过敏史。

个人史：月经 $18\dfrac{7}{28\sim30}$，近 1 年经期持续 10 天以上，量中等，足月顺产 2 子，均健康。

查体：脉沉滑，舌苔薄白。

诊断：中医：痛痹

　　　西医：关节疼痛原因待查

辨证：风、寒、湿三气杂至，闭阻经络，发为痹证。

治法：散寒疏风，化湿活络。

处方：制附片 12g　威灵仙 15g　防己 10g　生薏米 30g

　　　片姜黄 12g　羌独活各 10g　桂枝 18g　赤白芍各 12g

　　　桑寄生 20g　炙麻黄 5g　红花 10g　炙山甲 9g　草乌 3g

　　　伸筋草 30g

7 剂，水煎服

二诊：1993 年 12 月 24 日

服上药后，腿痛基本痊愈，唯双肩关节痛，指关节亦肿痛，纳可，二便调，舌苔根部黄，脉滑。

诊治同前,守方进退。

处方:桂枝 15g 威灵仙 15g 生薏米 35g 防己 10g
制附片 12g 羌独活各 10g 伸筋草 30g 细辛 3g
草乌 5g 南红花 10g 桃仁 10g 土鳖虫 9g 炙山甲 6g
骨碎补 18g 片姜黄 12g 海桐皮 15g

14 剂,水煎服

三诊:1994 年 1 月 21 日

服上药后,双腿痛未作,肩痛明显减轻,指关节肿消,痛明显减轻,纳食、二便均如常,舌苔薄白,脉沉滑。

诊治同前,守方加减,巩固疗效。

处方:上方改草乌 6g,加怀牛膝 12g。14 剂,水煎服。

【按】患者肩、肘、腕、指关节疼痛 1 年余,而以晨僵明显,据其四诊合参,诊为风寒湿邪闭阻经络,发为痛痹之证。焦师以制附片温阳祛寒;炙麻黄性温,入与肾为表里之膀胱经及肺经,并与温经解肌之桂枝相伍用,祛寒邪达肌表并除之,则痛痹自除矣。焦师于应证汤药中加入片姜黄一味,认为片姜黄有入肩背、手臂等处活血祛风而治风湿痹痛的特点,用其配合桂枝、羌活、威灵仙、红花等,多用于治疗风寒湿痹疼痛表现在上肢及肩关节者。患者服药 20 余剂,确收良效。

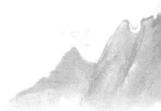

第四十四案

平胃散加减治愈嘈杂案

患者　林某　女　57岁

初诊:1993年9月17日

主诉:胃脘胀略痛不适8年余。

现病史:患者8年前始胃脘胀略痛,伴脘中饥嘈,或作或止而不适感,夜间尤著,曾于1991年12月10日及1993年2月先后出血2次,胃镜检查示:十二指肠球部溃疡(A_1期),糜烂性胃炎(窦)。时有大便干燥,时纳呆,不欲食,口不渴,少饮,时吞酸,于情绪波动受凉后胃脘胀痛加重,小便尚调,夜寐欠佳。

既往史:否认急、慢性传染病史,否认药物过敏史。

个人史:月经$14\frac{6}{28}53$,孕3胎,人工流产1胎,足月顺产1子1女,健康。

查体:舌苔白厚,脉沉滑。

诊断:中医:嘈杂,胃脘痛

　　　西医:十二指肠球部溃疡,糜烂性胃炎

辨证:生气则病情加重,知为肝郁犯胃,胃失和降,中湿不化,发为嘈杂脘痛合并胀满等证。

治法:调肝疏郁,化湿和中。

处方:制香附10g　枳实10g　厚朴12g　苍术10g　陈皮12g

　　　茯苓25g　丹参30g　檀香9g^(先下)　砂仁6g^(打)

　　　高良姜6g　乌药12g　广木香9g　苏子梗各10g

　　　藿香12g　佩兰10g　半夏10g　吴茱萸6g　干姜3g

　　　　　　　　　　　　　　　　10~20剂,水煎服

二诊:1993 年 11 月 12 日

服上药后,胃脘疼痛明显减轻,时有饥嘈不适,出汗较前明显减少,唯吞酸,肠中沥沥有声,矢气后稍减,胃脘略胀,纳谷欠馨,大便干,一周一行,时 2~3 日一行,排出困难,小便调,夜寐可,进食冷饮后加重,食后嘈杂不舒,脉沉细滑,舌苔白。

诊治同前,守方加减。

处方:桂枝 12g　茯苓 25g　焦白术 6g　炙甘草 3g　厚朴 12g

　　　苍术 6g　广陈皮 10g　苏藿梗各 12g　煅瓦楞 15g

　　　高良姜 10g　制香附 10g　丹参 30g　吴茱萸 6g

　　　川黄连 6g　檀香 9g^(后下)　广木香 9g

7 剂,水煎服

三诊:1993 年 11 月 19 日

服药后,胃脘痛减著,左胁下不适,大便日行一次,成形便,小便少,纳可,寐可,汗出明显减轻,服药后腰背热感,脉沉细,舌苔略白。

诊治同前,守方进退。

处方:苍术 6g　白术 5g　茯苓 20g　桂枝 10g　高良姜 10g

　　　丹参 30g　厚朴 12g　香附 10g　苏子梗各 10g

　　　檀香 9g^(后下)　陈皮 12g　炙甘草 3g　广木香 9g

　　　煅瓦楞 12g　百合 30g　乌药 12g　焦槟榔 10g

7 剂,水煎服

追访:1994 年 9 月 23 日

患者出差至此,述服上药近 50 剂,现胃脘疼痛、堵胀不适均已愈,唯进食辛辣之物后,稍有不适,纳可,小便黄,偶有左胁不适,双目干涩,晨起多眵,B 超示囊肿,舌苔白,脉沉细。

处方:苍术 9g　厚朴 12g　陈皮 12g　炙甘草 3g　白术 5g

　　　茯苓 25g　百合 30g　乌药 15g　香附 10g　高良姜 10g

　　　檀香 9g^(后下)　丹参 30g　砂仁 5g^(打)　煅瓦楞 12g

　　　广木香 9g　苏藿梗各 12g　焦槟榔 10g　莪术 5g

　　　白蒺藜 10g

20 剂,水煎服

【按】患者胃脘痞满胀略痛饥嘈不适已8年,追其病史,平素喜生气、郁闷,知肝气郁结,克伐脾胃,脾失健运,中湿不化,积滞纳呆,而致上述诸症,此乃土气敦阜之象。故治宜调肝疏郁,化湿和中,选用平胃散(苍术、厚朴、陈皮、甘草)祛其湿滞,理其脾胃,使中运得复,再以香附、白蒺藜、檀香、槟榔等解其郁结,故服药近50剂而诸症均除。

第四十五案

和解少阳法治愈发热案

患者 倪某　女　36岁

初诊: 1994年9月6日

主诉: 间断低热1年余。

现病史: 患者于1年前始低热,体温在37.2~37.7℃,每20余天至1个月发作一次,每次持续约1周余,伴周身无力,双下肢乏力,曾用中西药对症治疗均未愈,今请焦老诊治。

现症: 昨日始发热,体温37.6℃,微恶寒,无咽痛,无鼻塞,无咳嗽,唯口黏而臭,周身倦怠乏力,纳食尚可,二便尚调,寐可,时微汗。

既往史: 否认肝炎、结核病史,有青霉素过敏史。

个人史: 月经 $13\dfrac{7}{28\sim40}$,痛经史,月经量中等,有血块,孕3胎,人工流产2次,足月顺产1女,体健。无烟酒嗜好。

查体: 体温37.6℃,舌苔白厚微黄,脉沉细。

诊断: 中医:发热

　　　　西医:低热原因待查

辨证: 风寒之邪袭表,而未及时得以清解在表之邪,邪入于半表半里,少阳枢机失和,发为寒热往来,缠绵不愈。

治法: 和解少阳,佐以理气化湿。

处方: 柴胡20g　黄芩10g　银柴胡12g　半夏10g　青蒿20g
　　　　当归10g　首乌20g　党参10g　藿香10g　秦艽15g
　　　　草果10g　焦槟榔10g　草蔻6g

10剂,水煎服

二诊：1994 年 9 月 16 日

因本次发热第 2 天即服焦老中药，体温第 3 天下午仅 37.2℃，第 4 天即 37℃，第 5 天下午则为 36.6℃，至今一直未再低热。本次发作仅持续 4 天，且发作时体温亦较前减低，然易倦怠乏力，口臭略干，纳可，二便调，夜寐尚安，舌尖微红，舌苔薄白。

鉴于病情减轻，谨守上方进退。

处方：1994 年 9 月 6 日方改银柴胡 15g，加生石膏 30g^(先下)，加知母 10g，以清阳明之热。7 剂，水煎服。

三诊：1994 年 9 月 23 日

患者服药后，低热未作，体温一直在 36.5℃左右，倦怠乏力，口臭而干均较前明显减轻。然昨日受风后头痛，以前额及后头著，月经来潮 2 天，后期而至，且有血块，纳可，二便调，寐尚安，舌苔薄微黄，脉沉滑，左寸略大于左尺。

为巩固疗效，且治新疾，请焦老再诊。

处方：柴胡 15g　黄芩 12g　半夏 10g　银柴胡 15g　青蒿 15g
　　　地骨皮 15g　丹皮 12g　生石膏 30g^(先下)　知母 12g
　　　当归 9g　何首乌 20g　草果 10g　焦槟榔 10g　泽泻 15g
　　　白芷 10g　防风 10g　白芍 15g

14 剂，水煎服

追访：1994 年 10 月 11 日

其家属看病时述，患者一直未发生低热，体力较前恢复，上班后回家能坚持家务劳动亦不觉明显倦怠乏力。

【按】患者间断低热伴恶寒已 1 年余，据四诊合参，知其初为风寒之邪袭表，而未及时得以清解在表之邪，邪即内陷入于半表半里，致使少阳枢机失和，脾胃失降亦失司，中湿不化，变生上述之症，故治应和解少阳，燮理少阳枢机为主，重用柴胡配黄芩，再伍入辛香温燥之品祛其湿滞，理其脾胃，于是枢机和、脾胃健，诸症自除。

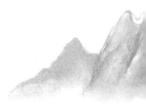

第四十六案

清利湿热法治愈淋证案

患者 何某 男 32岁

初诊：1993年1月16日

主诉：尿频、尿急、尿痛半月余。

现病史：患者于半月前始尿频、尿急、尿痛，排尿不畅，甚达20次/日，伴少腹部不适微痛，自服导赤散、六味地黄丸等均无效。今日上午赴单位医务室，查尿常规：红细胞4~7个/视野，尿蛋白(++)，白细胞10~15个/视野；B超检查示：右肾中度积水，右输尿管下端阻塞原因待查，余未见异常，特请焦老诊治。

现症：尿频、尿急、尿痛，右侧腰部略疼痛，且有沉重感，尿色深黄而量少，大便正常，口不渴，不欲饮水，纳食欠佳，大便正常，夜寐尚可。

既往史：否认肝炎、肾炎、结核病史，否认药物过敏史。

个人史：吸烟10~20支/日，大量饮酒嗜好。

查体：舌苔白厚，脉沉滑数。

诊断：中医：淋证

　　　　西医：泌尿系感染，结石？

辨证：平素大量饮酒，并喜食肥甘，湿自内生，久蕴化热。湿热下注膀胱，气化不利，发为淋证。

治法：清利湿热。

处方：炒黄柏12g　萹蓄18g　瞿麦15g　茯苓35g　猪苓30g

　　　　泽泻25g　乌药12g　炒川楝子12g　车前子15g^(包)

　　　　广木香6g　苍术9g　怀牛膝12g　川断15g　金钱草30g

　　　　炒内金12g　海金沙15g^(包)

3剂，水煎服

二诊：1993 年 1 月 19 日

服上药 1 剂后，当晚尿痛即减轻，排尿亦较前通畅，腰痛亦减轻，服上药 3 剂后，症状基本消失，仅尿道口稍有不适感，舌苔略黄，脉沉滑略数。今日于北大一附院复查尿常规正常，B 超示：右输尿管口处结石（0.5cm×0.8cm 大小），故再请焦老处方以巩固疗效。

鉴于症情明显减轻，守方加减以巩固之。

处方：炒黄柏 12g　萹蓄 20g　瞿麦 15g　茯苓 30g　猪苓 30g

　　　泽泻 30g　乌药 12g　广木香 6g　车前子 15g$^{(包)}$

　　　滑石块 12g　川断 18g　怀牛膝 15g　冬葵子 12g

　　　金钱草 35g　炒内金 12g　炒黄芩 10g　海金沙 15g$^{(包)}$

　　　　　　　　　　　　　　　　　　　　　7 剂，水煎服

追访：1993 年 4 月 5 日

患者未再复发上述症状，一直坚持工作，一切如常。

再访：1994 年 1 月 10 日

一切如常，未再发作。

【按】患者因尿频、尿急、尿痛半月余而就诊，据四诊所得，知其平素大量饮酒，并喜食肥甘，湿自内生，蕴久化热，湿热下注膀胱，气化不利发为淋证，治宜清利湿热为主，妙在方中用乌药一味，顺膀胱、肾之逆气，气顺，气化复焉！且乌药性温，用之亦可防清热利湿之品过寒之弊。辨证准确，用药恰当则症状自消。

第四十七案

治尪痹验案

患者　张某　女　56 岁

初诊：1994 年 8 月 5 日

主诉：指腕关节疼痛 12 年，变形加重 8 年。

现病史：12 年前，患者指腕关节疼痛，晨僵，畏寒喜暖，曾于西安医科大学附属医院查血沉及类风湿因子等后，确诊为"类风湿关节炎"，曾服"雷公藤""泼尼松"等治疗，效果不明显。近几年来，指腕关节变形，晨僵明显，嗣后踝、膝、髋、肩关节均疼痛，活动欠灵活，踝、膝、腕关节肿，无腰疼痛，纳可，大便调，夜寐略欠安。

既往史：1982 年行"右肾切除术"；1992 年患"丙型肝炎"，已于当地治愈；1957 年患"肺结核"，已钙化；"胆囊炎、胆结石"病史 5 年。否认高血压及冠心病病史，否认药物过敏史。

个人史：月经 $14\dfrac{5\sim7}{28}48$，孕 4 胎，足月顺产 1 男 3 女（1 胎为双胞胎），人工流产 1 胎。

查体：舌苔白略厚，脉沉滑，右尺弱，左尺略弱。1994 年 4 月查类风湿因子 1：320，CT 示：卵巢囊肿，肝囊肿，5 月 16 日查血沉 110mm/h，7 月 13 日查血沉 92mm/h。

诊断：中医：尪痹

　　　　西医：类风湿关节炎

辨证：肾虚，寒湿深侵入肾，闭阻经络，母病及子，筋骨失养，发为尪痹。

治法：补肾祛寒，疏风化湿，活血通络，强壮筋骨。

处方：骨碎补 18g　补骨脂 10g　川断 15g　怀牛膝 15g

桂枝 15g　赤白芍各 12g　知母 15g　防风 12g

炙麻黄 3g　白术 9g　制附片 12g　伸筋草 30g

白僵蚕 12g　片姜黄 10g　炙山甲 6g　草乌 5g

自然铜 6g^(先下)　透骨草 15g　羌独活各 10g

7 剂,水煎服

二诊:1994 年 8 月 12 日

服药后,关节肿胀减轻,晨僵亦好转,疼痛亦较前稍减轻,汗出较多,纳食尚可,二便调,寐欠,舌苔略白,脉沉细数。患者今日查血沉 92mm/h,类风湿因子 1∶160,抗"O"<500。

鉴于患者症情减轻,故继守方加减用之。

处方:1994 年 8 月 5 日方加千年健 15g,黄柏 10g。5~10 剂,水煎服。

三诊:1994 年 8 月 17 日

四诊:1994 年 8 月 31 日

五诊:1994 年 9 月 14 日

六诊:1994 年 9 月 28 日

服药后,关节肿、痛、僵均减,然仍以膝踝腕为著,遇寒及劳累后发作。

脉沉滑,左尺略弱,右尺弱,舌苔薄白中著。

此阶段均服用焦树德教授之经验方:尪痹舒安冲剂,每次 2 袋,每日 3 次,在服药期间,症状日趋减轻,而停服原布洛芬(每次 1 粒,每日 2 次),减量吲哚美辛(由每次 1 粒,每日 2 次至每次 1 粒,睡前服),并能做家务劳动、散步、购物等。

七诊:1994 年 10 月 26 日

患者自觉关节疼痛明显减轻,晨僵亦减,活动自如,关节肿胀基本消失,纳食稍减,二便调,已停服吲哚美辛。舌苔薄白,脉沉略细 1994 年 9 月 26 日复查血沉 60mm/h,抗"O"≤250,类风湿因子(+) 1∶40。

鉴于症情减轻,欲回老家,故要求带汤药服,并配成丸药以备服。

处方:(1) 骨碎补 18g　补骨脂 10g　川断 18g　白僵蚕 12g

怀牛膝 18g　桂枝 15g　赤白芍各 12g　知母 15g

防风 12g　千年健 15g　黄柏 10g　炙麻黄 3g

焦白术 9g　制附片 12g　伸筋草 30g　草乌 5g

片姜黄 12g　炙山甲 9g　自然铜 9g^(先下)　透骨草 15g

羌独活各 12g

14 剂,水煎服

（2）以上 3 剂共为细末（将其装胶囊），每次 6g,分装胶囊，
每日服 2 次。

【按】患者系指、腕关节疼痛 12 年,变形加重 8 年,经化验确诊为类风湿关节炎,服用激素、雷公藤、布洛芬等多种中西药治疗均无显效,关节变形,活动不灵活,生活自理困难,就诊于吾师。焦师四诊合参,知其肾虚,寒湿深侵入肾,闭阻经络,母病及子,筋骨失养,发为尪痹,予以补肾祛寒,疏风化湿,活血通络,强壮筋骨之法治之,选用自己的补肾祛寒治尪汤及尪痹舒安等经验方治疗,仅 2 个半月即收显效。由此看来,若无肾虚,寒湿之邪不深侵入肾、损骨伤筋,就不会致尪;反之,治尪痹时,不及时补肾祛寒亦不能见效。

第四十八案

化痰开窍、疏肝理气法治癫痫案

患者 肖某　女　19 岁

初诊:1994 年 6 月 10 日

主诉:阵发性尖叫后口吐白沫,周身抽搐 3 次。

现病史:患者自 1994 年 4 月上旬至今,每月上旬均发生 1 次尖叫之后即口吐白沫,周身抽搐,呼之不应,持续约 3 分钟左右则清醒,醒后感头痛欲呕,周身乏力,曾于当地医院查脑电图及 CT 均未发现异常。虽服中西药治疗(药名不详),然仍连续 3 次发作,故赴京请焦老诊治。

现症:最后一次发作为 6 月 2 日晨 8 点以后,当时神志不清,呼之不应,口吐白沫,牙关紧闭,双目闭合,周身抽搐,未发生遗尿及遗便,然发作后头痛且昏沉不爽,周身乏力,心中烦热,大便偏干,纳食如常,小便调,夜寐尚可。

既往史:否认肝炎、结核及肾炎病史,否认药物过敏史。

个人史:月经 $13\dfrac{4\sim5}{28\sim30}$,月经色暗红有血块,量一般,行经时腹痛。

查体:舌苔薄白,脉沉滑。

诊断:中医:癫痫

　　　　西医:癫痫?

辨证:此乃痰气迷心,神明失主而致。

治法:化痰开窍,疏肝理气。

处方:半夏 12g　化橘红 12g　茯苓 30g　制胆南星 10g

　　　天竺黄 10g　生石决明 30g^(先下)　生赭石 25g^(先下)

　　　钩藤 30g^(后下)　川黄连 6g　全蝎 9g　蜈蚣 3 条　香附 10g

炒黄芩 10g　防风 12g

14 剂,水煎服

白金丸,1 丸分 2 次,上药汁送服。

二诊:1994 年 6 月 28 日

服药后,心中烦热稍减,二便调,纳食如常,距最后一次发作已越 1 个月,状如常人,无欲发作之势,舌苔略白,脉沉滑。

继以 1994 年 6 月 10 日方,加重镇肝、清热化痰之品,巩固疗效。

处方:1994 年 6 月 10 日方,改生赭石 30g^(先下),改天竺黄 12g。20 剂,水煎服。继送服白金丸。

三诊:1994 年 7 月 26 日

仍觉心中烦热,程度较前减,一直未服用西药,坚持服焦老的中药,现距最后一次发作已近 2 个月,仍状如常人,月经亦正常,舌苔薄白,脉沉略滑。

继以前方,加重清心、交通心肾之品以巩固疗效。

处方:1994 年 6 月 28 日方,改川黄连 9g,加远志 9g,加广木香 5g。20 剂,水煎服。继送服白金丸。

四诊:1994 年 9 月 27 日

现距最后一次发作癫痫已近 4 个月,一直未服用西药等其他药物,坚持服用焦师之中药,现主诉无任何不适,坚持工作,状如常人,月经正常,舌苔薄白,脉沉细略滑。

诊治同前,守方加减。停服白金丸。

处方:天竺黄 12g　菖蒲 10g　远志 10g　川黄连 9g　广木香 6g
　　　生赭石 30g^(先下)　生石决明 30g^(先下)　半夏 12g
　　　化橘红 12g　制香附 10g　茯苓 30g　制胆南星 10g
　　　钩藤 30g^(后下)　全蝎 9g　蜈蚣 3g　防风 12g　红花 5g
　　　炒黄芩 10g

20 剂,水煎服

五诊:1994 年 11 月 1 日

服药后,曾于 1994 年 10 月 11 日晨 8 点,因情绪波动,小发作一次,尖叫后抽搐,仅持续几秒钟即清醒,醒后稍有乏力,头昏沉不爽,未发生头痛、呕吐等,平素状如常人,另外头发脱落较前稍多,舌苔略白,脉沉滑,略弦细。

处方:半夏 10g 化橘红 12g 天竺黄 12g 胆南星 10g

　　　郁金 10g 生明矾 3g 生赭石 25g^(先下) 香附 10g

　　　生石决明 30g^(先下) 黄芩 10g 生白芍 12g 钩藤 30g^(后下)

　　　全蝎 9g 蜈蚣 3 条 防风 10g 菖蒲 10g 远志 10g

　　　连翘 12g 何首乌 10g

　　　　　　　　　　　　　　14 剂,水煎服(效可继服)

【按】患者于 3 个月之内发作 3 次尖叫、吐白沫,周身抽搐,神志不清,据四诊所得,知其为痰气迷心,神明失主所致,故予涤痰汤加减以涤痰开窍,疏肝理气治之。妙在方中加用"白金丸"(白矾、郁金)清其心热,开其心窍,活瘀血而化痰浊,故而服药后发作间期延长,持续时间明显缩短,效果颇佳。

第四十九案

治痛痹验案

患者　徐某　男　54岁

初诊：1994年6月17日

主诉：足肿，踝指关节痛2个月余。

现病史：患者于2个月前始两足肿胀，踝、趾关节肿痛，自服"索米痛片"等对症处置，然无显效，于1个月以前赴西苑医院，查血沉及尿酸等，均属正常范围。服中药祛风除湿、散寒之品达月余之久，然关节肿痛仍作，双足仍肿，故请焦老师诊治。

现症：两足肿，踝、趾关节肿痛，屈伸活动不利，沉重酸软不适，畏寒不明显，喜将患处放于被外，晨起僵直明显，纳食尚可，二便调，夜寐尚安。

既往史：否认肝炎、结核病史，否认高血压及冠心病病史，有"青霉素"过敏史。

个人史：吸烟20余年，10~20支/日，少量饮酒。

查体：脉沉弦细，舌苔白微黄。

诊断：中医：痛痹

　　　　西医：关节疼痛原因待查

辨证：肾虚，风寒湿邪入侵，闭阻经络，邪蕴日久，欲有化热之势。

治法：散寒化湿，祛风通络，佐以益肾、清热之品。

处方：萆薢20g　桑寄生30g　川断20g　杜仲15g　怀牛膝18g
　　　　制附片12g　独活12g　木瓜10g　茯苓25g　泽泻25g
　　　　地龙10g　炙山甲6g　焦槟榔15g　络石藤30g
　　　　忍冬藤30g　威灵仙15g

　　　　　　　　　　　　　　　　　　　　7~14剂，水煎服

二诊：1994 年 8 月 2 日

服药 14 剂后，双足肿消，踝、趾关节肿痛基本已愈，活动自如，已上班，恢复日常生活，后来关节肿痛仍未复作，然自昨日始，因浴后吹风扇而致双手环指、小指、拇指关节微痛，舌苔薄白，脉沉略弦细。

为巩固疗效，并防双手关节疼痛加重，故请焦老再次处方。

处方：桂枝 9g　片姜黄 10g　茯苓 30g　萆薢 20g　怀牛膝 18g
　　　木瓜 10g　泽泻 25g　桑寄生 30g　川断 20g　杜仲 15g
　　　地龙 10g　炙山甲 6g　焦槟榔 15g　络石藤 30g
　　　忍冬藤 30g　制附片 12g　独活 12g　威灵仙 15g

14 剂，水煎服（效可继服）

【按】 患者足、踝、指关节肿胀疼痛 2 个月余，西医化验检查均属正常，就诊于吾师。据四诊，知其寒湿之邪为阴邪，下先受之，故风寒湿邪入侵，闭阻经络，发为痛痹。且因邪蕴日久，欲有化热之势，故治宜散寒化湿，祛风通络，佐以益肾清热之品。方中巧用焦槟榔，质重下达，引诸药达下而发挥功效，故服药仅 14 剂，症状基本已除。

第五十案

健脾补肾法治痿证案

患者 赵某 男 8岁

初诊：1994年6月24日

主诉：行走不稳,易跌倒6年余。

现病史：患儿于1岁半以后方能站立、行走,然行走极不稳,步履蹒跚易跌倒,不能与同岁伙伴玩耍,曾于市、地区医院就诊,服用中西药物治疗均无显效,渐至四肢肌肉萎缩,持物及站立行走均无力,目前,扶物下蹲尚可,但再站立即困难,又进行理疗、针灸及做"脑细胞移植"等,然效果不满意,故赴京请焦老师诊治。

既往史：否认肝炎、结核、肾炎等病史,否认药物过敏史。

个人史：无特殊记载。

查体：舌苔薄白,脉略滑,四肢肌肉萎缩。

诊断：中医:痿证

　　　　西医:进行性肌肉萎缩原因待查

辨证：此乃脾肾两虚,四肢失所主,且失"作强"所致痿证。

治法：健脾补肾。

处方：川断12g　淫羊藿5g　生熟地各6g　山萸肉6g
　　　　肉苁蓉9g　党参5g　白术6g　茯苓12g　怀牛膝9g
　　　　防己6g　木瓜6g　猪苓12g　南五加皮5g　苍术6g
　　　　陈皮5g　焦三仙各5g

30~40剂,水煎服

二诊：1994年8月2日

服药40剂,自觉走路较前有力,比以前跌倒次数减少,较明显,最近10余日能和同伴们玩、跑,体重增加2kg左右,四肢肌肉尤其两小腿腓肠肌较前丰满些,纳食可,二便调,夜寐安。唯其父述智力较同龄儿稍差(学习成绩稍欠,80分左右)。舌苔薄白,脉沉滑。

鉴于病情减轻,故继续守方加减,并增强补肾开窍之品。

处方:(1)川断14g　淫羊藿5g　生熟地各9g　山萸肉6g

肉苁蓉12g　党参6g　白术18g　茯苓15g

怀牛膝10g　防己6g　木瓜6g　猪苓10g

南五加皮5g　苍术6g　陈皮6g　焦三仙各6g

远志6g　菖蒲6g

60剂,水煎服(效可继服)

(2)效则以上方4剂研末,炼蜜为丸,每丸6g,每日2~3次,每次1丸,久服。

【按】患者系8岁儿童,发现行走不稳,易跌仆已6年余,求治于多所医院,服用诸种中西药物治疗,均无显效,渐致四肢肌肉萎缩,持物、站立、行走均无力,需持物下蹲,而站立又极困难,求治于吾师。焦师认为其脾肾两虚,四肢失主,"作强"失能,故致痿证,予以健脾补肾治其根本。妙在焦师的经验——南五加皮配苍术能使双下肢肌力增加,而伍入本方中,故患儿服药40剂,症状即明显改善。

第五十一案

牵正散加味治愈中风（中经络）案

患者　刘某　女　61岁

初诊：1994年6月17日

主诉：口眼㖞斜10余天。

现病史：患者于10余天以前汗出当风后，觉右侧颜面麻木不适，继则右眼睑下垂闭合不能，右口角亦下垂，漱口漏水，无头晕头痛，无四肢功能障碍，于当地医院就诊，诊为"颜面神经麻痹"，予以针灸、拔罐及中药治疗，然无明显效果，故赴京请焦老诊治。

现症：右侧颜面麻木不适，右眼㖞斜，漱水则漏，右眼闭合不能，且右口角流涎严重，纳食尚可，二便调，夜寐略欠。

既往史："风湿性关节炎"病史已20余年，否认肝炎、结核病史，否认药物过敏史。

个人史：月经 $14\dfrac{5\sim7}{25\sim30}48$，孕5胎，小产1胎，足月顺产3女1子，均体健。

诊断：中医：中风（中经络）

　　　　西医：颜面神经麻痹

辨证：汗出腠理开泄，风邪乘虚而入，中于经络，发为口眼㖞斜。

治法：散风活络。

处方：荆芥12g　防风15g　羌活10g　白芷10g　白僵蚕12g

　　　全蝎9g　白附子6g　皂刺9g　红花10g　归尾10g

　　　赤芍12g　炙山甲9g

　　　　　　　　　　　　　　　　　　　　　7剂，水煎服

二诊：1994 年 6 月 24 日

右侧颜面麻木较前减轻，眼睑闭合明显好转，已不流涎，漱口稍漏水。1994 年 6 月 17 日示齿时可见右侧第 2 齿，而现在示齿时已能见到第 3 齿。纳食、二便正常，寐安，唯咽微痛，舌苔白，脉滑。

症情减轻，守方加减。

处方：生芥穗 10g　防风 12g　红花 10g　桃仁 10g　皂刺 9g
白芷 10g　全蝎 9g　白附子 9g　白僵蚕 12g　炙山甲 6g
泽泻 30g　白术 6g　丝瓜络 10g　忍冬藤 30g　玄参 20g

7 剂，水煎服

三诊：1994 年 7 月 19 日

右侧颜面麻木感基本消失，眼睑闭合基本完全，右侧额纹稍浅，示齿可见右侧 3~4 齿之间，纳食、二便如常，苔微白，脉沉略弦。

鉴于病情明显减轻，稍事上方加减用之。

处方：荆芥 10g　防风 12g　菊花 10g　白芷 10g　白附子 6g
白僵蚕 12g　全蝎 9g　红花 10g　桃仁 10g　葛根 15g
海风藤 25g　羌活 12g　炙山甲 9g　皂刺 6g　玄参 20g

7 剂，水煎服

四诊：1994 年 7 月 26 日

未发生右侧颜面麻木不适，双侧鼻唇沟基本对称，示齿时两侧均可见 4~5 齿间，无漱口漏水，无咽痛，额纹两侧基本对称，双侧眼睑闭合完好，纳食、二便如常，寐安，舌苔薄白，中微黄（服药后），脉略弦，唯觉时有头晕感。

患者欲巩固疗效，并欲返原籍，故请焦老处方。

处方：荆芥 10g　防风 10g　白芷 10g。白附子 8g　白僵蚕 12g
全蝎 9g　菊花 10g　桑叶 10g　红花 10g　桃仁 10g
炙山甲 9g　羌活 9g　葛根 15g　海风藤 25g　玄参 18g
泽泻 30g　钩藤 25g^(后下)　陈皮 10g　茯苓 15g

15 剂，水煎服

【按】患者系汗出当风后，口眼㖞斜 10 余日，四诊合参，知其汗出腠理开泄，风邪乘虚而入中于经络，而发此疾。焦师治以祛风化痰,活络解痉,选用牵正散加味治之,其中,白附子祛风痰,燥湿痰,逐寒湿,偏治于上;白僵蚕祛风解痉,化痰散结,通络行经;全蝎乃治风痰之要药,功能息风镇痉。诸药相合祛风化痰,直达病所(足阳明挟口环唇;足太阳起于目内眦)。故于风痰阻于太阳、阳明经络而见上证者皆可应用。在此方基础上加荆芥、防风、羌活、白芷等助祛外风之邪;加红花、归尾、赤芍助活血通络;妙在方中加入炙山甲、皂刺以搜剔入经络之风邪并开窍,如此更增加了疗效。

第五十二案

平肝息风、养血通络法治愈偏头痛案

患者　时某　男　68岁

初诊:1986年1月17日

主诉:左侧偏头痛阵作20余年。

现病史:患者于20年前始,左侧偏头痛,波及头顶、眼眶及下颌部,以夜间痛甚,痛甚恶心呕吐,心烦急躁,口臭。开始每两三年发作一次,程度亦轻,近几年每年发作一次,且发作持续达3个月左右,呈阵发性加剧,曾服多种中西药物治疗均无显效,故请焦老师诊治,现大便偏干。

既往史:1年前患"脑血栓形成";"前列腺肥大"病史10余年。否认肝炎、结核、高血压病史,否认药物过敏史。

个人史:无烟酒嗜好,父母均90余岁去世。

查体:舌质暗红,舌苔白厚,脉沉弦细。

诊断:中医:偏头痛

　　　　西医:三叉神经痛

辨证:四诊合参,诊为肝阳上扰,久病入络,经络不通,发为偏头痛。

治法:平肝息风,养血活络。

处方:生芥穗10g　生石决明35g^(先下)　蔓荆子15g　白僵蚕12g
　　　全蝎10g　白芷12g　防风12g　夏枯草15g　羌活10g
　　　当归9g　红花10g　皂刺6g　泽泻30g　大黄5g^(包)
　　　生龙牡各30g^(先下)　白附子9g

　　　　　　　　　　　　　　　　　　　　7剂,水煎服

另：七厘散，每次 1/2 管，每日 2 次
六神丸，每次 8 粒，每日 2 次 ｝ 随汤药服

二诊：1986 年 1 月 28 日

服上药后，左侧偏头痛减轻，服卡马西平由原来的每次 4 片减至 2 片，微头晕，仅于看书报后，前额、眉楞骨处抽痛，纳佳，二便调。脉沉弦细，舌苔左侧根部白厚，较前化薄。

鉴于症情减轻，继服上方 7 剂加减，并停服七厘散，改服大黄䗪虫丸，1 丸 / 次，2 次 / 日。

三诊：1986 年 2 月 14 日

服药后，左侧偏头痛基本未发作，服卡马西平已减至 1 片，唯压痛尚存，且颈部不适，舌质暗，苔根部白厚，脉沉略弦。

鉴于症情减轻，故守方加减。

处方：荆芥穗 10g　生石决明 25g^{（先下）}　白附子 10g　全蝎 10g
　　　乌梢蛇 10g　炙山甲 9g　白芷 12g　防风 12g　葛根 30g
　　　羌活 10g　夏枯草 15g　红花 10g　皂刺 9g
　　　生龙牡各 30g^{（后下）}　白僵蚕 2g　大黄 5g^{（包）}　蔓荆子 15g
　　　制附片 6g

7~14 剂，水煎服

继服大黄䗪虫丸 1 丸 / 次，2 次 / 日，停服六神丸。

四诊：1986 年 10 月 28 日

服药后，疼痛已愈，故未再坚持服药。近半月来左侧偏头痛复作，然较轻，3 天来，头痛连及眉楞骨及左眼眶皮肤，左上眼睑有明显抽之感，伴视物不清，纳可，二便调，寐可。舌质略暗，舌苔薄白，脉左沉弦，右沉滑略弦。

既往服药有效，故仍遵原法原方进退。

处方：（1）荆芥穗 9g　蔓荆子 10g　红花 10g　川芎 9g
　　　　　骨碎补 15g　刘寄奴 12g　白芷 10g　夏枯草 15g
　　　　　生赭石 35g^{（先下）}　生石决明 35g^{（先下）}　菊花 10g
　　　　　白蒺藜 12g　羌活 10g　葛根 18g　归尾 9g
　　　　　桃仁 10g

7 剂，水煎服

（2）天麻素片，服法照说明。

五诊：1988 年 3 月 22 日

1987 年复发之时，正值焦老出国，故时找其他医生诊治，时自己继服 1986 年 10 月 28 日方。本次发作于 10 天前，左眼及左头面部疼痛，怕凉，口渴，二便尚调。脉沉细，舌苔白。

诊治同前，守方加减。

处方：(1) 川芎 15g　大葱白 1 寸　生荆芥穗 10g　夏枯草 18g
蔓荆子 12g　生赭石 40g^{（先下）}　白芷 12g　羌活 12g
红花 10g　归尾 10g　白僵蚕 10g　桑叶 10g
菊花 10g　荷叶 12g　白附子 9g　全蝎 6g　防风 10g
生石决明 35g^{（先下）}

7 剂，水煎服

　　(2) 十香返生丹，每次 1 丸，每日 2 次，随汤药服。

六诊：1988 年 3 月 29 日

七诊：1988 年 4 月 5 日

患者于 1988 年 3 月 22 日就诊后当天晚大发作一次，故服完 7 剂后又继续 2 次抄方服用 14 剂。

八诊：1990 年 7 月 24 日

患者述 1989 年发作时，自服焦老药方 20 余剂则愈。本次发作 2 周以来，左侧偏头痛，怕风，喜暖，便干，苔根部黄厚，脉沉细。

诊治同前。

处方：生石决明 45g^{（先下）}　生龙牡各 30g^{（先下）}　川芎 12g
生芥穗 15g　蔓荆子 12g　熟地 20g　夏枯草 15g
防风 12g　红花 10g　桃仁 10g　白僵蚕 12g　白芷 12g
生赭石 35g^{（先下）}　全蝎 10g　苏木 10g　炙山甲 10g

21 剂，水煎服

九诊：1991 年 4 月 9 日

半年来偏头痛未作，近 1 个月来，左侧头痛欲有发作之势，左眼痛，夜间头晕，为防止大发作之苦，特请焦老诊治。舌苔白厚，舌质暗，脉略有弦意。

处方：1990 年 7 月 24 日方，加泽泻 30g，川断 15g。7 剂，水煎服。

十诊：1994 年 3 月 18 日

曾于 1993 年 4 月大发作，左侧头痛甚，正值焦老出国，服中西药治疗后,效不显,故改服1990年7月24日方20余剂,左侧头疼痛止。现又觉左侧颜面、头部不适感,欲作疼痛,今天晨始左头闷痛,纳可,二便调,速请焦老诊治以防大发作之苦。脉弦细,舌边尖略红,白苔。

诊治同前,守方进很。

处方:生芥穗10g　蔓荆子12g　防风12g　桑叶12g
　　　生石决明40g⁽先下⁾　生赭石30g⁽先下⁾　夏枯草20g
　　　菊花10g　白芷10g　细辛5g　白附子6g　全蝎9g
　　　白僵蚕12g　红花10g　酒大黄5g⁽包⁾

7剂,水煎服

十一诊:1994年3月25日

左侧头部、面部明显疼痛未作,然左侧头面闷胀欲作之感已消,唯觉左侧头、颜面不适感,纳可,寐欠。舌苔白,脉沉细弦。

继守上方加减用之。

处方:生芥穗10g　蔓荆子12g　防风12g　夏枯草18g
　　　生石决明35g⁽先下⁾　生赭石30g⁽先下⁾　远志12g
　　　珍珠母30g⁽先下⁾　生龙牡各30g⁽先下⁾　茯苓20g
　　　白附子6g　炒枣仁30g⁽先下⁾　白芥子6g　细辛5g
　　　白芷10g　全蝎9g　白僵蚕12g　菊花10g　红花10g

7剂,水煎服(效可继服)

十二诊:1994年9月12日

自1993年4月大发作后,始终未再发,然今又觉左侧颜面不适,恐其发作,故欲继服中药。另患者于1994年7月份行"前列腺切除术",现仍有尿频,无尿痛、尿急,纳食可,大便干。舌苔白略厚,脉弦略细。

继续原法治之,并加通淋、清热之品。

处方:生石决明35g⁽先下⁾　生赭石30g⁽先下⁾　防风12g
　　　珍珠母30g⁽先下⁾　生龙牡各30g⁽先下⁾　生芥穗10g
　　　蔓荆子12g　白芥子6g　细辛3g　白芷10g　全蝎9g
　　　白僵蚕12g　夏枯草18g　菊花10g　白附子6g
　　　萹蓄18g　瞿麦15g　木通6g　茯苓20g　酒大黄6g⁽包⁾

7剂,水煎服

142

十三诊：1994年10月17日

左侧偏头痛始终未作，仍要求服中药预防发作，然右侧疝气时作，右少腹坠略痛感，舌苔白中著，脉沉弦略滑。

仍守方加减治之，并于方中加入疏肝理气之品。

处方：生芥穗10g　蔓荆子12g　防风12g　白芷10g

生石决明40g^(先下) 生赭石30g^(先下) 夏枯草20g

霜桑叶12g　白附子6g　全蝎9g　白僵蚕12g　红花10g

菊花10g　细辛5g　酒大黄5g^(包)　炒枳壳12g

炒小茴香9g　橘核10g　荔枝核10g

14剂，水煎服

十四诊：1994年11月9日

自1993年4月份以来，左侧偏头痛始终未发作，患者要求继续服中药预防发作（准备行疝气手术），故来人取药。

处方：1994年10月17日方去炒枳壳、炒小茴香、橘核、荔枝核。

嘱：若无明显不适时，中药可3天服2剂，预防发作（每剂煎3次）。

【按】患者偏头痛20余年，经西医诊断为"三叉神经痛"，近几年发作频繁，每年1次，持续达3个月，痛苦至极，屡经诸种中西药治疗无显效，求治于焦师。四诊合参，知为肝阳上扰，久病入络，经络不通，发为偏头痛，予以平肝息风，养血通络治疗。焦师重用了生芥穗和蔓荆子，前者适于散头部之风邪，后者能散风清热凉肝，散头部风热而治头痛，尤其对发于头部两侧近太阳穴处的头痛更佳。此外，二药还能引诸药达病所而祛邪。在本病例治疗中更应值得提出的是"预防为主"，正因长服小剂量药一直起到预防作用，使偏头痛一直未大发作。

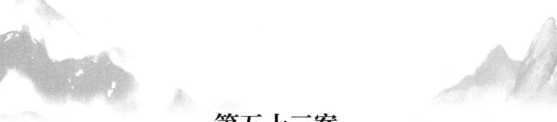

第五十三案

调肝和胃、益阴潜阳法治愈眩晕案

患者 何某 女 50岁

初诊：1992年1月14日

主诉：头晕、恶心、呕吐反复发作2个月余。

现病史：患者于2个月以来，反复发作，头晕、恶心、呕吐，发病时测血压21.3/15.5kPa（160/116mmHg），平素血压维持在16/10.7kPa（120/80mmHg）。曾在当地医院查心电图不正常（具体情况不详），并予丹参等治疗，无显效，故请焦老诊治。

现症：仍觉头晕，颈项部僵皱感，时恶心，心悸，疲乏，口中黏不爽，四肢小关节疼痛，腹胀，大便不成形，生气时加重。

既往史：否认肝炎、结核病史，否认药物过敏史。

个人史：月经15 $\dfrac{5\sim7}{28\sim30}$ 46，孕3胎，人工流产1次，顺产1子1女，均健康。

查体：舌苔略白，脉沉滑，血压17.3/11.3kPa（130/85mmHg）。

诊断：中医：眩晕

西医：高血压病

辨证：肝郁气滞，肝阳上亢，夹痰上扰，肝木失和，发为眩晕、呕吐之证。

治法：调肝和胃，益阴潜阳。

处方：生石决明30g^{（先下）} 生赭石30g^{（先下）} 生地18g

生白芍12g 制香附10g 炒黄芩10g 旋覆花10g^{（包）}

半夏10g 泽泻30g 钩藤30g^{（后下）} 防风10g

吴茱萸 6g　化橘红 12g　茯苓 20g

7 剂,水煎服

二诊:1992 年 1 月 24 日

服药后,头晕减轻,未出现呕吐,有时恶心、腹胀、颈部发僵感,二便尚调,大便偏干,舌苔薄白,脉滑沉细,血压 16/10.7kPa(120/80mmHg)。

鉴于症情减轻,继守原方加减用之。

处方:1992 年 1 月 14 日方,加乌药 12g,加刀豆子 10g,加全蝎 6g,改泽泻 40g,改钩藤 40g^(后下),以增强平肝理气、祛风之效。20~30 剂,水煎服(带回原籍服)。

追访:1992 年 10 月 4 日

患者述服上药 30 剂,即上班恢复正常工作,至今上述症状均未作,偶有睡中恶梦,醒后心悸不适,自数脉搏 70~80 次/分,余无任何不适,血压始终维持在 16/10.7kPa(120/80mmHg)左右,未服用任何西药。

【按】患者因头晕、恶心、呕吐反复发作 2 个月余就诊,四诊合参,知其素喜多思善虑,情志惠郁,肝郁气滞,肝阳上亢,夹痰上扰,肝木失和而发,治宜调肝和胃,益阴潜阳。方中妙用防风,取"风能胜湿"、湿去痰浊焉生之意;又用吴茱萸,亦有"疏肝暖脾""理气止呕"而治其恶心呕吐之功,使肝气舒,脾胃暖而受伐轻,易于调整脾胃失降,恢复健运之功能。故患者服药后,自觉效果颇佳。

第五十四案

补肾祛寒、散风除湿通络法治愈痛痹案

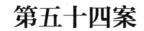

患者　吕某　女　36岁

初诊：1994年11月2日

主诉：两腿凉痛7个月余。

现病史：患者于7个月前始左腿疼痛，畏寒喜暖，自觉患肢从内向外冒凉风感，膝关节尤著，伴承山穴处的肌肉抽痛难忍，遇寒后加重，约半月后右腿亦同样凉痛，比其他人穿衣裤均厚，曾查血沉、抗"O"、类风湿因子均正常，服中西药配合针灸理疗等，无明显效果，故请焦老诊治。

现症：两腿凉痛，畏寒喜暖，小腿承山穴处肌肉阵阵痉挛、抽痛，膝关节痛明显，久立或遇寒后加重，纳食尚可，二便调，夜寐略欠。

既往史：否认肝炎、结核、高血压及肾炎病史，否认药物过敏史。

个人史：月经 $13\dfrac{7\sim10}{28\sim30}$，上环节育后月经量增多，持续时间较上环前多2~3天，孕2胎，人工流产1次，足月顺产1女，身体健康。

查体：舌苔薄白，脉沉细。

诊断：中医：痛痹

　　　　西医：下肢冷痛原因待查

辨证：久立，过劳伤及"作强之官"，肾虚寒湿入侵，闭阻经络，气血运行不畅，发为痛痹之证。

治法：补肾祛寒，散风除湿，佐以通络。

处方：桑寄生25g　川断15g　独活12g　怀牛膝15g

　　　　制附片12g　细辛3g　桂枝15g　威灵仙15g　防己10g

　　　　生薏米30g　草乌6g　干姜6g　吴茱萸6g　杜仲12g

补骨脂 10g

7剂,水煎服

二诊:1994年11月9日

服上药后,疼痛基本已愈,两小腿承山穴处痉挛抽痛明显减轻,已能完全恢复售货员工作,且可主持家务,唯仍有阵阵凉感,且紧张不适,畏寒喜暖,偶有恶心,纳食佳,二便调,夜寐转安。舌苔薄白,脉沉滑。

鉴于病情明显减轻,已恢复正常上班,故请焦老再诊处方长服以巩固疗效。

处方:草乌 9g　干姜 9g　炙山甲 9g　竹茹 9g　补骨脂 10g

桑寄生 25g　川断 15g　独活 12g　怀牛膝 15g

制附片 12g　细辛 3g　桂枝 15g　威灵仙 15g　防己 10g

生薏米 30g　吴茱萸 6g　杜仲 12g

7剂,水煎服(效可继服)

嘱:劳逸适度,避寒保暖。

【按】患者主因两腿凉痛7个月余就诊,焦师据四诊所得,虑其乃售货员经常久立,过劳伤及"作强之官",而寒湿之邪为阴邪,伤人多自下受,故肾虚寒湿深侵,闭阻经络,气血运行不畅而发此疾。尽管症状颇多,然抓其病因病机,予以补肾暖下元、祛寒除湿为主,再予祛风活络之品伍入。妙在加入吴茱萸,配附子、桂枝、干姜等暖下元,细辛入少阴经,斡旋于肺肾,剔除驱散入侵之邪,则效必显著。

第五十五案

抑木扶土、和胃降逆法治愈呕吐案

患者 程某 男 25岁

初诊：1994年10月12日

主诉：阵发性呕吐20余年，头昏痛不爽半月余。

现病史：据其母述，患者自幼喜食后呕吐，或呕吐胃内容物，或呕吐黏痰样物，几乎每天发生，甚则每天2~3次，均为食后，尤以午餐后为著，伴有嗳气不舒，脘腹胀满，纳食尚可，食后脘闷迟消，二便尚调，夜寐安。近半月来头昏晕不爽，两太阳穴处疼痛、发木感，颈项紧而不适，曾服中西药无显效，故请焦老诊治。查胃镜示：胃黏膜脱垂。

既往史：否认肝炎、结核、高血压及肾炎病史，否认药物过敏史。

个人史：吸烟3~5支/日，无饮酒史。

诊断：中医：呕吐，头痛

西医：胃黏膜脱垂

辨证：平素急躁易怒，肝气不舒，肝风内动，木盛乘土，胃失和降，发为呕吐、头痛等证。

治法：抑木扶土，和胃降逆。

处方：生芥穗10g　防风10g　荷叶12g　羌活10g　葛根15g

苏梗12g　藿香10g　苍术10g　厚朴12g　旋覆花10g^(包)

半夏12g　生姜3片　陈皮10g　茯苓20g　夏枯草15g

生赭石30g^(先下)

7剂，水煎服

二诊：1994年11月2日

患者服药后，头昏、两太阳穴痛明显减轻，呕吐亦减轻，每日只发作一次,因工作繁忙,无暇就诊,故继服上方 10 剂,而于今日二诊。

今日复诊述,头晕昏、太阳穴处疼痛基本已愈,呕吐亦较前减轻,最近 1 周来,仅 3 天呕吐一次,而每次食后呕吐仅一两口即止,自觉嗳气减少,食后脘闷迟消亦减轻,纳食正常,二便调,寐安。

症情明显减轻,故再守原法,上方加减。

处方:生赭石 15g⁽先下⁾　旋覆花 10⁽包⁾　半夏 10g　炒莱菔子 10g
　　　苏子 10g　苏藿梗各 12g　羌活 6g　广木香 9g　厚朴 12g
　　　葛根 12g　夏枯草 10g　菊花 10g　苍术 9g　荷叶 10g
　　　白芷 10g　生地 15g

7 剂,水煎服

三诊:1994 年 11 月 9 日

患者服药后,呕吐基本已止,多年沉疾,现已愈,患者及其全家深表感谢,1 周来未发生呕吐,亦未发生头昏痛不爽,偶有嗳气,晨起有黏痰,咽中不爽,食后因过饱而时有心悸不适,纳食佳,二便调,寐安。舌苔略白,脉略细。

鉴于症情明显减轻,长年痼疾已愈,故欲巩固疗效,请焦老处方长服。

处方:生赭石 30g⁽先下⁾　旋覆花 10g⁽包⁾　泽泻 35g　白术 9g
　　　生芥穗 10g　防风 12g　荷叶 12g　羌活 10g　葛根 15g
　　　白僵蚕 16g　苏藿梗各 12g　半夏 12g　炒莱菔子 10g
　　　厚朴 12g　珍珠母 30g⁽先下⁾　焦槟榔 12g　炒枳实 10g
　　　炙甘草 3g　酒大黄 5g

7 剂,水煎服(效可继服)

嘱:(1) 服上方 7 剂,效可继服,7 剂后改为隔日 1 剂(每日 1/2 剂),连服 7~10 剂,至症状仍未反复时,可停药。

(2) 宜心情舒畅,情绪稳定,忌肥甘厚味之品。

【按】本病例系阵发性呕吐 20 余年,头昏痛不爽半月余就诊。焦师四诊合参,知其平素急躁易怒,肝气不舒,肝风内动,木盛乘土,胃失和降而发此疾。焦师先治其新疾,于开始方中,除用荆、防、羌等散风除湿之品外，还用荷叶、葛根以升举阳明之气，故服药后，头昏痛明显减轻。继则方中加用旋覆花、代赭石、半夏、苏藿梗等和胃降逆之品，使胃气渐和，气逆渐降，呕恶渐除，如此服药 20 余剂，痼疾亦除。

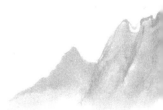

第五十六案

泽泻汤加减治眩晕案

患者　李某　男　70岁

初诊：1994年11月2日

主诉：头晕目眩20余日。

现病史：患者于20余日前始头晕而昏不爽，视物觉晃动不稳，甚则恶心呕吐，口黏不爽，时呕吐为痰涎之物，自服"乘晕停"等无效，多次于县医院测血压均正常，在16/9.33kPa（120/70mmHg）左右，对症服用中、西药物无显效，曾查头颅CT未发现异常，脑血流图示脑供血不足，故请焦老诊治。

现症：头晕而昏，沉重不爽，甚则恶心、呕吐，呕吐物为黏痰样物，口中黏腻不爽，视物晃动不稳，纳食尚可，二便调，夜寐安。

既往史：素体健康，否认高血压、冠心病、肝炎病史。唯于40年前修水库时受潮湿、风寒而致两腿疼痛，每遇寒及冬季则作，多次查血沉等均正常，痛甚服止痛之中西药后则痛减。否认药物过敏史。

个人史：少量饮酒嗜好，无吸烟史。

查体：舌苔白，脉沉细略弦。

诊断：中医：眩晕

西医：动脉硬化症（脑供血不足）

辨证：年迈肾虚，水亏于下，木失所养，阳亢夹痰上扰清窍，故而作眩晕。

治法：平肝息风，化痰降浊。

处方：荆芥6g　防风12g　泽泻35g　白术9g　半夏10g

　　　化橘红12g　茯苓20g　天麻12g　竹茹5g　制南星9g

钩藤 30g^(后下)　菊花 10g　白蒺藜 10g　红花 6g　桃仁 9g

　　　　　　　　　　　　　　　　　　　　　　7 剂,水煎服

二诊:1994 年 11 月 9 日

头晕目眩明显减轻,偶有恶心,未发生呕吐,能下地干农活等,头清目爽,今日复诊,一为巩固疗效,二为请焦老治疗两腿痛之痼疾。纳食正常,二便调,夜寐安,近 10 余天天气渐凉而双腿又痛,右膝伸屈不利。舌苔微黄(巧克力染苔),脉沉细。

诊治同前,守方加减,加入补肾祛寒、通经活络之品。

处方:生石决明 30g^(先下)　泽泻 35g　白术 9g　荆芥 10g

　　　防风 10g　钩藤 25g^(后下)　天麻 10g　桑寄生 30g

　　　川断 15g　杜仲 12g　怀牛膝 15g　制附片 12g　独活 12g

　　　伸筋草 30g　炙山甲 9g

　　　　　　　　　　　　　　　　14 剂,水煎服(效可继服)

【按】本病例头晕目眩系由于年迈肾虚,水亏于下,木失所养,阳亢夹痰上扰清空而发。因肝体阴用阳,宜疏泄为主,故方中用白蒺藜疏肝,用荆、防散风,且风药又能胜湿,湿去痰无所生,并重用泽泻配白术,即泽泻汤治之,故服药仅 7 剂,眩晕即明显减轻。

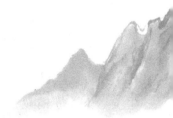

第五十七案

燮枢汤加减治水臌案

患者　王某　男　71 岁

初诊:1993 年 8 月 17 日

主诉:腹胀、脐外凸半年余。

现病史:患者于半年前突感腹胀、脐外凸,赴同仁医院诊治,诊断为"肝硬化腹水",经保肝、利尿等治疗后,脐由凸转平,但仍复发,复发时赴协和医院就诊,诊治同前,故请焦老诊治。

现症:腹胀,胀甚则脐外凸,大便日行 4~5 次,小便尚可,纳食尚可,无恶心、呕吐,唯觉乏力倦怠,夜寐尚可。

既往史:否认肝炎、肾炎、高血压、冠心病病史,否认药物过敏史。

个人史:吸烟 4~5 支 / 日,过去饮酒,现已戒半年。

查体:舌苔白,前部微黄,脉沉略弦。腹部膨隆,压痛(−),脐围 82.5cm。腹水征(+),双下肢指凹性浮肿(+)。

诊断:中医:水臌

　　　　西医:肝硬化腹水

辨证:四诊合参,脾肾阳虚,水湿内停,诊为水臌之证。

治法:调肝理气,和中利水。

处方:柴胡 10g　黄芩 10g　半夏 10g　炒川楝子 10g　皂刺 6g

　　　红花 10g　白蒺藜 12g　水红花子 12g　茯苓 30g

　　　猪苓 25g　泽泻 30g　大腹皮 15g　车前子 12g(包)

　　　炒莱菔子 6g　炒白术 9g　广木香 9g　补骨脂 10g

　　　肉豆蔻 10g

7 剂,水煎服

二诊：1993 年 8 月 24 日

症稍减,继服上方 7 剂。

三诊：1993 年 9 月 7 日

服药后,腹胀明显减轻,脐不外凸,稍陷于内,大便软,每日 4~5
次,小便量多,纳食可,寐安,余无不适,心下痞块剑突下 6.5cm,左胸
骨旁线 3.5cm,右锁骨中线于肋缘处,较前明显减小。舌苔左侧有苔,
脉略弦。脐围 80.5cm。

症情减轻,继守方加减。

处方：柴胡 10g　黄芩 10g　半夏 10g　炒川楝子 12g　皂刺 6g
　　　红花 10g　泽泻 30g　白蒺藜 12g　茯苓 30g　猪苓 25g
　　　大腹皮 15g　冬瓜皮 40g　水红花子 12g　黑白丑 6g^(打)
　　　广木香 9g　车前子 15g^(包)　苏子梗各 10g　川连 6g
　　　炒枳实 6g　厚朴 10g　三棱 5g　莪术 5g

7 剂,水煎服

四诊：1993 年 9 月 14 日

腹胀减,脐外凸减轻,几近如常,小便量多,大便软,每日 4~5 次,
纳可,寐佳,唯觉大腿根部酸感,舌苔薄白,脉滑略弦。

症情减轻,诊治同前。

处方：1993 年 9 月 7 日方,加温肾健脾之品。加焦白术 9g,川断
　　　15g,干姜 5g,吴茱萸 6g。7 剂,水煎服。

五诊：1993 年 9 月 21 日

服上药后,自觉腹部胀满感,小便量增加,脐外凸已消,几近如
常,脐周变软,大便日行 4~5 次,时稀时软,纳可,大腿根酸感,走路久
后著,寐可,脐围 81cm,舌尖微红,苔略黄,脉沉滑略弦。

鉴于药末已配成,故今日始服,故原方药中攻水祛邪之品酌减。

处方：柴胡 10g　黄芩 10g　半夏 10g　炒川楝子 12g
　　　川黄连 6g　枳实 9g　莪术 6g　厚朴 10g　党参 12g
　　　白蒺藜 12g　红花 10g　皂刺 6g　茯苓 40g　泽泻 35g
　　　冬瓜皮 40g　猪苓 30g　车前子 15g^(包)　川断 15g

7 剂,水煎服

六诊：1993 年 9 月 29 日

服药后,腹泻,4~8 次／日,纳可,小便量较前增加,腹胀减,脐外

凸减轻,脐周变软,唯走路后乏力感著,脐围 81.2cm,心下痞块剑突下 4.5cm,苔根白,脉沉滑。

水邪已退,为防伤正,故停服药末,方中配加健脾扶正之品。

处方:柴胡 10g 黄芩 10g 半夏 10g 炒川楝子 10g 枳实 9g
川连 6g 厚朴 9g 大腹皮 15g 川断 15g 苏子梗各 10g
茯苓 30g 猪苓 25g 泽泻 25g 车前子 15g^(包)
水红花子 10g 冬瓜皮 40g 莪术 5g 抽葫芦 40g
肉桂 4g 乌药 12g 党参 12g

7 剂,水煎服

七诊:1993 年 10 月 5 日

八诊:1993 年 10 月 19 日

九诊:1993 年 11 月 5 日

鉴于服药后症状减轻,病情稳定,故守上方稍事出入。

十诊:1993 年 11 月 19 日

服药后,自觉上午精神好,体力增加,颜面较前丰润,但晚闻腹胀,且脐稍外凸,纳可,小便多,大便稀软,每日 4~5 次,寐可,苔略白,脉沉细。

证治同前,酌加消积软坚之品。

处方:柴胡 10g 黄芩 10g 川连 9g 枳实 9g 厚朴 10g
生牡蛎 20g^(先下) 广木香 10g 茯苓 40g 冬瓜皮 40g
大腹皮 15g 抽葫芦 30g 车前子 15g^(包) 桔梗 6g
苏子梗各 10g 莪术 9g 炒白术 9g 水红花子 12g
猪苓 25g 泽泻 30g 桂枝 9g

7 剂,水煎服

十一诊:1993 年 11 月 26 日

服药后,大便稀软,4~6 次 / 日,无腹痛,午餐后则脐稍外凸,小便多,周身自觉较前有力,纳增,寐可。舌苔根部白,脉沉滑略细。

诊治同前,鉴于脾虚湿盛,故泄泻次增,今酌加芳香化湿、健脾下气之品。

处方:苍术 10g 厚朴 10g 陈皮 15g 冬瓜皮 40g 莪术 6g
五加皮 10g 桑白皮 15g 水红花子 10g 桔梗 6g
抽葫芦 40g 泽泻 30g 猪苓 30g 广木香 9g 射干 9g

柴胡 10g　茯苓 30g　炙鳖甲 20g^(先下)　白术 9g

沉香粉 1.2g^(分冲)　大腹皮 15g

14 剂,水煎服

十二诊:1994 年 1 月 14 日

患者近 1 个月余未服焦老中药。近来腹胀明显,脐外凸,小便减少,大便日行 5~6 次,为溏软便,纳食尚可,口干微渴,夜寐尚可,双下肢浮肿(+),舌苔白,脉沉弦滑,脐围 83cm

诊治同前,仍以燮枢汤加减治之。

处方:柴胡 10g　黄芩 10g　半夏 10g　炒川楝子 10g　皂刺 6g

红花 10g　泽泻 35g　白蒺藜 12g　茯苓 40g　猪苓 30g

桑皮 18g　大腹皮 15g　泽兰 15g　枳实 10g　厚朴 12g

冬瓜皮 40g　水红花子 10g　川连 6g　山楂核 10g

紫肉桂 4.5g　车前子 15g^(包)　广木香 9g　桔梗 5g

抽葫芦 40g

7 剂,水煎服

十三诊:1994 年 1 月 21 日

服药后,症情平和,双下肢指凹性浮肿(+),小便少,大便每日行 5~6 次,时软时稀,口干尚欲饮,纳减,乏力感。舌苔略白,脉沉滑细。

诊治同前,守方并增强扶正之功。

处方:党参 10g　生黄芪 12g　黄芪皮 12g　桑白皮 15g

五加皮 10g　陈皮 12g　冬瓜皮 45g　大腹皮 15g

炒白术 10g　茯苓 30g　猪苓 45g　泽泻 30g　车前子 15g^(包)

桂枝 10g　水红花子 10g　广木香 9g　抽葫芦 30g

7 剂,水煎服

十四诊:1994 年 2 月 1 日

十五诊:1994 年 2 月 18 日

十六诊:1994 年 3 月 8 日

服药后,腹胀减,脐外凸减,体力渐复,纳可,小便多,大便日行 4~5 次。症情稳定,故仍继上方,稍事出入服之。

十七诊:1994 年 3 月 25 日

十八诊:1994 年 4 月 15 日

十九诊:1994 年 8 月 27 日

服药后,腹胀明显减轻,浮肿亦减,精神好转,体力渐复,面色润泽,小便量多,纳可,大便日行 3~4 次,为软便。舌苔根白,脉沉滑。脐围 79cm。

鉴于症情减轻,故守原法,上方加减用之。

处方:党参 15g　黄芪 20g　防己 12g　桑白皮 15g　炒白术 9g
　　　五加皮 10g　桂枝 15g　茯苓 50g　泽泻 35g　陈皮 12g
　　　冬瓜皮 15g　猪苓 35g　车前子 15g^(包)　水红花子 12g
　　　炒白芥子 9g　广木香 9g　抽葫芦 45g　苏藿梗各 12g
　　　黑白丑 5g^(打)　柴胡 10g　连翘 12g　茯苓皮 30g

共服 42 剂,水煎服

二十诊:1994 年 11 月 1 日

患者服完上药后,症情明显减轻,加之天气渐热,故停服中药至今。既往自觉症状明显减轻,纳食增加,面色较前荣华,腹胀明显减轻,偶于傍晚脐稍向外凸胀,余则均内陷如常,小便调,大便日行 3 次,为正常便,体力渐复,双下肢浮肿(-),以往均由家属搀扶陪伴来就诊,今步履轻盈,自行就诊。舌苔根白厚,脉沉略滑,脐围 78cm。

今欲请焦老处方以巩固疗效。

处方:柴胡 10g　黄芩 10g　半夏 10g　川黄连 6g　枳实 10g
　　　莪术 3g　生黄芪 18g　防己 12g　桑白皮 18g
　　　五加皮 10g　桂枝 10g　茯苓 40g　泽泻 35g　冬瓜皮 45g
　　　大腹皮 15g　炒白术 10g　水红花子 12g　车前子 15g^(包)
　　　苏子梗各 10g　木香 6g　黑白丑 9g

14 剂,水煎服

嘱:效可 2 日服 1 剂以巩固之。

【按】患者系肝硬化腹水,中医属"痞气""水臌"之证。焦师并未即予攻水,而是不忘燮理枢机以治肝胆病,运用经验方"燮枢汤"疏肝理气,和中利水,更注重扶正,用参、芪等益气健脾,中州健运,水湿焉生,亦可免受肝木之克伐。扶正祛邪兼顾治疗半年,则患者由推送而来,丧失劳力,变成步履轻盈,自行就诊,生活自理,少持家务,精神、面色都较前明显改变,几近常人。

第五十八案

麻杏二三汤加减治愈咳喘案

患者　田某　女　24岁

初诊：1994年9月9日

主诉：咳嗽10余日,伴喘。

现病史：患者自七八年前始,每入冬天寒之时则犯咳嗽,咳白黏痰,量较多,持续约两三个月之久,中西药物皆服用,然无显效。本次发病于10天前,因浴后外出而致咳嗽,咳白痰,易咳出,咳甚则微喘,无发热恶寒,无咽痛、鼻塞、流涕等,曾于地方医院照胸片显示：未见心肺异常。恐其发展严重,特请焦老诊治。

现症：咳嗽,甚则喘,咳白色黏痰,量多,尚易咳出,纳食可,二便调,夜寐安宁。

既往史：否认肝炎、结核,否认药物过敏史。

个人史：月经 $15\dfrac{3\sim4}{28\sim30}$,无痛经,量中等,未婚。

查体：舌苔薄白,脉沉滑。

诊断：中医：咳喘

　　　西医：气管炎?

辨证：内有伏饮,外受风寒,肺失宣降,上逆为咳为喘。

治法：宣肺止咳,化痰平喘。

处方：炙麻黄9g　杏仁10g　半夏10g　化橘红12g　茯苓20g
　　　炒苏子10g　炒莱菔子10g　炒白芥子6g　紫菀15g
　　　枇杷叶15g　桑白皮10g　焦槟榔10g　炙甘草3g
　　　干姜5g

7剂,水煎服

二诊：1994 年 9 月 16 日

服药后，咳嗽明显减轻，咳痰量亦减少，唯夜间咳嗽后微喘，纳可，二便调，舌苔薄白，脉略滑弦。

诊治同前，方中稍加化痰平喘之品。

处方：1994 年 9 月 9 日方中加诃子 6g，茶叶 5g^{（自加）}，以增强平喘化痰之效。14 剂，水煎服。

三诊：1994 年 10 月 11 日

咳嗽基本已愈，无明显不适，因每年冬季发作长达 3 个月，故为预防反复而继续请焦老诊治。舌苔薄白，脉滑。

处方：炙麻黄 9g　杏仁 10g　化橘红 12g　半夏 10g　茯苓 20g
　　　炒苏子 10g　炒莱菔子 10g　炒白芥子 6g　紫菀 15g
　　　枇杷叶 15g

　　　　　　　　　　　　　　　　　　　　　　10 剂，水煎服

四诊：1994 年 11 月 11 日

咳嗽未作，为预防再作，故继服药，舌苔薄白，脉略沉滑。

处方：炙麻黄 9g　杏仁 10g　化橘红 12g　制半夏 10g
　　　茯苓 20g　炒苏子 10g　炒莱菔子 10g　炒白芥子 6g
　　　紫菀 15g　枇杷叶 15g　桔梗 5g　桑白皮 12g　浙贝母 9g
　　　　　　　　　　　　　　　　　　　　　　14 剂，水煎服

嘱：可 2 日服 1 剂，避免受凉。

【按】 本患者咳喘宿疾七八年之久，加重 10 余日而就诊。焦师治咳喘绝不单单止咳止喘，而是据其四诊，知内有伏饮，外受风寒，肺失宣降所致，故予以宣肺化痰为主，用自己的经验方"麻杏二三汤"治之，尤其在方中加入槟榔引气下行，利肺肃降，服 7 剂咳减。然夜间仍喘，二诊时于方中加入少量茶叶、诃子以敛肺下气平喘，尤其是诃子可除深黏在内之痰，故又服 14 剂后咳嗽基本已愈。三、四诊时即去方中具有涩敛之性的茶叶、诃子，而加强宣降肺气、燥湿化痰之力，复用麻杏二三汤缓缓收功。

第五十九案

宣肺解表、健脾消食法治愈小儿咳嗽案

患者　文某　女　2岁半

初诊：1994年10月18日

主诉：发热、咳嗽5天。

现病史：患儿于5天前受凉后发热，体温最高达39℃，服西药后汗出而退，速即复热，伴咳嗽，鼻塞流涕，喉中痰鸣，大便干结，2~3日一行，虽服用中西药物无显效，曾胸透检查，提示支气管肺炎，特请焦老诊治。

既往史：否认急、慢性传染病史，否认药物过敏史。

个人史：为早产儿，7个月娩出，保温半月余，2岁才可行走。

查体：舌苔白厚，脉滑。

诊断：中医：咳嗽

　　　西医：支气管肺炎

辨证：稚阳之体，复受风寒，风寒束肺，宣降失司，发为咳嗽、鼻塞等症；风寒外袭，易从热化故发热。

治法：宣肺止咳，化痰解表，佐以健脾消食。

处方：生麻黄 2g　杏仁 3g　荆芥 3g　防风 3g　桂枝 3g
　　　炒黄芩 3g　焦三仙各 3g　炒内金 3g　苏叶 3g^(后下)
　　　陈皮 5g　半夏 5g　炒苏子 5g　枇杷叶 6g　紫菀 6g
　　　茯苓 6g　炒莱菔子 3g

5剂，水煎服（效可继服）

追访：1994年11月4日

其外祖母来就诊时，述患儿坚持服药15剂，当服药2剂后体温即正常，继服13剂后，咳嗽已止，唯时有痰，大便略干，每日一行，请

焦老诊是否可继服药。

处方：方中去荆芥、防风、桂枝、苏叶，加化橘红 6g，加焦槟榔 3g，加生甘草 3g。7 剂，水煎服（服后愈即可止服）。

【按】患儿发热、咳嗽 5 天，经输液及注射抗生素后无显效，而请焦师诊治。据四诊所得，知稚阳之体复受风寒，风寒束肺，宣肃失司所致，故予以宣肺解表治之。然小儿易生食积，停食后更易感风寒之邪而发病，妙在方中加用焦三仙、鸡内金以消导食积，故服药 15 剂后，患儿完全恢复。

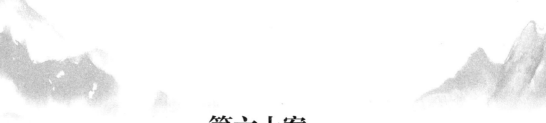

第六十案

散风活络、益肾养肝法治中风先兆案

患者　冯某　男　42岁

初诊：1994年9月7日

主诉：左半身沉重、麻木不适1个月余。

现病史：患者1个月以前因住空调房间，冷风吹甚入睡，醒后左半身（空调方向）麻木湿重不适，采用针刺、艾灸、按摩等均无效，又服"天麻丸""活络丹"等亦无效，故请焦老诊治。

现症：左半身沉重、麻木不适，活动尚自如，畏寒喜暖，纳食尚可，二便调，夜寐尚安。

既往史：否认肝炎、结核病史，否认药物过敏史。

个人史：嗜酒史，吸烟10余年，每日20支左右，现已戒烟半年。

诊断：中医：中风先兆

　　　　西医：半身麻木原因待查

辨证：肝肾不足，外受风寒，气血闭阻，经络失畅，发为中风先兆。

治法：散风活络，佐以益肾养肝。

处方：荆芥10g　防风12g　羌独活各10g　红花10g　桃仁10g

　　　苏木15g　炙山甲6g　地龙6g　生姜5g　白术10g

　　　茯苓18g　桂枝15g　麻黄5g　菊花10g　炙甘草3g

　　　片姜黄10g　制附片10g

14剂，水煎服

二诊：1994年9月21日

服上药5剂后，左头、上肢麻木明显减轻，足跟麻木、左下肢麻木仍作，然程度稍减，仍有沉重感，然14剂药服后，上述症状基本已消，纳食可，二便正常，夜寐尚安，舌苔薄白，脉略滑。

鉴于症情减轻明显,仍守原法及方药,稍事出入以巩固疗效。

处方:1994 年 9 月 7 日方,加川断 18g,加牛膝 15g,以增强补肾之功。

川断 18g　牛膝 15g　地龙 9g　荆芥 10g　菊花 10g

防风 12g　羌独活各 10g　红花 10g　桃仁 10g　苏木 15g

炙山甲 6g　白术 10g　茯苓 18g　片姜黄 10g　桂枝 15g

麻黄 5g　生姜 5g　炙甘草 3g　制附片 10g

14 剂,水煎服

【按】患者久劳伤肝肾,复受冷风吹,风寒邪入闭阻气血,经络失畅,发为中风先兆。焦师以散风活络为主,佐以益肾养肝,方中用荆、防、羌独活等散风,用桃仁、炙山甲、地龙等通络,配麻、桂使邪自表而来,再由表而去,如此邪去,气血流通,经络疏畅,病症自愈。

第六十一案

补肾祛寒、疏风化湿、活血通络法 治痛痹案

患者　满某　女　43岁

初诊: 1994年8月31日

主诉: 腰腿痛2年余,双肩痛半年。

现病史: 患者于2年前分娩后受凉而致腰痛,畏寒喜暖,伴两腿疼痛,沉重酸累不适感,以双小腿承山穴处胀痛明显,纳食尚可,二便调,夜寐尚可,时有心悸。曾服用"布洛芬""双氯芬酸"等无显效,近半年来,双肩关节疼痛,抬举时尤甚,活动不利,曾予理疗、针灸等仍未愈,故请焦老诊治。

既往史: 否认肝炎、结核、高血压病史,否认药物过敏史。

个人史: 月经 $14\dfrac{4}{28\sim30}$,月经量中等,少有血块,痛经史,孕1胎,足月顺产1女,健康,产后痛经已愈。

查体: 舌苔略白,脉沉数略细。1994年5月20日查血沉40mm/h,类风湿因子(−),抗"O"正常。

诊断: 中医:痛痹

西医:关节痛原因待查

辨证: 患者为高龄产妇,产后肾虚,气血亏损,经络空虚,复受风寒湿邪,闭阻经络,发为痛痹。

治法: 补肾祛寒,散风除湿,活血通络。

处方: 熟地30g　川断18g　独活12g　羌活10g　赤芍12g

桂枝15g　防风10g　荆芥10g　细辛3g　知母15g

威灵仙 15g　生薏米 30g　伸筋草 30g　炙山甲 9g

制附片 12g　草乌 5g　秦艽 15g

14 剂,水煎服

二诊:1994 年 9 月 21 日

服药共 21 剂后,自觉腰腿痛减轻明显,唯胀酸乏力感,心悸未作,肩痛已愈,纳食可,二便调,夜寐安。1994 年 9 月 18 日复查血沉 20mm/h,类风湿因子(−),抗"O"正常。舌苔薄白,脉沉滑数。

鉴于病情几近痊愈,故再请焦老处方以巩固疗效。

处方:桑寄生 30g　川断 18g　杜仲 15g　独活 12g　羌活 10g

威灵仙 15g　制附片 12g　生薏米 30g　防己 12g

炙山甲 9g　红花 6g　桃仁 6g　炮姜 3g　薤白 12g

桂枝 12g　怀牛膝 15g　草乌 6g

14 剂,水煎服

嘱:如症状消失,服药每日 1 剂,连服 10 剂后,则隔日 1 剂,继服 4 剂,愈则止服。

【按】患者主因腰腿痛 2 年余,双肩痛半年就诊,因其为高龄产妇,产后肾虚,气血亏损,经络空虚,复受风寒湿邪,闭阻经络,发为此病。焦师予以补肾祛寒、疏风化湿、活血通络治之。妙在方中用了兼有活血散瘀而生新作用的薤白,又配桂枝、牛膝、独活等,使其寓有专治产后受风寒致骨节痛的《经效产宝》方"趁痛散"之意。

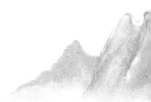

第六十二案

补肾祛寒、疏风除湿法治尪痹案

患者　段某　女　46岁

初诊:1994年9月7日

主诉:周身关节疼痛3年余。

现病史:3年前患者始觉周身关节疼痛,尤以指关节、掌指关节痛著,伴关节肿胀,喜暖畏寒,晨僵明显,双膝肘屈伸不利,腕关节亦肿胀,活动欠利,于北大医院查血沉高于正常,类风湿因子(+),抗"O"正常值(未见化验单),确诊为"类风湿关节炎",患者本人拒服激素、"雷公藤"之类药物,而改服中药配合"布洛芬"等治疗。近半年来感周身热感,夜寐欲将患处伸于被外,汗出,大便偏干,量少,小便黄,纳食可,夜寐安,时有下颌关节疼痛,张口欠利,现仍服布洛芬每次1片,3次/日,今请焦老师诊治。

既往史:否认肝炎、结核、高血压病史,有青、链霉素过敏史。

个人史:月经14$\frac{4\sim6}{28\sim35}$,孕3胎,人工流产1胎,足月顺产1子1女,均健康。

查体:舌苔薄白,脉沉略数,腕、指、掌指关节肿胀。

诊断:中医:尪痹

　　　　西医:类风湿关节炎

辨证:肾虚,风寒湿邪深侵入肾,闭阻经络,伤筋损骨,发为尪痹。

治法:补肾祛寒,散风除湿,活血通络,强腰壮骨。

处方:生熟地各10g　补骨脂10g　骨碎补18g　秦艽12g
　　　　炒黄柏12g　怀牛膝15g　桂枝12g　赤白芍各12g
　　　　知母15g　制附片12g　草乌3g　络石藤30g

伸筋草 30g　白僵蚕 12g　羌独活各 10g　寻骨风 15g

自然铜 9g^(先下)　炙山甲 9g　透骨草 15g

14 剂,水煎服

二诊:1994 年 9 月 21 日

服药后关节疼痛减轻,屈伸较前流利,然周身无力,畏寒喜暖,汗较多,二便调,纳食可,舌苔薄白,脉沉略滑。

症情减轻,守方加减。

处方:草乌 6g　川断 15g　生熟地各 10g　补骨脂 10g

骨碎补 18g　秦艽 12g　炒黄柏 12g　怀牛膝 15g

桂枝 12g　赤白芍各 12g　知母 15g　制附片 12g

络石藤 30g　伸筋草 30g　白僵蚕 12g　羌独活各 10g

自然铜 9g^(先下)　寻骨风 15g　炙山甲 9g　透骨草 15g

14 剂,水煎服

三诊:1994 年 10 月 19 日

服上方药共 28 剂,现自觉症状均明显减轻,畏寒减轻,虚汗止,膝肘关节屈伸较前流利,然周身肌肉时痛,纳食可,二便调,夜寐安宁。舌苔薄白,脉沉滑略细。

症情减轻,继守上方稍事出入,以巩固疗效。

处方:杜仲 15g　川断 15g　草乌 6g　补骨脂 12g

生熟地各 10g　骨碎补 18g　秦艽 12g　炒黄柏 12g

怀牛膝 15g　桂枝 12g　赤白芍各 12g　知母 15g

制附片 12g　草乌 3g　络石藤 30g　伸筋草 30g

白僵蚕 12g　羌独活各 10g　自然铜 9g^(先下)　寻骨风 15g

炙山甲 9g　透骨草 15g

14 剂,水煎服

【按】患者系类风湿关节炎,证属"尪痹",周身关节肿痛,活动欠流利,甚则屈伸不能。方中用了补肾祛寒,疏风除湿之品,还应用散风寒、健筋骨、能搜风定痛的虎骨,但因条件有限,焦师用自然铜配寻骨风、透骨草以代替虎骨,服用 20 余剂后,同样收到了良效。

第六十三案

滋养肝血、平肝潜阳兼行气法治风证案

患者　曹某　男　17岁

初诊：1993年2月2日

主诉：语言不利,动作迟缓3年。

现病史：患者于3年前始语言欠流利,继反应迟钝,动作迟缓,情志忧郁。曾在协和医院确诊为"肝豆状核变性",予以对症治疗(药名不详)无显效,慕名请焦老诊治。

现症：面色灰暗无华,言语不利,舌颤,行走则腰膝酸痛,动作迟缓,口唇颤,且紧张时握笔手颤,故而不能坚持学习,郁闷寡言,双手常不自主动作,周身乏力,时有双下肢肿,纳食尚可,大便调,时颜面抽搐。

既往史：否认肝炎、结核、肾炎病史,否认药物过敏史。

个人史：无烟酒嗜好。

查体：舌颤,舌质淡红,舌尖红,白苔,脉细缓。

诊断：中医：肝风内动

　　　西医：肝豆状核变性

辨证：肝血不足,肝风内动,发为风证。

治法：滋养肝血,平肝潜阳,兼以行气之法。

处方：炙鳖甲20g^(先下)　生牡蛎30g^(先下)　玄参20g　生地18g

　　　郁金10g　香附10g　泽泻25g　钩藤30g^(后下)　全蝎6g

　　　蜈蚣2条　生白芍12g　生石决明20g^(先下)　炒黄芩10g

　　　木通6g　青陈皮各10g　川断15g　山楂核10g^(打)

　　　　　　　　　　　　　　　　　　　　　24剂,水煎服

二诊：1993年3月2日

服药后,言语较前清晰,余症亦减轻,脉弦滑,舌尖微红,薄白苔。

鉴于症情减轻,故守方进退。

处方:1993 年 2 月 2 日方,加防风 10g,加白术 6g,改生地 20g,
　　改泽泻 30g,改玄参 25g。10 剂,水煎服。

三诊:1993 年 3 月 12 日

服药后,自觉症状均减轻,然纳呆不欲食,时有口唇震颤,易咳嗽有痰,构音较前清晰,舌体颤动,舌尖微红,苔薄白,脉滑略弦。

诊治同前,守方加减。

处方:炙鳖甲 30g^(先下)　生牡蛎 30g^(先下)　玄参 25g　生地 20g
　　郁金 10g　香附 10g　泽泻 25g　白僵蚕 10g　钩藤 30g^(后下)
　　全蝎 9g　蜈蚣 3 条　生白芍 12g　生石决明 30g^(先下)
　　炒黄芩 10g　木通 6g　防风 6g　山楂核 10g^(先下)
　　川断 18g　青陈皮各 6g

20 剂,水煎服

四诊:1993 年 4 月 12 日

服上药后,症状平和,仍有面部抽搐小作,舌体颤抖减,纳可,二便调。舌尖微红,白薄苔,脉滑略弦。

症情稳定,守方加减,准备功课考职业高中。

处方:1993 年 3 月 12 日方,改生白芍 18g,加白蒺藜 10g,加生麦
　　芽 20g。14 剂,水煎服。

五诊:1994 年 1 月 18 日

服药后,自觉无明显抽搐等不适,构音较前清晰,已考取职业高中,故停服中药。能坚持学习,但学习成绩稍差,纳食可,二便调,寐尚安,舌质微红,薄苔微黄,脉沉弦细,故请焦老再诊,值寒假之期,服药巩固以坚持学业。

诊治同前。

处方:炙鳖甲 30g^(先下)　生牡蛎 30g^(先下)　玄参 25g　生地 20g
　　柴胡 10g　黄芩 10g　皂刺 6g　白蒺藜 12g　红花 10g
　　香附 10g　半夏 10g　射干 12g　全蝎 10g　蜈蚣 3 条
　　钩藤 30g^(后下)　山楂核 12g　生石决明 30g^(先下)　郁金 10g
　　生白矾 3g　防风 10g　泽泻 20g

15 剂,水煎服

六诊:1994 年 2 月 1 日

服药后,舌伸出流利自如,无颤,构音清楚,反应敏捷,能坚持写作业,记忆力也有好转,唯急时则唇颤,偶颜面抽搐,纳可,二便调,寐佳。

诊治同前,守方加入开窍之品。

处方:1994 年 1 月 18 日方,改泽泻 25g,加菖蒲 10g,加远志 10g。
14 剂,水煎服。

七诊:1994 年 2 月 18 日

其母取药代诉:唯大笑时口稍歪,唇颤,余均正常。

处方:(1) 1994 年 1 月 18 日方,加白附子 9g,加白僵蚕 10g,加羚羊角粉 2 管^(分 2 次冲服)。30 剂,水煎服,每日 1 剂服。

(2) 上方 3 剂,先下的 3 味药改为各 20g,共为细末,炼蜜为丸,每丸 9g,每次 1~2 丸,每日 2 次。

八诊:1994 年 3 月 11 日

患者言语较前明显流利,基本如常,反应较敏捷,性格开朗,与同学们逗闹如常,唇颤明显减轻,手颤未作,纳可,二便调,寐佳,数学考试与测验均达八九十分。舌苔薄白,脉弦。

诊治同前,守方出入。

处方:(1) 1994 年 2 月 18 日方,加白芍 12g。10 剂,水煎服,每周服 3 剂。

(2) 始服丸药遵嘱服(配合汤药)。

【按】患者主因语言不利,动作迟缓 3 年,经协和医院确诊为"肝豆状核变性",予以对症治疗无显效,遂请焦师诊治。辨其由肝血不足,肝风内动,而发风证,治宜以生地、白芍等滋养肝血,以炙鳖甲、生牡蛎、生石决明、钩藤等平肝潜阳,以郁金、香附、全蝎、蜈蚣等兼以行气解痉。焦师认为山楂善入血分,功能化瘀开郁行结,且山楂核更长于消食磨积,故将打碎之山楂核加入药中同煎,致使长达 3 年余之难治之证喜获良效。

第六十四案

肃肺降胃平肝法治愈胃脘痛案

患者　杜某　男　21 岁

初诊：1994 年 9 月 28 日

主诉：胃脘疼痛 1 年余。

现病史：患者于 1 年多以前，始胃脘疼痛，饥饱均痛，然未行系统检查与治疗，仅服"颠茄"等对症治疗。近 1 周来，疼痛加重，伴胀满不适，腹胀矢气不畅，纳呆少食，畏寒喜暖，时有心悸，大便日行 1 次，因前几天大便干燥而致肛门裂，疼痛而便夹鲜血，胃脘痛甚时伴恶心，未发生呕吐，小便、寐均可。

既往史：否认肝炎、结核病史，否认黑便史，否认药物过敏史。

个人史：少量饮酒嗜好，吸烟 5~10 支 / 日。

诊断：中医：胃脘痛

　　　　西医：胃痛原因待查，胃炎？

辨证：木郁克土，发为胃脘痛。

治法：肃理肺气，和降胃气，佐平肝气。

处方：百合 30g　　乌药 12g　　高良姜 10g　　香附 10g　　防风 6g

　　　　丹参 30g　　檀香 9g^(后下)　　砂仁 5g^(后下)　　青皮 6g　　陈皮 10g

　　　　生白芍 12g　　厚朴 12g　　炒枳实 10g　　炒槐花 10g

　　　　吴茱萸 6g

7 剂，水煎服

二诊：1994 年 10 月 12 日

服药后，胃脘疼痛基本已愈，然时觉不适感，大便夹血较前明显减轻，周身乏力较他人明显，纳可，二便正常，舌苔薄白，脉弦细。

症情减轻，守方进退。

处方：百合 25g　乌药 12g　炒川楝子 12g　香附 10g　枳实 10g
　　　焦白术 6g　茯苓 20g　青陈皮各 6g　防风 5g
　　　炒槐花 10g　广木香 9g　丹参 20g　檀香 6g^(后下)
　　　砂仁 5g^(后下)

8 剂，水煎服

三诊：1994 年 10 月 26 日

胃脘疼痛愈，不适感消失，便血未作，无不适主诉，纳可，二便调，寐安。舌苔薄白，脉沉细弦。

鉴于病情已愈，且较稳定，守上方加入补肾强身之品，以巩固疗效，健壮身体。

处方：百合 30g　乌药 12g　细生地 10g　生白芍 10g　川断 12g
　　　杜仲 12g　丹参 25g　檀香 9g^(后下)　砂仁 5g^(后下)
　　　茯苓 18g　香附 9g　高良姜 5g　十大功劳叶 9g
　　　牛膝 10g

14 剂，水煎服

【按】 患者胃脘疼痛 1 年余，常服西药治疗无显效，而就诊于焦老。辨其证属木郁克土而发，予以肃理肺气，和降胃气，佐平肝气。方中用百合润肃肺气；枳实、川朴、檀香等和降胃气；香附、青皮、白芍、吴茱萸等平肝气，尤其妙用檀香一味，其芳香快脾治胃，不似沉香力专主降，而是"引气下行""祛寒降逆"，乃理气之要药。如此使人体气机舒畅，则病自除。

第六十五案

养肝息风、化痰活络通窍法
治肝风内动案

患者　曹某　女　17岁

初诊：1994年1月18日

主诉：言语不利5个月余。

现病史：患者于5个月前始发音不流利，舌僵语涩，双手无力，时头昏、头晕、头沉而痛，1994年1月15日，磁共振及CT检查报告提示：肝豆状核变性，双侧上颌窦炎。伴有右侧颜面麻木，舌右歪可，左歪不能，进食右侧不能咀嚼，纳食尚可，二便调，寐尚安，双膝以下酸软无力，不能沿直线行走。

既往史：4年前患"肾炎"已治愈，"肺结核"病史已愈，否认药物过敏史。

个人史：月经 $16\dfrac{3\sim4}{360}$，月经后期，仅来潮2次，无痛经史。

家族史：其兄亦患此疾。

诊断：中医：肝风内动

　　　　西医：肝豆状核变性

辨证：肝血不足，虚风内动，夹痰上扰，而致头痛、语謇。

治法：养肝，息风，化痰，活络，通窍。

处方：生石决明30g^(先下)　生牡蛎30g^(先下)　生地20g　白芍12g

　　　　玄参15g　当归12g　红花10g　白蒺藜12g　防风10g

　　　　射干10g　白芷10g　吴茱萸6g　半夏10g　茜草20g

　　　　化橘红12g　白僵蚕12g　白附子6g　全蝎9g

蜈蚣 2 条　钩藤 30g^(后下)　菖蒲 10g　远志 10g

夏枯草 12g

15 剂,水煎服

二诊:1994 年 2 月 1 日

服药后,右侧面部麻木消失,舌可伸向左侧,而进食仍只在左侧咀嚼,仍有头晕、头沉、头痛,以头顶及后头为著,右下肢疼痛无力减轻,左膝关节仍疼痛无力,现走路迈步较前增大,走路时间长也无疲劳感,舌苔白,脉沉细。

症情减轻,守方加减。

处方:1994 年 1 月 18 日方,改菖蒲 12g,改白附子 9g,改蜈蚣 3 条,改吴茱萸 9g,改远志 12g,改茜草 30g,改夏枯草 15g,加羌活 10g,加羚羊角粉 2 管^(分 2 次冲服)。14 剂,水煎服。

三诊:1994 年 2 月 18 日

服药后,构音较前稍清楚,舌运动较前灵活,咀嚼食物时右侧亦较前灵活,面部表情较前丰富,未发生头痛、头晕,唯心烦不适,二便调,舌苔白厚,脉沉滑。

诊治同前,守方加减。

处方:1994 年 2 月 1 日方,改茜草 12g。20 剂,水煎服。

四诊:1994 年 3 月 11 日

服药后,症状减轻明显,数学考试均在 90 分以上,坚持学习如常,舌运动灵活,进食后口腔两侧均可咀嚼,右侧亦不见停食,服药后周身热感,时头晕,纳可,二便调,舌苔白厚,脉沉滑细。

症情明显减轻,且趋稳定,故欲将中药配成丸药以常服。

处方:(1) 继服 1994 年 2 月 1 日方 14 剂,以巩固疗效。

(2) 用 1994 年 2 月 1 日方 3 剂,研末,炼蜜为丸,每丸 9g,每次 1 丸,日服 2 次。

【按】 患者言语不利 5 个月余,于协和医院确诊为肝豆状核变性,而求治于吾师。焦师辨其证属肝血不足,虚风内动,夹痰上扰清窍而致,治宜养肝、息风、化痰、活络、通窍。方中除用生地、当归、白蒺藜等养肝,用生石决明、白附子、全蝎、蜈蚣等息风,半夏、橘红、茜草等化痰活络,菖蒲、远志等通窍之外,尚用射干一味。焦师认为,言语不利虽与心窍不通有关,但与肺气不宣,喉痹不利亦有关,因而加入治喉痹之要药——射干。《本草正义》云:"射干之主治,虽似不一,实则降逆开痰,破结泄热二语,足以概之。"

第六十六案

和胃降逆、肃肺益肾法治呕吐案

患者 李某 男 65 岁

初诊：1994 年 8 月 18 日

主诉：恶心呕吐半月余。

现病史：患者于半月以前始，晨食后即恶心、呕吐，呕吐物为白黏沫样物或胃内容未消化之食物，连续吐出几口后则安。曾行上消化道造影、纤维胃镜等检查示：反流性食管炎，食管裂孔疝，并曾多次住院治疗，无显效。伴有口黏不爽，纳呆少食，大便干，需服麻仁润肠丸方可两三日一行，小便频数，手足心热，夜寐时欠。

既往史：前列腺肥大病史 10 余年，否认肝炎、结核及高血压病史，否认药物过敏史。

个人史：无烟酒嗜好。

查体：右脉沉弦滑，左脉沉细弦，舌苔略白。

诊断：中医：呕吐

西医：反流性食管炎，食管裂孔疝

辨证：肺胃气逆，中气不降，兼之年老肾虚，而致有升无降，发为呕逆、二便失利之证。

治法：和胃降逆，佐以肃肺益肾。

处方：生赭石 25g^(先下) 旋覆花 10g^(包) 半夏 12g 全瓜蒌 40g
炒苏子 10g 炒枳实 10g 茯苓 20g 生熟地各 12g
山萸肉 10g 泽泻 20g 火麻仁 12g 肉苁蓉 30g
车前子 12g^(包) 紫肉桂 5g 炒黄柏 10g 木通 6g
刀豆子 10g 公丁香 3g^(后下) 酒大黄 5g^(包)

7 剂，水煎服

二诊:1994 年 8 月 25 日

患者服药后,手足心热减轻,原大便干燥,服麻仁润肠丸后,两三天方排便,现于服药期间,仅服 1 丸后,即当日排便量多,唯仍恶心,呕吐痰黏样物,口中黏腻不适,本周内呕吐 2 次,为胃内容物,纳食尚可,小便较前稍利,夜寐尚可。舌质淡红,细小裂纹,中白苔而腻,根著,脉沉滑。

诊治同前,守法,原方加减用之。

处方:1994 年 8 月 18 日方,改生赭石 30g,改火麻仁 15g,加姜半夏 12g,加陈皮 12g。7 剂,水煎服。

三诊:1994 年 9 月 12 日

患者仍有呕吐,呕吐物为胃内容物,大便日行两三次,时稀时成形,不欲饮,纳谷欠馨,乏力疲劳,时有气短、心烦,脉沉细略有弦意,舌苔中部白。

治宜和胃降逆,理气疏肝。

处方:生赭石 30g^(先下)　旋覆花 10g^(包)　半夏 10g
　　　生晒参 6g^(另煎兑入)　苏梗 12g　姜竹茹 9g　乌药 15g
　　　炒川楝子 12g　炒小茴香 6g　广木香 6g　焦槟榔 10g
　　　刀豆子 10g　制香附 10g　青陈皮各 6g　防风 5g
　　　吴茱萸 5g　全瓜蒌 40g　郁李仁 12g　酒大黄 3g^(包)
　　　生甘草 3g

7 剂,水煎服

四诊:1994 年 9 月 8 日

近 2 天来,食入即吐较前稍减,然大便干,数日不行,纳呆少食,脉细,舌苔根部略厚白。

诊治同前,守方加减。

处方:1994 年 9 月 1 日方,改半夏 12g,改焦槟榔 12g,改酒大黄 5g,改瓜蒌 45g,改生晒参 6.5g,加生姜 4 片。14 剂,水煎服。

五诊:1994 年 9 月 22 日

服药后,呕吐黏痰样物较前减少,大便排出畅,每日一行,成形便,纳食较前增加,然痰仍觉多,舌苔薄白,脉沉细。血压 11.7/8kPa(88/60mmHg)。

症情减轻,守方进退。

处方:1994年9月8日方,改生晒参8g,改吴茱萸6g,改酒大黄4g,改生甘草4g,改半夏12g。7剂,水煎服。

六诊:1994年9月29日

服药后,呕吐次数减少,症状明显减轻,然最近2天来,复呕吐白黏样物,大便干燥,夜寐欠佳,时嗳气不舒,四末不温,纳增,小便不畅,脉沉细滑,舌中部有白苔。

诊治同前,守方加减。

处方:旋覆花12g^(包)　生赭石25g^(先下)　半夏12g　生晒参9g^(自加)
　　　生姜3片^(自加)　茯苓30g　桂枝6g　焦白术6g
　　　酒大黄5g^(包)　生甘草3g　刀豆子10g　苏梗12g
　　　厚朴10g　炒枳实10g　公丁香3g^(后下)　制香附10g
　　　全瓜蒌35g　焦槟榔10g　木通6g　沉香粉2g^(分冲)
　　　乌药12g

7剂,水煎服

七诊:1994年10月13日

服药期间,1周仅发生1次呕吐,而停药1周后,近3天来每天呕吐,3天内呕吐达4次,且大便4日未行,偶有左前胸部不适感,轻度闷痛。脉沉细,苔薄白。

诊治同前,守方加重理气降逆之品。

处方:1994年9月29日方,改生赭石30g,改酒大黄6g,改厚朴12g,改炒枳实12g,改焦槟榔12g,改瓜蒌40g。7剂,水煎服。

八诊:1994年11月3日

本周内未发生呕吐,大便正常,小便尚欠利,左上腹部有时微隐痛,有时干咳,舌苔薄白,脉右沉滑略细,左手沉细。精神、气力均较佳,有时尚服通便药。

据此仍守1994年10月29日方,改酒大黄9g,改泽泻30g,去猪苓,加片姜黄10g。7剂,水煎服。

九诊:1994年11月10日

本周内未发生呕吐,仅于咳嗽、咳黏痰时恶心吐黏痰1次,近日天凉,咳嗽较前稍加重,仍咳白沫或白黏痰,纳少,食后微堵闷,尿频不畅,大便每日三四次,偏稀,舌有裂纹,苔中略白,脉沉细。

症情减轻,守方加减。

处方:生赭石 25g^(先下)　旋覆花 12g^(包)　半夏 12g　生姜 4 片

　　　炙甘草 15g　酒大黄 6g^(包)　炙麻黄 6g　杏仁 10g

　　　炒苏子 10g　陈皮 12g　茯苓 30g　炒莱菔子 10g

　　　厚朴 10g　炒枳实 10g　焦四仙各 10g　全瓜蒌 35g

　　　紫菀 15g　枇杷叶 15g　沉香粉 2g^(分冲)　炒川楝子 12g

　　　元胡 9g　生晒白人参 9g^(另煎兑入)

7 剂,水煎服

【按】患者主因恶心呕吐半月余,经上消化道造影、胃镜等检查,确诊为"反流性食管炎,食管裂孔疝",多次服用中西药治疗无效,求诊于焦师。据四诊所得,辨其肺胃气逆,中气不降,并之年老肾虚,而致有升无降,发为呕逆、二便失利等。故治疗以和胃降逆,佐以肃肺益肾为宜。焦师认为,肺为人体之华盖,主宣发与肃降,立一身之气,肺气清肃下降则他脏之气亦和降为顺。故胃气不降为呕逆之证,焦师并不单降胃气,而用旋覆花、瓜蒌等降其肺气,并加入质重、可使巅顶之气自上达下以助肺胃之气降顺的槟榔一味,如此气机调顺和降则症状必除矣。

第六十七案

趁痛散加减治愈痛痹案

患者　石某　女　27岁

初诊：1993 年 8 月 17 日

主诉：双膝关节疼痛，伴乏力半年余。

现病史：患者于半年多以前分娩后双足肿胀，渐至周身乏力，双膝关节疼痛，畏寒恶风，天气变化时症状明显，拇指关节痛，食欲尚可，二便正常，曾查血沉、抗"O"、类风湿因子均正常。

既往史：否认肝炎、结核病史，否认药物过敏史。

个人史：月经 $13\dfrac{5\sim7}{28\sim35}$，孕 2 胎，人工流产 1 次，足月顺产 1 女，身体健康。

查体：舌苔薄白，脉沉略细。

诊断：中医：痛痹

　　　　西医：关节痛原因待查

辨证：产后肾亏，气血两虚，风寒湿邪乘虚而入，闭阻经络，发为痛痹。

治法：散寒疏风，化湿活络。

处方：制附片 12g　防风 10g　羌独活各 10g　桑寄生 25g

　　　怀牛膝 18g　威灵仙 15g　防己 10g　炙山甲 6g

　　　桂枝 12g　细辛 3g　伸筋草 30g　生薏米 30g

　　　川断炭 20g

7 剂，水煎服

二诊：1993 年 8 月 24 日

服药后，关节疼痛减轻，手指麻木 1 天后，手指疼痛减轻，两膝关节仍有疼痛,然程度减轻,怕风、怕冷好转,舌苔薄白,脉沉细滑。

症情减轻,守方加减。

处方:1993 年 8 月 17 日方,加片姜黄 10g,加知母 12g,改怀牛
　　膝 18g,改桑寄生 30g,以增强补肾行气活血之作用。14 剂,
　　水煎服。

三诊:1993 年 9 月 7 日

服药后,右下肢痛减著,左下肢痛亦减,右手合谷疼痛明显,劳累
后关节轻度游走性疼痛,时乏力感,脉沉细,左尺弱,苔薄白。

鉴于产后所患此疾,故加强养血温阳之品。

处方:当归 10g　赤芍 10g　熟地 12g　川芎 6g　草乌 6g
　　红花 6g　薤白 10g　桂枝 15g　独活 12g　细辛 3g
　　桑寄生 30g　川断 18g　杜仲 15g　补骨脂 12g
　　炙山甲 9g　制附片 12g

14 剂,水煎服

四诊:1993 年 9 月 21 日

服上药后,关节疼痛减轻明显,然阴天时稍加重,乏力倦怠,纳
可,二便调,怕冷明显减轻,舌苔略白,脉沉滑细。

诊治同前,原方稍事出入。

处方:1993 年 9 月 7 日方,加陈皮 10g,加生地 12g,加白芍 12g,
　　改川断 20g。14 剂,水煎服。

五诊:1993 年 10 月 26 日

服上药后,关节疼痛减轻,近愈,现觉左胁下疼痛窜及胃脘,纳
可,时恶心、腹胀,食多后尤著,脉沉细,舌苔薄白。

诊治同前,佐加疏肝理气之品。

处方:桑寄生 30g　川断 18g　怀牛膝 15g　补骨脂 10g
　　杜仲 12g　当归 10g　白芍 12g　生地 15g　熟地 12g
　　川芎 6g　柴胡 10g　元胡 9g　制附片 12g　厚朴 12g
　　炒川楝子 12g　枳壳 12g　片姜黄 10g

14 剂,水煎服

六诊:1993 年 11 月 16 日

服药后,下肢关节痛愈,胃脘及左胁痛亦好转,月经来潮量、色均
正常,无不适,因天气变化所致的下肢疼痛明显亦消失,舌苔薄白,脉

沉细。

症情明显减轻,守方加减,巩固疗效。

处方:桑寄生 30g　川断 18g　怀牛膝 15g　补骨脂 12g

　　　杜仲 15g　独活 10g　威灵仙 15g　细辛 3g　桂枝 10g

　　　柴胡 10g　元胡 9g　赤白芍各 12g　制附片 12g

　　　松节 10g

14 剂,水煎服

【按】患者系产后受风寒而致痛痹之证,焦师予以散寒疏风,化湿活络,方中富有趁痛散之意。产后肾虚,气血不足,寒湿之邪易侵,故补肾温阳(桑寄生、川断、杜仲、草乌、附片等)不可缺,养血温经之品(当归、川芎、白芍、熟地、桂枝)之品不可少。尤在于加入薤白一味,不仅性温味辛,且兼散血活瘀而生新之作用,对于产后受凉所致的周身关节疼痛,疗效颇佳。

第六十八案

燮枢汤合三合汤治愈胃脘痛案

患者　王某　女　21 岁

初诊:1994 年 1 月 18 日

主诉:胃脘疼痛牵及两胁 1 个月余。

现病史:患者于 1 个月以前,因情志悉郁而致胃脘胀痛,满闷不舒,嗳气不爽,痛牵两胁,尤以左胁为著。纳食较前减少,二便调,夜寐欠佳,多梦易惊,曾查肝功能正常,服用"气滞胃痛冲剂""香砂养胃丸"等均无效,故请焦老诊治。无吞酸嘈杂,无胃脘烧灼感,无黑便史。

既往史:13 年前患"黄疸型肝炎",经治疗已愈,查肝功能一直正常。否认结核病史,有青霉素过敏史。

个人史:月经 $12\dfrac{3\sim6}{22\sim28}$,痛经史,量中等,色暗,少血块,未婚。

查体:舌苔白,脉沉弦细。

诊断:中医:胃脘痛

　　　西医:胃痛原因待查

辨证:肝郁气滞,横伐脾胃,发为胃脘疼痛、胁痛等证。

治法:疏肝理气,健脾和胃。

处方:柴胡 10g　黄芩 10g　半夏 10g　炒川楝子 12g　皂刺 6g
　　　红花 10g　泽泻 18g　白蒺藜 10g　香附 10g　高良姜 10g
　　　百合 25g　乌药 12g　丹参 30g　檀香 9g$^{(后下)}$　砂仁 6g$^{(后下)}$
　　　干姜 5g

7 剂,水煎服

二诊：1994 年 1 月 25 日

服药后,胃脘胀痛牵及两胸胁,程度较前减轻著,纳食稍增,胃脘胀满不舒亦减轻,二便调,夜寐仍多梦,月经先期 1 周左右,量中等,少血块,色暗红,舌苔薄白,脉沉滑略细。

症情减轻,守方出入。

处方：柴胡 10g　黄芩 10g　半夏 10g　炒川楝子 12g　皂刺 16g
　　　红花 10g　泽泻 20g　白蒺藜 12g　百合 30g　乌药 12g
　　　香附 10g　高良姜 6g　丹参 30g　檀香 9g^(后下)　砂仁 5g^(后下)
　　　枳壳 12g　片姜黄 10g　丝瓜络 10g

14 剂,水煎服

三诊：1994 年 3 月 28 日

服完上药,半月以来未发生胃脘胀痛牵及两胁,纳食正常,二便调,夜寐安宁,唯月经先期,有血块,腰腿酸沉不适,舌苔薄白,脉沉略滑细。

诊治同前,守方加减,增养血调经、补肾之品,巩固疗效。

处方：当归 10g　白芍 12g　厚朴 12g　炒枳实 10g　广木香 9g
　　　百合 30g　乌药 12g　香附 10g　高良姜 9g
　　　炒川楝子 10g　苏子梗各 10g　元胡 9g　杜仲 15g
　　　生熟地各 10g　砂仁 6g^(后下)　牛膝 10g

14 剂,水煎服(7 剂后,改 2 日服 1 剂)

【按】患者系胃脘痛牵两胁月余而就诊,四诊合参,知其肝郁气滞,克伐脾胃,发为此证。予以疏肝理气,健脾和胃,方选焦师之经验方,燮枢汤与三合汤合用之,而取佳效。

第六十九案

补肾强督、疏风除湿活络法治尪痹案

患者 杨某 男 29岁

初诊: 1993年1月19日

主诉: 脊背疼痛3年余,加重4个月。

现病史: 患者于3年前不明诱因而感脊背疼痛,腰痛,无其他关节疼痛,腰背弯曲活动自如,双下肢内收外展自如,无发热,无其他不适。曾在当地医院检查,抗"O"正常,血沉高于正常,类风湿因子(−),考虑为强直性脊柱炎,曾服"布洛芬"等以及中药治疗,无显效。近4个月以来,上述症状加重,听朋友介绍后赴京请焦老诊治。

现症: 脊背疼痛,腰痛,髋关节亦疼痛,弯腰受限,弯腰时双指尖达足三里穴处,双腿外展时疼痛,畏寒喜暖,得热则舒,晨僵,颈部前弯后仰均受限,由人陪送来京诊治。纳食尚可,二便调,夜寐略欠,夜卧、起床、翻身均需人助之。

既往史: 否认肝炎、结核、肾炎病史,其母亦患此证,然未系统检查。

个人史: 吸烟史10年余,10支/日,大量饮酒。

查体: 舌苔薄白,舌质略暗,脉沉细。

诊断: 中医:尪痹(肾虚督寒证)

　　　　西医:强直性脊柱炎?

辨证: 肾虚,风寒湿邪深侵入督肾,闭阻经络,损骨伤筋,发为尪痹。

治法: 补肾祛寒,疏风除湿,强督壮骨,舒筋活络。

处方: 骨碎补18g　补骨脂12g　川断20g　桑寄生20g

　　　　杜仲15g　桂枝15g　赤白芍各12g　知母12g

制附片 12g　炙山甲 9g　片姜黄 12g　羌独活各 12g

葛根 15g　防风 10g　炙麻黄 3g　白术 9g　鹿角霜 9g

草乌 6g　土鳖虫 9g　伸筋草 30g　茯苓 20g　生薏米 30g

20~30 剂,水煎服

二诊:1993 年 9 月 21 日

上次服焦老之方药后,来京复诊未找到焦老,故在我院查血同种白细胞抗原 B_{27}(HLA-B_{27})(+),类风湿因子(−),血沉正常(15mm/h),X线片示:骶髂关节炎。仍继服焦老上方 80 余剂后,腰痛减轻,髋关节无明显减轻,脊背时痛,晨僵,然程度均较前减,靠壁直立头能抵壁,弯腰双指尖达丰隆穴处,脊柱生理弯度尚可,活动较前灵活,起床、卧床、翻身稍灵活,纳可,二便调,寐时欠,舌苔白厚,脉沉细尺弱。

症情减轻,守方出入。

处方:骨碎补 20g　巴戟天 10g　川断 20g　杜仲 15g

补骨脂 12g　鹿角霜 10g　炙山甲 9g　桂枝 15g

赤白芍各 12g　知母 15g　防风 10g　制附片 12g

麻黄 6g　苍术 10g　干姜 6g　草乌 6g　怀牛膝 18g

羌独活各 10g　土鳖虫 9g　自然铜 6g^(先下)

20 剂,水煎服

三诊:1994 年 11 月 15 日

患者回当地继服上药约 200 剂,症状减轻明显,弯腰痛较前减著,现脊背、髋关节只于深吸气时方觉疼痛,余基本不痛,弯腰时双指尖达踝关节处,且起床、卧下及翻身均自由灵活,本次自行来此复诊,纳可,二便调,夜寐安宁,舌苔略厚,脉沉细。

症情明显减轻,欲巩固疗效,再守方加减进之。

处方:骨碎补 20g　巴戟天 12g　淫羊藿 10g　川断 20g

杜仲 15g　补骨脂 12g　鹿角霜 12g　炙山甲 6g

桂枝 18g　赤白芍各 12g　知母 15g　防风 12g

制附片 12g　麻黄 6g　苍术 10g　干姜 6g　草乌 6g

羌独活各 12g　土鳖虫 9g　怀牛膝 18g　炒白芥子 6g

自然铜 6g^(先下)

30 剂,水煎服

【按】患者脊背疼痛 3 年余，加重 4 个月，经 X 线检查、血液检查确诊为强直性脊柱炎，经友介绍求治于焦师。四诊合参，知其肾督亏虚，寒湿之邪深侵入肾督，闭阻经络，损骨伤筋，而发尪痹，治宜补肾祛寒，疏风除湿，强督壮骨，舒筋通络。方中用了鹿角胶，取其能温补下元，补阴中之阳，通督脉之血，助其督阳；妙在又用白芥子一味，其辛散、温通之力强，可祛皮里膜外湿聚之痰，散其结聚，使经络通、气血畅，则疼痛必减轻。

第七十案

补肾强督治尪汤治痛痹欲尪案

患者　常某　男　16岁

初诊：1994年9月8日

主诉：髋、膝关节疼痛1年余。

现病史：患者于1993年2月份因右髋部疼痛，发热，白细胞增高等，疑为化脓性关节炎，而行滑膜切除术，术后热退，关节活动尚可。1994年7月底始左膝关节疼痛，且逐渐加重，伴肿胀，曾查血沉80mm/h，C反应蛋白62mg/L，于免疫科就诊，疑为强直性脊柱炎，予以"吲哚美辛""双氯芬酸"等口服，并查同种白细胞抗原B_{27}（HLA-B_{27}）（+）。因症状渐加重，不能坚持学习，故请焦老诊治。骨盆X线片提示：右骶髂关节上1/3关节面模糊。

现症：左膝关节肿痛，渐渐加重，活动受限，不能坚持学习，腰亦痛沉，脊背亦觉僵痛不适，畏寒喜暖，得热则安，二便调，夜寐痛甚，寐欠，左足跟痛。

既往史：否认肝炎、结核病史，否认药物过敏史。

个人史：无烟酒嗜好，其父亦患此疾，查同种白细胞抗原B_{27}（HLA-B_{27}）为阳性。

查体：舌苔白厚，脉沉滑。

诊断：中医：痛痹，欲作尪痹

　　　　西医：强直性脊柱炎

辨证：先天禀赋不足，督肾虚，风寒湿邪乘虚而入，闭阻经络，发为痹证。

治法：补肾祛寒，散风除湿，强督壮腰。

处方：骨碎补18g　补骨脂10g　羌独活各10g　鹿角霜9g

怀牛膝 15g　川断 15g　杜仲 15g　桂枝 12g

赤白芍各 12g　知母 15g　防风 12g　制附片 12g

麻黄 3g　白术 9g　干姜 5g　白僵蚕 10g　金毛狗脊 30g

炒黄柏 10g　泽兰 15g　草乌 3g

7 剂,水煎服

二诊:1994 年 9 月 16 日

服药后,左膝关节、左足跟疼痛均减轻,畏寒喜暖仍作,脊背疼痛亦减轻,僵硬感明显减轻,纳食可,二便调。舌苔略白,脉滑沉。

诊治同前,守方进退。

处方:1994 年 9 月 8 日方,改草乌 6g,改金毛狗脊 40g,加白芥子 5g。20 剂,水煎服。

三诊:1994 年 10 月 7 日

服药后,左膝关节、左足跟疼痛明显减轻,脊背僵硬感基本消失,唯时有轻度疼痛,畏寒减轻,服上药 10 剂后即复课学习,尚能坚持至今,舌苔略白,脉沉略弦滑,欲再诊巩固疗效。

症情明显减轻,故守法,上方进退,以巩固疗效。

处方:1994 年 9 月 16 日方,改鹿角霜 10g,改骨碎补 20g,改干姜 6g。21 剂,水煎服(效可继服)。

【按】患者髋膝痛 1 年余,伴脊强腰痛,经检查考虑为强直性脊柱炎,中医属"尪痹"范畴,仍用焦师经验方补肾强督治尪汤治之。妙在方中加重用狗脊一味,正如《本经》云:"主腰背强,关机缓急,周痹,寒湿膝痛",《别录》亦云:"坚脊,利俯仰",正是选药之意也。

第七十一案

滋水行舟、活血通络理气法治便秘案

患者　张某　女　79 岁

初诊：1994 年 6 月 3 日

主诉：左中下腹部疼痛、便秘 18 个月，加重 2 个月余。

现病史：患者于 1 年前始，左下腹牵及左中腹部疼痛，呈持续性，每于大便后加剧，大便开始干燥，呈羊屎状，继则成软便，时成形，纳谷欠馨，每日进食 3 两左右，食后胃脘堵闷不畅，大便必须用通便药或开塞露后方可排出，头晕昏不清爽，曾于消化科就诊，诊为"缺血性肠绞痛"。

现症：左中下腹疼痛，呈痉挛样，大便干燥，数日一行，必须用通便药及开塞露后方可排出，胃脘堵闷不畅，隐隐作痛，纳谷欠馨，胃脘及形体畏寒喜暖，口干不欲饮，口黏不爽，今日测血压 18/10kPa（135/75mmHg）。

既往史：2 年前患"脑血栓形成"，高血压病史 5 年余，间断服用降压药物，糖尿病史 1 年余。否认肝炎、结核病史，否认药物过敏史。

个人史：月经 $16\dfrac{3\sim7}{28\sim30}48$，孕 4 胎，足月顺产 2 子 2 女，1 子夭折，余健康。

查体：舌淡红，薄白黄，脉弦略细。

诊断：中医：便秘，腹痛

　　　　西医：缺血性肠绞痛？

辨证：年迈，津液不足，水乏舟停，发为腹痛便秘。

治法：滋水行舟，缓急止痛。

处方：杭白芍 30g　甘草 10g　生熟地各 12g　陈皮 12g

玄参 12g　砂仁 6g^(后下)　苏藿梗各 12g　川厚朴 12g

炒枳壳 12g　百合 30g　乌药 12g　炒川楝子 9g

焦白术 10g　炒黄芩 12g　麦冬 10g　当归 10g

生麦芽 15g

3 剂,水煎服

二诊:1994 年 6 月 7 日

服上药后,腹痛减轻,然今又作,口干少津,头昏,胃脘痛不适,舌红少苔少津,脉沉细略弦。

鉴于病久必伤血,故上方中酌加活血通络理气之品。

处方:当归 12g　白芍 30g　泽泻 15g　生白术 15g　香附 10g

高良姜 6g　百合 35g　乌药 12g　丹参 30g　檀香 9g^(后下)

炒五灵脂 12g　蒲黄 10g^(包)　桂枝 5g　郁李仁 10g

桃杏仁泥各 10g　全瓜蒌 35g　木香 9g　肉苁蓉 15g

桑枝 20g　酒大黄 3g^(包)　焦槟榔 12g

7 剂,水煎服

三诊:1994 年 6 月 14 日

四诊:1994 年 6 月 21 日

五诊:1994 年 7 月 1 日

服药均以 1994 年 6 月 7 日方为主,服后腹痛均有所减轻,大便秘结稍减轻,遇头晕加重时酌加钩藤、天麻、石决明等;若便秘不行,加芒硝冲服。

六诊:1994 年 7 月 19 日

服完以上 28 剂药后,疼痛基本未作,故停服中药,昨日腹痛发作,窜痛不定,纳谷欠馨,时恶心,口黏,咳白黏痰,咳之不利,咽部黏滞不爽,大便 3 日一行,需用开塞露方下软便,头昏不爽,舌苔薄白,脉沉滑。

诊治同前,守方加减用之。

处方:泽泻 45g　天麻 12g　生白术 30g　当归 12g　白芍 35g

红花 10g　桃仁泥 10g　肉苁蓉 25g　元胡 10g

炒川楝子 12g　炒五灵脂 12g　郁李仁 10g　火麻仁 12g

黑芝麻 12g　厚朴 12g　枳实 12g　酒大黄 6g^(包)

钩藤 30g^(后下)　生山栀 6g

7 剂,水煎服

七诊：1994 年 7 月 26 日

八诊：1994 年 8 月 2 日

九诊：1994 年 8 月 9 日

服上药 21 剂后，腹痛减轻，大便一两日自行一次，亦不便秘，因咽部不爽及耳鸣等，于原方药中加入蝉衣、石菖蒲等。

十诊：1994 年 8 月 19 日

患者大便日行一次，软便，然不畅感，脘腹窜痛及双下肢自觉疼痛等均未作，然右上肢活动较前灵活，能自行抬起诊脉，纳食增加，时头昏不爽，舌苔薄白，脉沉弦。

症情明显减轻，诊治同前，守方进退，继服以巩固疗效。

处方：当归 15g　白芍 35g　桃仁 10g　红花 10g　桂枝 9g
　　　紫肉桂 3g　炒五灵脂 12g　元胡 10g　全瓜蒌 35g
　　　肉苁蓉 30g　火麻仁 12g　吴茱萸 6g　黑芝麻 15g
　　　厚朴 12g　枳实 12g　酒大黄 6g$^{(包)}$　泽泻 40g
　　　炒白术 12g　川断 15g　牛膝 15g　钩藤 30g$^{(后下)}$

右 14 剂，水煎服

【按】患者主因中风后左中下腹疼痛、便秘 18 个月，加重 2 个月就诊。焦师据四诊所得，知其年迈，津液不足，水乏舟停，发为此证。故始予滋水行舟法，服药后有效，然不著，虑其病久必伤血入络，酌加活血通络理气之品，如桃仁、红花、当归、五灵脂、元胡、蒲黄、厚朴、枳实、炒川楝子等后，效果颇佳。"滋水行舟"为要药，"活血通络"为疏通，"理气"实为"动力"也。

第七十二案

麻杏二三汤合黛蛤散加减治咳喘案

患者 赵某 男 60岁

初诊:1992年6月5日

主诉:咳喘伴胸痛1个月余。

现病史:患者于1个月以前始咳喘,未行系统检查治疗,1周后始恶寒发热,体温达39℃以上,伴咳血痰。查胸片示右肺下叶大片状阴影,支气管镜检查,痰内未查见癌细胞,诊为肺炎(大叶阻塞性),经"青霉素""链霉素"及"头孢哌酮钠"等治疗后,无显效,故来请焦老诊治。

现症:右胸部闷痛,咳嗽、喘,咳痰量极少,色白,不易咳出,无血丝血块,纳食尚可,二便调。

既往史:否认肝炎、结核病史,否认药物过敏史。

个人史:吸烟史30年,20支/日,少量饮酒。

查体:脉沉滑偏缓,舌苔白厚。

诊断:中医:咳喘

　　　　西医:肺炎

辨证:肺失宣肃,气机不畅,发为咳喘。

治法:宣肺降气,化湿散邪。

处方:麻黄10g　杏仁10g　半夏10g　化橘红12g　茯苓15g
　　　　炒白芥子6g　炒莱菔子10g　炒苏子10g　紫菀15g
　　　　枇杷叶15g　浙贝10g　诃子5g　茶叶5g　净连翘15g
　　　　桔梗3g　旋覆花10g^(包)

　　　　　　　　　　　　　　　　7~14剂,水煎服

二诊:1992 年 6 月 19 日

服药 14 剂后,症状减轻,咳喘好转,胸片复查显示,右肺下叶大片状阴影较前吸收好转,唯午后咳嗽,胸痛,咳白痰,不易咳出,量较多,舌苔根部白,脉沉滑。

鉴于症情减轻,守方加入清热降气化痰之品。

处方:瓜蒌皮 15g　麻黄 10g　杏仁 10g　化橘红 10g
　　　制半夏 10g　茯苓 18g　紫菀 15g　枇杷叶 15g
　　　炒苏子 10g　炒莱菔子 10g　浙贝 10g　诃子 6g　茶叶 6g
　　　连翘 18g　生茅根 30g　旋覆花 10g$^{(包)}$　炒黄芩 10g
　　　黑山栀 5g

14 剂,水煎服

三诊:1992 年 7 月 3 日

服上药后,咳喘稍减,多痰黏而不易咳出,仍咳嗽,右胸胁疼痛,纳可,二便调,痰色白,舌苔白,根部微黄,脉沉弦滑。

症情减轻,守方出入。

处方:(1) 炙麻黄 9g　杏仁 10g　炒苏子 10g　炒莱菔子 10g
　　　　炒白芥子 6g　全瓜蒌 30g　薤白 10g　制半夏 10g
　　　　化橘红 12g　茯苓 30g　白蒺藜 10g　蛤粉 10g$^{(包)}$
　　　　青黛 5g$^{(包)}$　桔梗 6g　旋覆花 10g$^{(包)}$　焦槟榔 6g

14 剂,水煎服

　　　(2) 西黄丸,每次 1 管,每日 2 次。
　　　　以增强清热解毒之力。

四诊:1992 年 7 月 17 日

服上药后,咳嗽明显减轻,未发生喘,咳痰较前容易,偶有白黏痰,易咳出,时有胸痛,然程度明显减轻,胸片显示病灶较前明显吸收好转,自觉精神、体力均较前恢复。舌苔略白,脉沉略滑。

症情明显减轻,再守上方出入,以巩固疗效。

处方:(1) 炙麻黄 9g　杏仁 10g　炒苏子 10g　炒莱菔子 10g
　　　　焦白术 6g　全瓜蒌 30g　薤白 12g　制半夏 10g
　　　　化橘红 12g　茯苓 25g　蛤粉 10g　青黛 6g$^{(包)}$
　　　　生牡蛎 15g$^{(先下)}$　白蒺藜 12g　旋覆花 10g$^{(包)}$

黑山栀5g　炒白芥子6g　生茅根20g

14剂,水煎服(效可继服)

（2）西黄丸,服法同前。

【按】患者因咳喘伴胸痛1个月余就诊（西医已确诊为肺炎），辨其证属肺失宣肃,气机不畅,发为咳喘证,予以宣肺降气,化湿散邪。方选焦师之经验方麻杏二三汤,以麻黄、杏仁宣降肺气;二陈汤燥湿化痰,理气和中,三子养亲汤顺气降逆,化痰消食。妙在用黛蛤散（青黛、蛤粉），苦降清热而化稠痰,并巧用旋覆花、焦槟榔以降气,如此,气降、痰消、热清,肺之肃降恢复,则诸症自除矣!

第七十三案

六味地黄汤合阳和汤加减治肉痿案

患者　高某　男　40 岁

初诊:1994 年 1 月 21 日

主诉:右手无力,持重物则不能 1 年余。

现病史:患者于 1 年前始右手乏力感,伴右上肢亦无力,持重物不能,曾于宣武医院查磁共振诊为"脊髓空洞症",未行系统治疗,今来我院中医就诊。

现症:右上肢、右手部肌肉已削,乏力感著,伴麻木不适,纳可,二便调,寐可,时伴痔疮痛,出血,右手书写无力,右上肢皮肤无汗。

既往史:"胆石症"史四五年,20 年前患"胸膜炎",已愈。否认肝炎病史,否认药物过敏史。

个人史:饮酒史,无吸烟嗜好。

查体:舌苔微薄黄,脉沉滑。

诊断:中医:肉痿

　　　　西医:脊髓空洞症

辨证:肾督不足,阳明失养,而致右臂肉痿无力之证。

治法:益肾强督,活血通络,佐以祛风之品。

处方:生熟地各 10g　山黄肉 10g　山药 12g　茯苓 15g
　　　　泽泻 15g　丹皮 10g　片姜黄 12g　桂枝 15g　红花 10g
　　　　桃仁 10g　葛根 18g　白芥子 6g　炙山甲 9g　苏木 15g
　　　　防风 10g　羌活 12g　鸡血藤 15g

　　　　　　　　　　　　　　　　　　　　　　　　7 剂,水煎服

二诊:1994 年 1 月 28 日

服上药后,自觉右上肢麻木感减轻,肩部亦较前有力,纳食可,痔痛下血时作,二便调,夜寐安宁,舌苔薄白,脉沉滑,左尺略弱。

诊治同前,守方进退。

处方:生熟地各 15g　山萸肉 12g　山药 12g　茯苓 18g

泽泻 25g　丹皮 12g　制附片 12g　紫肉桂 5g　桂枝 15g

葛根 20g　麻黄 3g　片姜黄 12g　红花 10g　桃仁 10g

皂刺 6g　苏木 15g　羌活 12g　防风 10g　鸡血藤 15g

炙山甲 9g

14 剂,水煎服

三诊:1994 年 2 月 18 日

服上药 21 剂后,右上肢麻木感减轻明显,仍觉乏力,程度减轻,书写时右手较前有力,然时觉左手较前乏力,纳可,二便调,寐安,舌苔薄白,脉沉滑。

症情减轻,守方出入。

处方:生熟地各 15g　山萸肉 10g　山药 12g　茯苓 15g

泽泻 20g　丹皮 10g　制附片 12g　紫肉桂 6g

片姜黄 12g　桂枝 18g　白芥子 6g　葛根 20g　麻黄 5g

红花 10g　桃仁 10g　羌活 12g　防风 12g　鸡血藤 20g

炙山甲 9g

14 剂,水煎服

四诊:1994 年 3 月 8 日

右上肢麻木减轻,现左上肢亦有麻木、乏力感,纳可,二便调,舌苔微薄黄,脉沉滑。

诊治同前,方中加重温经活络之品。

处方:1994 年 2 月 18 日方,加桑枝 30g,改桂枝 20g。14 剂,水煎服。

五诊:1994 年 3 月 22 日

自觉拇指鱼际及合谷穴处的肌肉较前增长,右上肢皮肤较前有微汗出,纳食可,二便调,寐安,舌苔略白,脉沉。

诊治同前,原方加减。

处方:生熟地各 18g　山萸肉 12g　山药 12g　羌活 12g

茯苓 20g　泽泻 20g　丹皮 12g　制附片 12g　紫肉桂 6g

片姜黄 12g　桂枝 20g　葛根 20g　白芥子 6g　麻黄 5g

红花 10g　桃仁 10g　炙山甲 9g　鸡血藤 20g　防风 12g
皂刺 6g

14 剂,水煎服

六诊:1994 年 4 月 5 日

服上药后,右上肢麻木明显减轻,乏力亦减轻,时觉右拇指麻木,纳可,二便如常,舌苔薄白,脉沉略滑。

症情减轻,守方加入舒筋活络之品。

处方:1994 年 3 月 22 日方,加伸筋草 30g。14 剂,水煎服。

七诊:1994 年 4 月 19 日

右上肢麻木感明显减轻,持物较前有力,能提起坐椅一把,提水等家务均能完成,纳食可,二便调,舌苔薄白,脉沉细。

诊治同前,守方加减。

处方:生熟地各 18g　山萸肉 12g　山药 18g　茯苓 15g
　　　泽泻 12g　丹皮 10g　制附片 12g　紫肉桂 6g　桂枝 25g
　　　片姜黄 12g　白芥子 9g　葛根 30g　麻黄 5g　红花 10g
　　　桃仁 10g　羌活 12g　防风 12g　鸡血藤 25g　炙山甲 9g

14 剂,水煎服

八诊:1994 年 5 月 6 日

右手大鱼际肌肉萎缩及持物力欠均明显减轻,唯左肘关节以下受风后则发热感,拔罐后,皮肤色紫,纳可,二便调,舌苔薄白,脉沉细。

处方:1994 年 4 月 19 日方,加金毛狗脊 40g,加鹿角霜 10g。14 剂,
　　　水煎服

九诊:1994 年 5 月 20 日

自觉服药后,右上肢较前有力明显,右手、大鱼际、虎口处肌肉较前丰满,现已能手提坐椅等重物,恢复日常工作及家务劳动,纳可,二便调,寐少,唯颈部沉而不适感,脉沉略细,舌苔略白。

诊治同前,守方巩固疗效。

处方:生熟地各 20g　山萸肉 12g　山药 20g　茯苓 18g
　　　泽泻 15g　丹皮 10g　制附片 12g　紫肉桂 8g　桂枝 30g
　　　片姜黄 12g　白芥子 9g　麻黄 5g　葛根 30g　红花 10g
　　　桃仁 10g　羌活 12g　防风 12g　鸡血藤 25g　炙山甲 9g

金毛狗脊40g　鹿角霜10g

28剂，水煎服

【按】患者因右手无力，持重物不能1年余而就诊，已经磁共振诊为"脊髓空洞症"。据四诊所得，焦师辨其肾督不足，阳明失养，而致右臂肉痿无力之证，治宜益肾强督，活血通络。选用3方并治，即以滋阴补肾为主，治疗小儿五迟证之六味地黄汤为基础；寓有能阳光普照，使阴霾四散，可温补和阳、散寒通滞之阳和汤；酌加补肾强督，活血通络，温阳祛邪之"补肾祛寒治尪汤"，妙在用羌活、防风等风药，取风能胜湿而健脾，脾健肌肉生之有源矣。如此，脾肾先后天之本足矣，肉痿之证岂能不除焉！

第七十四案

宣肺止咳、化痰降气法治愈鹭鸶咳案

患者　张某　男　11 岁

初诊：1994 年 1 月 28 日

主诉：间断性阵咳 10 年。

现病史：患者于 10 年前始，不明原因而致阵发性咳嗽，咳甚则身体弯曲，始干咳，继则吐黄痰，质稠，尚易咳出，每次发作持续半月余，伴咳甚呕吐，呕吐物为胃内容物，面色黄而乏泽，纳食尚可，二便调，每次发作服消炎药效不佳。自昨日始又发作咳嗽，故请焦老诊治。

既往史：否认肝炎、结核病史，否认药物过敏史。

个人史：无特殊记载。

查体：舌苔白，脉沉略细。

诊断：中医：鹭鸶咳

　　　西医：气管炎？

辨证：寒邪郁肺，久不得解，郁而化热，稚阳之体，阳盛则作，发为鹭鸶咳之证。

治法：宣肺止咳，化痰降气，佐以清热。

处方：炙麻黄 5g　杏仁 6g　青黛 5g^(包)　蛤粉 5g^(包)　桔梗 5g

　　　鹅管石 3g　菖蒲 5g　炒苏子 9g　炒莱菔子 6g　半夏 6g

　　　化橘红 10g　茯苓 12g　白前 6g　炙紫菀 12g

　　　枇杷叶 12g　百部 6g　全瓜蒌 15g　薤白 3g

　　　　　　　　　　　　　　　　　　　　　7 剂，水煎服

二诊：1994 年 2 月 4 日

服上药后，咳嗽未作，但咳吐灰黄色痰，食欲欠佳，二便尚调，舌苔略白，脉沉细。

鉴于症情减轻,故守前方,加重清热化痰、消导之品,以巩固疗效。

处方:百部 5g　炒苏子 5g　半夏 6g　全瓜蒌 12g　知母 5g

　　　　川贝 5g　青黛 5g^(包)　蛤粉 5g　枇杷叶 10g　陈皮 6g

　　　　茯苓 6g　厚朴 5g　焦三仙各 5g　炒内金 6g　焦槟榔 6g

　　　　炒莱菔子 6g　炙紫菀 10g　炙甘草 3g　炒枳实 5g

14 剂,水煎服

三诊: 1994 年 3 月 22 日

服上药仅 6 剂,症状即除而愈,余药未再服。本次 10 天前感受风寒后又咳嗽,即服上次剩余 8 剂药后咳嗽减,然平素面色萎黄,头发不荣,欠光泽而成束,痰多色黄,尚易咳出,纳食尚可,二便调,舌苔白厚,脉沉略细。

鉴于平素体虚,脾运不健,湿聚生痰,现咳嗽减轻,故予以健脾化湿,理气除痰,佐以消导。

处方:(1) 胡黄连 6g　焦三仙各 6g　焦槟榔 9g　焦白术 5g

　　　　　　炒黄芩 9g　陈皮 5g　半夏 6g　厚朴 9g　杏仁 9g

　　　　　　茯苓 10g　炒苏子 6g　炒莱菔子 6g　紫菀 12g

　　　　　　枇杷叶 12g　知母 9g　川贝 5g

14 剂,水煎服(效可继服)

　　　(2) 常服橘红丸,每次 1/2 丸,每日 2 次,以健脾化痰,避免痰湿之邪郁而化热,痰热交阻,肺失宣肃,发为咳嗽之证。

嘱:平素饮食宜有节,不过食膏粱厚味、生痰化热之品。

【按】 患儿间断性阵咳 10 年,咳甚身体弯曲,痰稠不易咳出,颇为痛苦之状。焦师四诊合参,诊为寒邪郁肺,久不得解,郁而化热,稚阳之体,阳盛则作,发为鹭鸶咳之证,治宜宣肺止咳,化痰降气,佐以清热。方中除用二陈汤及三子养亲汤化痰,麻杏宣肺外,还用了黛蛤散配鹅管石、瓜蒌等清热化痰之品和槟榔质重下达,利降肺气之品。如此顽痰热痰一经清化,上逆之气一经肃降,则咳嗽之证必除矣!

第七十五案

健脾益肾、化湿活络法治愈小儿五迟案

患者　柴某　男　3岁

初诊：1990年5月25日

主诉：行走不稳2年。

现病史：患儿系足月顺产，然学会走路延迟至1岁7个月，且行走不稳，呈鸭步，易倒，蹲起费力，智力尚可，曾在我院神经内科确诊为进行性肌营养不良。患儿纳食尚可，二便调，夜寐啼哭。今请焦老诊治，要求服中药治疗。

既往史：无重要病史记载，家族中亦无类似病史。否认肝炎、结核病史，否认药物过敏史。

个人史：无特殊记载。

查体：舌淡红，薄白苔，脉略滑，左手指纹红紫。

诊断：中医：五迟证

西医：进行性肌营养不良

辨证：四诊合参，知为脾肾两虚，气血瘀滞，湿邪不化，发为行迟。

治法：健脾益肾，化湿活络。

处方：炒白术 3g　生熟薏米各 5g　茯苓 6g　苍术 3g
　　　桑寄生 12g　熟地 9g　淫羊藿 3g　红花 2g　赤芍 5g
　　　皂刺 13g　炙山甲 2g　威灵仙 10g　豨莶草 15g
　　　五加皮 2g

7剂，水煎服

二诊：1990年6月1日

服上药后，近2天未出现夜间啼哭，食纳可，虎纹青紫，苔薄白。症情减轻，守方加减。

处方:1990 年 5 月 25 日方,加防风 3g、川断 9g、全蝎 2g,以益肾祛风。14 剂,水煎服。

三诊:1990 年 10 月 19 日

共服上药 130 余剂,现觉患儿走路较前明显变稳,夜间无啼哭,纳可,二便调,舌苔白,虎纹青紫变浅。

鉴于症情明显好转,仍守上方出入,加重健脾益肾之品。

处方:炒白术 5g　生熟薏米各 6g　茯苓 6g　苍术 5g
　　　桑寄生 15g　熟地 10g　淫羊藿 5g　红花 3g　赤芍 5g
　　　皂刺 3g　炙山甲 3g　威灵仙 10g　豨莶草 18g
　　　五加皮 3g　焦四仙各 3g

7 剂,水煎服(效可继服)

四诊:1991 年 3 月 22 日

服上药共 150 余剂,服药后走路较平稳,能小跑,夜间已不啼哭,纳食尚可,二便尚调,左手虎纹略紫,舌苔中部略白。

症情减轻,守方加减。

处方:1990 年 10 月 19 日方,加补骨脂 5g,其余药各加 1g。20 剂,水煎服(效可继服)。

五诊:1992 年 5 月 5 日

服完上药后,隔日 1 剂又共服上药 180 余剂,现走路较前明显好转,能小跑,但不能跳,不能奔跑,纳食可,二便调,脉弱。

症情减轻,守方加减用之。

处方:补骨脂 5g　川断 10g　牛膝 6g　炒白术 5g　茯苓 10g
　　　五加皮 5g　苍术 6g　山萸肉 5g　生熟地各 6g
　　　巴戟天 3g　淫羊藿 5g　当归 3g　炙山甲 3g　皂刺 3g

14 剂,水煎服(效可继服)

六诊:1992 年 9 月 29 日

一直服用上方,现觉较前有力,步行如同龄儿,能自己步行(公共汽车)一站地的路途以上,能自行跑、下蹲、直立,但不能跳,纳食、二便可,夜寐未发生啼哭,舌苔薄白,脉弱。

处方有效,症情明显好转,故仍宜守方进退。

处方:桑寄生 15g　川断 10g　生熟地各 9g　山萸肉 6g
　　　茯苓 9g　泽泻 6g　丹皮 6g　炒山药 10g　羌活 6g

苍术 9g　五加皮 6g　怀牛膝 10g　补骨脂 6g　巴戟天 9g
独活 6g　防己 6g　生薏米 12g

20 剂，水煎服

七诊：1993 年 7 月 16 日

一直服用上方中药，近半年来未发生摔跤，能自行走路及奔跑，能自行立、蹲、跳，两大腿肌肉无萎缩，纳食、二便如常，舌苔薄白，脉沉。

鉴于病近痊愈，患儿已近同龄儿，与同龄儿一起上幼儿园，其母要求焦老处方可常服之，以巩固疗效。

处方：桑寄生 18g　川断 12g　生熟地各 10g　山萸肉 8g
　　　茯苓 10g　泽泻 9g　丹皮 6g　炒山药 12g　苍术 10g
　　　五加皮 6g　怀牛膝 12g　补骨脂 6g　巴戟天 9g
　　　羌独活各 6g　防己 6g　生薏米 15g　炙山甲 5g　皂刺 5g
　　　连翘 10g　生牡蛎 10g^(先下)

50 剂，水煎服

【按】患儿仅 3 岁，然行迟至 1 岁 7 个月方始呈鸭行状，行走不稳 2 年。焦师四诊合参，知脾肾两虚，气血瘀滞，湿邪不化，发为行迟，治宜健脾益肾，化湿活络。方以六味地黄丸滋水补肾制其三阴，酌加补肾、壮腰膝之牛膝、川断、寄生、补骨脂等，并加入健脾燥湿、增力之苍术配五加皮，还用了羌活等风药以胜湿健脾，患儿坚持服药半年余，病症基本痊愈。

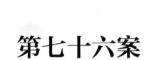

第七十六案

辛温辛凉并用治咳嗽案

患者　谢某　女　52 岁

初诊: 1994 年 6 月 16 日

主诉: 恶寒发热、咳嗽 1 周余。

现病史: 患者于 1 周前始恶寒发热,体温最高达 39℃,伴咳嗽,胸痛,少痰。曾拍胸片示右下肺炎,予以肌内注射青霉素 320 万 U/d,无显效。

现症: 恶寒发热,每日午后体温在 38℃左右,伴咳嗽,咳白色泡沫样黏痰,咽不痒,时汗出,胸骨后痛而不适感,纳食减,二便尚调,夜寐欠。

既往史: 糖尿病史,每日注射胰岛素,维持血糖 7.7mmol/L 尿糖(+)~(++);颈椎病史 2 年。否认肝炎、结核病史,否认药物过敏史。

个人史: 月经 $13\dfrac{3\sim5}{26\sim30}49$,孕 2 胎,足月顺产 1 子 1 女,均体健。

查体: 舌苔微黄,脉沉滑。1994 年 6 月 9 日胸片示:支气管炎,右下肺炎。

诊断: 中医:咳嗽

西医:肺炎

辨证: 表证期未及时解表,外感之邪内郁不解,肺气失宣,发为咳嗽、胸闷之证。

治法: 疏肺解表,清热化痰。

处方: 生麻黄 6g　杏仁 10g　生石膏 35g^(先下)　生甘草 6g

炒苏子 10g　炒莱菔子 10g　桔梗 6g　炒黄芩 10g

银花 20g　连翘 18g　牛蒡子 10g　荆芥 9g　薄荷 3g^(后下)

芦根 12g　紫菀 15g　枇杷叶 15g

7 剂,水煎服

二诊:1994 年 6 月 23 日

服上药后,热已退,近 2 日午后体温均在 37℃以下,偶咳嗽,胸痛消失,然觉微恶寒,气短,咽不痒痛,纳食稍增加,二便尚调,夜寐尚安。舌苔根部略白,脉微滑。

症情减轻,守方加减,并加重宣肺之品。

处方:生麻黄 9g　杏仁 10g　生石膏 30g$^{(先下)}$　生甘草 3g

桂枝 6g　葛根 12g　炒苏子 10g　炒莱菔子 10g

炒白芥子 5g　桔梗 6g　银花 12g　连翘 12g　荆芥 10g

牛蒡子 10g　紫菀 15g　枇杷叶 15g　生姜 2 片$^{(自加)}$

7~14 剂,水煎服

【按】患者初诊乃恶寒发热咳嗽 1 周余,伴见胸痛,少黏痰,知其表证未解,入里化热,肺热内郁,宣降失司而生咳嗽、胸闷、胸痛等。故以麻杏石甘汤清肺热、泻壅实,以苏子、莱菔子、紫菀、枇杷叶等止咳化痰,以双花、连翘、荆芥、牛蒡子等解在表之余邪。服药 7 剂后,患者第 2 次就诊虽热已退,但仍有恶寒,故仍考虑麻黄用量不足,宣散、宣肺之力弱,故第 2 次方中改麻黄为 9g,且将原方中薄荷、芦根去掉,加入桂枝、葛根、炒白芥子,使原辛凉解表之法变为辛温、辛凉并用之法。

第七十七案

补肾强督治尪汤治尪痹案

患者　张某　女　32岁

初诊: 1994年10月11日

主诉: 双膝关节、脊背疼痛11年,加重半月余。

现病史: 患者于11年前始双膝关节、颈、脊背、髋关节疼痛,晨僵,畏寒喜暖,伴口腔内及外阴部阵发(交替)性溃疡。曾于北大医院就诊,查血沉高于正常,类风湿因子(−),考虑为"类风湿关节炎""强直性脊柱炎""白塞综合征"等,予以"雷公藤""吲哚美辛""布洛芬"及激素等治疗,无显效。近半月来症状加重(已停激素等),故请焦老诊治。

现症: 双膝关节肿痛,腰脊、颈、髋关节亦疼痛,晨僵,畏寒喜暖,现弯腰及低头均受限,弯腰双指尖仅达膝关节处,纳食尚可,二便调,寐尚安,两腿外展受限。

既往史 1982年曾两次"胃出血"发作,均治愈。否认肝炎、结核病史,否认药物过敏史。

个人史: 月经 $15\dfrac{3\sim4}{28\sim30}$,痛经史,量少,色黑,无血块,婚后未孕。

查体: 舌苔薄白,脉沉细滑。1991年12月18日查血同种白细胞抗原 B_{27}($HLA-B_{27}$)(+)。

诊断: 中医:尪痹(肾虚督寒证)

　　　　西医:强直性脊柱炎

辨证: 肾虚督弱,风寒湿邪直入肾督,损骨伤筋,发为尪痹。

治法: 补肾强督,疏风散寒,除湿活络。

处方: 骨碎补18g　羌独活各10g　补骨脂12g　透骨草15g

自然铜 9g^(先下)　寻骨风 15g　桂枝 20g　赤白芍各 12g

知母 15g　制附片 12g　金毛狗脊 40g　干姜 6g　草乌 5g

熟地 15g　鹿角胶 9g^(烊化)　伸筋草 30g　川断 15g

杜仲 15g　白僵蚕 12g

7 剂,水煎服(效可继服)

二诊:1994 年 11 月 1 日

服药后,腰痛及颈椎疼痛均减轻,僵直感亦减轻,颈部及腰部活,但双髋及双下肢仍疼痛(沿臀后坐骨神经走行方向至足跟部,X 线片示:骶髋关节炎,骨质疏松),然疼痛程度稍减轻,未出现痛甚不能行走的情况,2 天前口腔两颊内侧各一如绿豆大小之溃疡,胃脘灼热感,大便偏干,纳食尚可,小便调,舌苔根部厚,微黄,脉沉细。

鉴于症情减轻,继守上方,加入清胃热之品进退用之。

处方:骨碎补 18g　金毛狗脊 30g　鹿角霜 10g　补骨脂 10g

杜仲 12g　桑寄生 30g　桂枝 12g　紫肉桂 3g　知母 15g

赤白芍各 10g　制附片 10g　连翘 18g　川黄连 10g

银花 15g　生地 18g　木通 5g　伸筋草 30g

羌独活各 10g　土鳖虫 9g　川断 18g

14 剂,水煎服

三诊:1994 年 11 月 18 日

服药后,上述症状虽然减轻,然服第 2 次药效果不如服第 1 次药明显,口腔两颊内溃疡仍作,胃脘仍有灼热感,时吞酸,月经量少,色黑,舌苔薄白,脉右沉细略弦,左沉细。

鉴于服 1994 年 10 月 11 日方效果显著,故继原方加减用之。

处方:连翘 15g　煅瓦楞子 10g　骨碎补 18g　羌独活各 10g

补骨脂 12g　自然铜 9g^(先下)　透骨草 15g　寻骨风 15g

桂枝 20g　赤白芍各 12g　知母 15g　制附片 12g

金毛狗脊 9g　干姜 6g　草乌 5g　熟地 15g　杜仲 15g

鹿角胶 9g^(烊化)　伸筋草 30g　川断 15g　白僵蚕 12g

14 剂,水煎服

【按】患者主因双膝关节、脊背疼痛11年,加重半月余而就诊,焦师四诊合参,知其肾虚督弱,寒湿之邪直中督肾,伤筋损骨,发为尪痹,治宜补肾强督,疏风散寒,除湿活络,选用焦师经验方,补肾强督治尪汤治之。方中除用金毛狗脊补肾强督、利仰俯之外,配合鹿角胶强督益肾,羌活、白僵蚕、伸筋草等祛脊背风寒湿邪,使筋伸,且改变脊柱僵直不弯之状态,虽然制附片壮阳祛寒邪,为温热之品,然得干姜之助方更热,而利于祛除深入于肾之寒湿之邪。

第七十八案

补肾强腰、除湿活络法辨治尪痹案

患者　米某　男　14岁

初诊：1994年7月15日

主诉：双手指关节疼痛2年，兼见红肿半年。

现病史：患者于2年前始，双手指关节及掌指关节疼痛，近半年来兼见关节红肿，畏寒喜暖，晨僵明显，关节屈伸不利，至今握笔不能，学习受影响。曾于协和医院就诊，经查血沉、抗"O"、类风湿因子等（未见化验单），确诊为类风湿关节炎，予以中西药物治疗，然无显效，故请焦老诊治。

现症：双手指关节、掌指关节红肿疼痛，无明显畏寒，屈伸不利，至今不能握笔坚持学习，晨僵明显，近来夜间觉热感，喜将患肢放于被外，伴有颈、腰、脊背疼痛酸感，纳食尚可，二便调，夜寐尚安。

既往史：否认肝炎、结核病史，否认药物过敏史。

个人史：无特殊记载。

查体：舌苔白厚，脉弦。

诊断：中医：尪痹

　　　　西医：类风湿关节炎

辨证：肾虚，风寒湿之邪乘虚而入，寒湿深侵入肾，伤筋损骨，发为尪痹。有邪郁日久而化热之势。

治法：补肾祛寒，疏风除湿，舒筋活络，强腰壮骨，佐以清热之品。

处方：桑枝20g　桂枝10g　赤白芍各12g　知母15g

　　　　炒黄柏10g　麻黄3g　白术9g　制附片10g　防风10g

　　　　羌独活各10g　片姜黄12g　川断15g　骨碎补18g

补骨脂 10g　伸筋草 30g　白僵蚕 12g　炙山甲 9g

7 剂,水煎服

二诊:1994 年 7 月 22 日

服药后,晨僵减轻,颈、脊部疼痛僵直均减轻,查同种白细胞抗原 B$_{27}$(HLA-B$_{27}$)(-),X 线检查未见异常,指关节痛减,酸胀不适感仍作,右手二、三掌指关节处皮肤色红,起疱疹状物,大便干,纳少,舌苔根微黄,脉沉弦。

症情减轻,守方加减。

处方:上方加草乌 3g,加柳枝 20g。14 剂,水煎服。

三诊:1994 年 9 月 2 日

服药后,颈、脊僵硬、疼痛均减轻,指关节疼痛、酸而不适感亦减轻,唯时恶心,因已能持笔写作业,故而未能坚持服药,致关节疼痛、僵硬复加重,纳可,二便调,夜寐安,舌苔薄白,脉沉弦。

诊治同前,原方稍事出入。

处方:骨碎补 18g　补骨脂 9g　炒黄柏 10g　秦艽 12g
　　　桂枝 10g　赤白芍各 10g　知母 12g　防风 10g　麻黄 3g
　　　制附片 9g　炒白术 9g　干姜 3g　伸筋草 25g　桑枝 25g
　　　羌独活各 9g　片姜黄 9g　白僵蚕 9g　炙山甲 6g
　　　草乌 3g　陈皮 5g

14 剂,水煎服

四诊:1994 年 9 月 16 日

颈项、背仍酸僵不适,指关节痛基本愈,唯酸感明显,服上药后未发生恶心等不适,唯咽痛著,轻咳,舌苔薄白,脉沉滑。

鉴于症情减轻,故仍以原方,加重散寒、解毒清热及引药入阳明经之品。

处方:上方改草乌 5g,加葛根 12g,加玄参 12g。14 剂,水煎服。

五诊:1994 年 9 月 30 日

服药后,指关节及颈脊酸僵感减轻,疼痛基本已愈,咽痛已愈,未发生咳嗽,纳食稍加,二便调,夜寐安,舌苔根部白厚,脉沉滑。

鉴于舌苔白厚,故于原方中加重芳香化湿、健脾消食之品。

处方:骨碎补 18g　补骨脂 9g　炒黄柏 10g　桂枝 10g
　　　赤白芍各 10g　知母 12g　防风 10g　麻黄 3g　制附片 9g

炒白术 9g　干姜 3g　伸筋草 25g　桑枝 25g

羌独活各 9g　片姜黄 9g　白僵蚕 9g　炙山甲 6g

草乌 3g　葛根 12g　厚朴 12g　藿香 10g　秦艽 12g

焦三仙各 9g

14 剂,水煎服

六诊:1994 年 10 月 25 日

鉴于病情减轻,且趋稳定,故上药 3 日服 1 剂,坚持至今。述服药后,关节疼痛、僵酸感均明显减轻,尤其是疼痛基本未作,体重较前增加,恢复正常学习、书写等,纳食增加,二便调,寐安,舌苔略白,脉沉滑。

症情减轻,上方加减用之。

处方:1994 年 9 月 30 日方,改葛根 15g,加苍术 9g。14 剂,水煎服。

七诊:1994 年 11 月 8 日

服药后患者述无明显不适,书写、学习恢复正常,关节红肿亦消如常,其母甚为欣喜,请焦老处方长服以巩固疗效。舌苔薄白,脉沉略滑。

处方:(1) 1994 年 10 月 25 日方,去藿香,去焦三仙,加自然铜 6g^(先下),加透骨草 15g。14 剂,水煎服(效可继服)。

（2）加服枕中丸,每次 1 丸,每日 2 次,以增强主神明之功。

【按】患者因双手指关节疼痛 2 年,兼见红肿半年而就诊。焦师四诊合参,诊为肾虚,寒湿深侵入肾,致骨质受损,而发尪痹,日久邪郁化热,予以补肾祛寒,疏风除湿,舒筋活络,强腰壮骨,佐以清热之品治之。方中妙用麻黄配防风疏风散寒,再配熟地,如此而更温肌腠,搜剔入肾之邪并散之,而肌腠、筋脉得以温煦,邪亦无所存焉。

第七十九案

温阳通痹法治愈胸痹案

患者　井某　女　34 岁

初诊：1994 年 3 月 18 日

主诉：胸闷、心悸半年余。

现病史：患者于半年前始，胸闷，心悸惕惕然，夜寐不安，倦怠乏力感。曾于某医院查心电图提示：完全性右束支传导阻滞，予以镇静药及中药对症治疗，然无显效，故请焦老诊治。纳食欠佳，纳谷不馨，二便尚调，平素四末不温，腹胀。

既往史：否认肝炎、结核病史，有磺胺药、青霉素过敏史。

个人史：月经 $14\dfrac{5\sim7}{28\sim32}$，痛经史，月经量较多，有血块，孕 1 胎，足月顺产 1 子，体健。

查体：舌质略红，舌苔薄白，脉沉细弱。

诊断：中医：胸痹

西医：胸闷原因待查

辨证：中阳不健，胸阳不振，阴乘阳位，发为胸痹。

治法：温阳通痹

处方：全瓜蒌 30g　薤白 10g　桂枝 9g　檀香 9g^(后下)　当归 6g

　　　干姜 3g　炙甘草 3g　川黄连 6g　枳壳 10g　旋覆花 10g^(包)

　　　苏子 10g　生麦芽 12g　焦山楂 10g　陈皮 9g　厚朴 10g

　　　枳实 10g　红花 10g　细辛 3g　墨旱莲 12g

7 剂，水煎服

二诊：1994 年 4 月 5 日

患者服上药共 16 剂后，自觉胸闷减轻，心悸发作减少，纳食稍增,腹胀仍作,既往有易脱发及右膝关节痛,二便尚调,夜寐好转,仍倦怠乏力感,舌苔薄白,脉沉细。

症情减轻,守方进退。

处方:川断 15g　苏藿梗各 12g　全瓜蒌 30g　薤白 10g
桂枝 9g　檀香 9g^(后下)　细辛 3g　干姜 3g　炙甘草 3g
川黄连 6g　枳壳 10g　旋覆花 10g^(包)　苏子 10g
生麦芽 12g　焦山楂 10g　陈皮 9g　厚朴 12g　枳实 10g
红花 10g　墨旱莲 12g

14 剂,水煎服

三诊:1994 年 5 月 6 日

服上药共 28 剂,胸闷、心悸明显好转,基本已愈,体力较前恢复,腹胀减,纳食增加,体重增加,二便调,夜寐安,唯脱发及右下肢凉感,疼痛减轻,舌苔薄白,脉细滑。复查心电图为正常心电图。

鉴于症情基本稳定,述无明显不适,故请焦老处方长服以巩固疗效。

处方:桑椹 10g　桂枝 9g　牛膝 10g　全瓜蒌 30g　何首乌 10g
薤白 10g　檀香 9g^(后下)　当归 6g　干姜 3g　炙甘草 3g
川黄连 6g　枳壳 10g　旋覆花 10g^(包)　苏子 10g
生麦芽 12g　焦山楂 10g　陈皮 9g　厚朴 12g　枳实 10g
红花 10g

14 剂,水煎服

【按】患者系中阳不健,胸阳不振,阴乘阳位而发为胸痹,方中除常用之温阳开痹之品外,且配干姜、苏梗、陈皮、麦芽、厚朴等温健中阳,使中阳健、痰湿化、胸阳振,则痹自除。

第八十案

六味地黄汤加减治愈阴挺案

患者 郭某 女 34岁

初诊：1994年3月22日

主诉：阴道坠痛明显2个月余。

现病史：患者于2个月以前，行人工流产术后，觉小腹坠胀不适，月经后尤著，时觉阴道有硬物欲脱出来，腰酸乏力，气短，纳食尚可，大便尚调，尿频。曾于妇科门诊检查，诊断为子宫脱垂证，未行系统治疗，今请焦老诊治。

既往史：否认肝炎、结核病史，否认药物过敏史。

个人史：月经 12 $\frac{5\sim6}{22\sim28}$，孕2胎，足月顺产1女，健康，人工流产1次。

查体：舌苔薄白，脉沉细。

诊断：中医：阴挺

西医：子宫脱垂

辨证：肝肾两虚，冲任不足，发为阴挺、尿频等证。

治法：补益肝肾。

处方：桑寄生30g　川断15g　炒杜仲15g　五味子6g

桑螵蛸15g　乌药12g　益智仁10g　覆盆子12g

巴戟天10g　白术12g　茯苓20g　山萸肉10g　熟地18g

山药12g　泽泻18g　陈皮10g

14剂，水煎服

二诊：1994年4月5日

服上药后，自觉腰酸乏力减，精神好转，未发生气短，小腹、阴道坠胀均减轻。

鉴于病情减轻,继续守方进退。

处方:覆盆子 15g　川断 18g　杜仲 18g　炙黄芪 12g

桑寄生 30g　五味子 6g　桑螵蛸 15g　乌药 12g

益智仁 10g　巴戟天 10g　白术 12g　茯苓 20g

山萸肉 10g　熟地 18g　山药 12g　泽泻 18g　陈皮 10g

14 剂,水煎服

三诊:1994 年 4 月 19 日

患者服药后,近月余未发生自觉阴道有物欲脱出之感,小腹坠胀明显减轻,自述目前无明显不适症状,欲求巩固疗效,请焦老再诊,舌苔薄白,脉沉略细。

处方:炙黄芪 12g　桑寄生 30g　川断 20g　炒杜仲 18g

五味子 6g　桑螵蛸 15g　乌药 12g　益智仁 10g

覆盆子 15g　巴戟天 20g　白术 12g　茯苓 20g

山萸肉 10g　熟地 20g　山药 12g　泽泻 18g　陈皮 10g

炒黄柏 9g

14 剂,水煎服(效可继服)

【按】患者主因阴道坠痛 2 个月余而就诊,曾行妇科检查诊为子宫脱垂,追其病史,乃因人工流产后始得。焦师根据四诊所得,诊其为肝肾亏虚,冲任不足所致,并未采用一般常用之补益中气之法治之,而是着眼于肝肾,用六味地黄汤加补肾强腰之川断、杜仲、桑寄生、益智仁等治疗,而收佳效。

第八十一案

越婢加术汤加减治风水案

患者　王某　女　25 岁

初诊：1993 年 10 月 29 日

主诉：双眼睑、颜面水肿 2 个月余。

现病史：患者于 2 个月以前因感冒后咽痛，继则双眼睑浮肿，颜面及双手肿胀感，当时查尿常规显示：蛋白（++），红细胞 20~30 个 / 视野，管型 0~1 个。腰酸，腰痛而沉，头痛，头晕，寐欠，纳可，大便干燥，一日一行，需服通便灵，双目视物模糊，屡次测血压均高于正常，曾住人民医院、北京中医医院等，诊为"急性肾小球肾炎"，予以中西药物对症治疗，然无显效，故来我院门诊请焦老会诊。

既往史：11 岁患"急性肾盂肾炎""胃炎"；16 岁患"腹膜炎"，行手术治疗。否认肝炎、结核病史，有磺胺药物过敏史。

个人史：月经 14 $\dfrac{5\sim6}{28}$，月经量多，痛经史，未婚。

查体：左脉沉滑略弦，右脉滑略弦，舌苔黄厚（口含喉片后）。

诊断：中医：风水证

　　　西医：急性肾小球肾炎

辨证：脉滑，上半身浮肿，诊为风水之证。

治法：宣肺利水，佐以益肾。

处方：生麻黄 10g　　生石膏 30g^{（先下）}　苍术 10g　桑白皮 15g

　　　生姜 3 片　　大枣 2 枚　　炙甘草 3g　冬瓜皮 40g　茯苓 30g

　　　泽泻 20g　　川断 18g　　桑寄生 25g　生茅根 30g

　　　生龙牡各 30g^{（先下）}

7 剂，水煎服

217

二诊：1993 年 11 月 9 日

仅服上药 7 剂后，自觉水肿、乏力均减轻。因停药数日，故晨起双眼睑又肿胀，腰痛，偶有头痛，血压 17.3/12kPa（130/90mmHg），纳可，大便干，小便色黄少，今复查尿常规显示：蛋白（+），红细胞 1~3 个/视野。舌苔略白，脉滑。

诊治同前，守方进退。

处方：生麻黄 10g　生石膏 30g^(先下)　桑白皮 12g　川断 15g
　　　茯苓皮 30g　冬瓜皮 40g　生茅根 30g　小蓟 20g
　　　苍术 10g　生姜 3 片　大枣 3 枚　杜仲 15g　炙甘草 5g
　　　细辛 3g

7 剂，水煎服

三诊：1993 年 11 月 16 日

患者述服药后，诸症均减轻，双眼睑、颜面肿明显减轻，腰痛乏力减轻，精神好转，纳食可，夜寐安，小便量稍多，然色黄，大便调，舌苔薄白，脉滑略沉。

症情减轻，诊治同前，守方加减。

处方：生麻黄 10g　生石膏 40g^(先下)　桑白皮 12g　苍术 10g
　　　茯苓皮 30g　冬瓜皮 40g　川断 18g　杜仲 5g　生姜 3 片
　　　大枣 3 枚　炙甘草 3g　生茅根 30g　小蓟 30g　葛根 12g
14 剂，水煎服

四诊：1993 年 12 月 14 日

服上药 20 余剂后，水肿渐渐减轻至消失，近几日虽劳累，但腰痛却明显减轻，上周复查尿常规：蛋白（±），红细胞 1~3 个/视野。纳食可，大便偏干，小便量多，已恢复工作，昨日于人民医院复查尿常规已正常。舌苔白，脉滑。

鉴于病情几近痊愈，且趋稳定，故守方巩固疗效。

处方：生麻黄 10g　生石膏 30g^(先下)　苍术 10g　桑白皮 15g
　　　冬瓜皮 40g　生姜 3 片　大枣 3 枚　炙甘草 3g
　　　川断 15g

14 剂，水煎服（效可继服）

【按】患者因双眼睑、颜面浮肿2个月余就诊,曾查尿常规等于内科确诊为急性肾小球肾炎,证属风水证,焦师仍用越婢加术汤治之。方中本着人身之水液代谢与上焦肺、中焦脾、下焦肾密不可分的精神,虽用药不多,然三脏之药皆用之。麻黄、石膏、桑白皮宣肺利水,苍术健脾燥湿,利水除邪矣,且用川断补肾,肾阳气化利则水邪自有出路。

第八十二案

治尪痹验案

患者　孟某　男　30 岁

初诊:1993 年 7 月 13 日

主诉:腰部疼痛不适数年。

现病史:患者于数年前自觉腰部疼痛不适感,畏寒喜暖,晨僵明显,渐至弯曲受限,脊柱强直,伴骶髂关节疼痛明显,阴天时及遇风寒后疼痛僵感则加重,曾于外院 X 线片示:腰椎曲度消失,骶髂关节密度高,查血同种白细胞抗原 B_{27},(HLA-B_{27})(+),诊断为"强直性脊柱炎",予以中西药物对症处理,无显效,故慕名请焦老诊治。

现症:腰痛而酸,晨僵明显,喜暖畏寒,脊腰强直感,弯腰受限,双指尖达膝关节上,骶髂关节疼痛明显,纳食可,二便调,寐尚可。

既往史:否认肝炎、结核病史,否认药物过敏史。

个人史:吸烟史 10 年,10~20 支 / 日,少量饮酒。

查体:脉弦细,舌苔根部略白。

诊断:中医:尪痹(肾虚督寒证)

　　　西医:强直性脊柱炎

辨证:肾虚,寒湿之邪深侵入肾督,筋伤骨损,发为尪痹。

治法:补肾强督,祛寒疏风,除湿活络。

处方:金毛狗脊 30g　羌独活各 10g　鹿角霜 10g　红花 10g

　　　桃仁 10g　土鳖虫 9g　白僵蚕 12g　桂枝 12g

　　　赤白芍各 12g　知母 15g　麻黄 5g　防风 10g

　　　制附片 12g　白术 9g　干姜 3g　伸筋草 30g

7 剂,水煎服

二诊:1993 年 7 月 19 日

患者述服药后,周身较前舒服,僵皱感好转,疼痛亦减轻,弯腰时双指尖能达双阳陵泉穴部位,纳食可,二便调,寐安,骶髋关节痛亦减,舌苔薄白,脉沉略弦。

鉴于病情减轻,继守上方加减用之。

处方:1993 年 7 月 13 日方,加川断 15g,加怀牛膝 12g。14 剂,
　　　水煎服(效可继服)。

【按】患者系腰髋疼痛数年,确诊为"强直性脊柱炎",证属中医之尪痹,焦师仍以补肾强督,散风除湿,祛寒通络治疗。然因病较久,且痛处较固定不移,因此方中重用了活血通络之品,如桃仁、红花、土鳖虫、赤芍等,使患者服之后气血运行通畅,利于将深入于肾、骨、筋之寒湿之邪驱散,故患者自觉周身僵皱感减轻明显,且腰脊疼痛亦明显减轻。

第八十三案

补肾除湿、疏风活络法治愈痛痹案

患者　周某　女　52 岁

初诊：1992 年 7 月 7 日

主诉：双膝关节红肿痛 3 年余，加重半年。

现病史：患者于 1990 年初因劳累后出现右膝关节红肿热痛，行走受限，未系统检查，仅服中药，红肿热退，然仍疼痛。半年后，因劳累负重，故左膝关节亦疼痛，用中药外敷，但关节疼痛未见减轻，渐波及双踝关节疼痛，双下肢行走困难，关节肿胀明显，然未检查，故诊断一直不明确。半年前赴某三甲医院查血尿酸偏高（642.6μmol/L），诊断为"痛风"，"右膝骨性关节病"，服中药后红热肿消，痛仍在，故请焦老诊治。

现症：双膝关节疼痛，以右膝为甚，喜暖畏寒，晨僵明显，波及双踝关节、第一跖趾关节，行走受限，纳食可，二便调，寐欠。

既往史：否认肝炎、结核病史，否认药物过敏史。

个人史：月经 $12\dfrac{5\sim7}{26\sim32}48$，孕 3 胎，人工流产 1 胎，足月顺产 1 子 1 女，均体健。

查体：舌苔根部白，脉沉弦滑。

诊断：中医：痛痹

　　　西医：痛风性关节炎

辨证：肾虚，风寒湿邪深侵入肾，闭阻经络，发为痛痹，欲作尪痹，久欲化热。

治法：补肾祛寒，疏风散湿，佐以活络清热之品。

处方：桑寄生 30g　独活 12g　川断 20g　牛膝 20g　粉草薢 25g

土茯苓 25g　制附片 12g　威灵仙 18g　桂枝 15g

赤白芍各 12g　知母 15g　伸筋草 30g　泽兰 20g

生薏米 30g　草乌 5g　鸡血藤 20g　焦槟榔 12g

7 剂,水煎服

二诊:1992 年 9 月 29 日

服上药 40 剂后,症状减轻,能自行走路 3 小时余,关节未发生红肿热,疼痛明显减轻,然下楼时膝关节感酸胀、作响,上半身恶热,下半身恶寒,睡醒后身痒,于协和医院复查血尿酸 606.9μmol/L,舌苔薄白,舌中略有裂纹,脉沉略细。

症情减轻,守方加减。

处方:1992 年 7 月 7 日方,改附片 10g,改桂枝 12g,改草薢 30g,加秦艽 12g,加炒黄柏 10g。7 剂,水煎服。

三诊:1992 年 11 月 6 日

服药 30 余剂,双下肢关节疼痛减轻,下楼时僵硬感,耳廓上有小结石样物,纳可,二便调,舌苔薄白,脉沉细。

诊治同前,守方加减。

处方:1992 年 9 月 29 日方,加川乌 6g,加补骨脂 12g。14 剂,水煎服。

四诊:1993 年 2 月 19 日

服药 100 剂左右,双膝痛感已消失,双踝及跖趾关节疼痛亦未作,行走如常,无不适,唯下楼时关节作响,腰酸胀,纳可,二便调,舌苔略白,脉滑。

症情明显减轻,守方进退,巩固疗效,嘱饮食有节。

处方:桑寄生 30g　川断 18g　独活 10g　威灵仙 15g

生薏米 30g　防己 10g　牛膝 18g　金钱草 30g　桂枝 10g

制附片 10g　土茯苓 20g　草薢 25g　地龙 6g　草乌 3g

10 剂,水煎服

五诊:1993 年 6 月 11 日

鉴于服药后无不适感,故停药。5 月底因过食肥甘、肉类后,稍觉左踝关节痛,仍有耳结石,但觉精神、体力均好转,纳可,二便调,舌苔白厚,脉沉细,曾于 4 月下旬复查血尿酸 559.3μmol/L。

继守方加减巩固疗效,并嘱饮食自节。

处方:焦槟榔 15g　吴茱萸 6g　草乌 6g　川乌 6g　怀牛膝 20g

　　　川断 18g　杜仲 15g　茯苓 25g　泽泻 25g　生薏米 30g

　　　防己 12g　威灵仙 15g　独活 12g　桑寄生 30g　萆薢 30g

　　　伸筋草 30g

14 剂,水煎服(效可继服)

【按】本例患者主因双膝、踝关节红肿疼痛 3 年,加重半年而就诊,西医确诊为"痛风"。焦师据四诊所得,证属痛痹欲尪,且有化热之势,故在治疗时除补肾祛寒、疏风除湿、活血通络外,还佐以清热之品。方中妙用焦槟榔引药下行,直达痛所膝踝之处,且又用大剂量之萆薢,《本草纲目》云:"萆薢之功长于去风湿,所以能治缓弱瘰痹",故用之于此加强祛湿之功能,而利于收效。

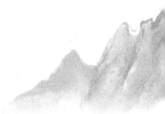

第八十四案

滋水涵木法治愈胃脘痛案

患者　薛某　女　53岁

初诊: 1993年10月29日

主诉: 胃脘胀痛不适月余。

现病史: 患者于1个月前,始胃脘胀满疼痛不适,食后加重,伴腰酸,气短,汗出,烘热阵阵,心烦易怒,双目干涩,纳食尚可,大便2~5日一行,为正常成形便,小便黄,曾服"香砂养胃丸"等中药,无显效,故来京请焦老诊治。

既往史: 否认肝炎、结核病史,否认药物过敏史。

个人史: 月经 15 $\frac{7\sim8}{3\sim36}$ 50,量中等,痛经史,孕3胎,足月顺产2女1子,均体健。

查体: 舌苔薄白,脉沉略细。

诊断: 中医:胃脘痛(阴虚肝旺证)

　　　　西医:1. 胃炎?

　　　　　　　2. 更年期综合征

辨证: 肝肾不足,水不涵木,阴虚,肝阳旺盛,克伐脾胃,而致阴虚阳旺,胃脘痛证。

治法: 滋阴潜阳,调肝和胃

处方: 生石决明 25g^(先下)　　生龙牡各 30g^(先下)　　生白芍 12g

　　　　珍珠母 30g^(先下)　　生地 12g　　炒黄芩 10g　　香附 10g

　　　　远志 12g　　炒枣仁 30g^(先下)　　白蒺藜 10g　　夜交藤 18g

　　　　川断 18g　　桑寄生 25g　　菊花 6g

　　　　　　　　　　　　　　　　　　　　　　10剂,水煎服

二诊：1993 年 12 月 14 日

患者服上药 40 余剂后，上述症状均好转，近半月余未发生胃脘胀痛不适，腰酸、气短、烘热汗出等均明显减轻，心烦亦减，双目干涩基本已愈，纳食可，二便调，夜寐欠佳，舌苔薄白，脉沉略细。

诊治同前，守方加减，巩固疗效。

处方：1993 年 10 月 29 日方，去菊花，加合欢花 9g，改夜交藤 20g，以养血安神，疏肝。14 剂，水煎服（效可继服）。

【按】患者系因胃脘胀痛不适月余而就诊，然追问其病史及症状，尚有腰酸、汗出、烘热、心烦、双目干涩等多种不适之主证，故治疗时并未只着眼于胃脘痛，而是四诊合参，知其肝肾不足，水不涵木，而致阴虚肝旺，肝旺必克伐脾土，使脾胃升降失司，而发胀痛不已。方中用药仍重在滋水涵木，疏肝理气，肝木得抑，脾胃自健。故虽未用治胃之品，而同样可收良效，由此不难看出辨证论治之重要性。

第八十五案

活血通络、益肾强筋法治愈腰痛案

患者　熊某　女　47岁

初诊：1993年9月17日

主诉：腰痛半年余。

现病史：患者于半年前，因搬抬重物后，致腰痛牵及右髋、右腿后侧。曾于1993年3月26日行腰椎CT平扫提示：$L_{3\sim4}$、$L_{4\sim5}$软组织椎管狭窄，$L_{3\sim4}$、$L_{4\sim5}$纤维环膨出，黄韧带肥厚，硬膜囊受压，患者拒绝手术而请焦老诊治。

现症：腰痛，畏寒喜暖，牵及右髋、右腿后侧，坐久则右臀部痛，腰于持重物时坠而不适，纳可，小便时有不畅，大便调，无尿频、尿痛等，夜寐尚安。

既往史：高血压病史2年余，血压时高至$20\sim21.3/12\sim12.7$kPa（$150\sim160/90\sim95$mmHg），平素$17.3/12$kPa（$130/90$mmHg）；B超示肾囊肿已2年余。否认肝炎、结核病史，否认药物过敏史。

个人史：月经$13\dfrac{5\sim7}{26\sim28}$，痛经史，色红，少血块，孕3胎，2子1女，均体健。

查体：舌苔薄白，脉沉滑细，尺弱。

诊断：中医：腰痛

　　　西医：腰椎间盘脱出症

辨证：腰部扭伤，瘀血阻滞，再兼肾虚，发为腰痛。

治法：活血通络，益肾强筋。

处方：骨碎补15g　刘寄奴15g　川断18g　土鳖虫9g

　　　伸筋草30g　羌独活各10g　怀牛膝15g　桑寄生30g

红花 10g　桃仁 10g　自然铜 6g^{（先下）}　制附片 10g

草乌 6g　威灵仙 15g　炙山甲 9g

7 剂，水煎服

二诊：1993 年 9 月 24 日

服药后，腰痛减轻，然右髋、右腿后侧及久坐臀部仍痛，现左侧亦有痛感，劳累后双膝关节略痛，纳可，小便调，大便时干，寐欠，舌苔薄白，脉沉。

症情减轻，守方加减。

处方：桑寄生 30g　川断 20g　杜仲 15g　补骨脂 12g

骨碎补 15g　刘寄奴 12g　怀牛膝 18g　泽兰 18g

制乳没各 5g　红花 10g　桃仁 10g　赤芍 12g

伸筋草 30g　制附片 12g　草乌 5g　土鳖虫 9g

7 剂，水煎服

三诊：1993 年 10 月 22 日

服上药 20 余剂后症减，然近日天气变冷，腰髋痛复作，右腿亦窜痛，纳可，二便调，微咳有痰，脉沉滑，苔薄白。

诊治同前，上方进退用之。

处方：桑寄生 30g　川断 20g　制附片 12g　紫肉桂 6g　干姜 6g

杜仲 15g　金毛狗脊 30g　巴戟天 12g　独活 12g

刘寄奴 15g　怀牛膝 15g　泽兰 15g　补骨脂 10g

苏子梗各 10g　紫菀 15g　伸筋草 30g　胡桃肉 2 枚^{（自加）}

7 剂，水煎服

四诊：1993 年 11 月 5 日

服药后，腰痛减轻明显，然畏寒怕冷，纳可，二便调，咳嗽已愈，舌苔薄白，脉细。

鉴于症情明显减轻，故遵上方进退，巩固疗效。

处方：桑寄生 30g　独活 12g　川断 18g　杜仲 15g　怀牛膝 18g

金毛狗脊 30g　补骨脂 12g　炙山甲 9g　威灵仙 15g

生薏米 30g　鸡血藤 15g　胡桃肉 2 枚　泽兰 15g

14 剂，水煎服（效可继服）

五诊：1994 年 3 月 16 日

服上药百余剂后，自觉腰骶痛明显减轻，唯腿痛仍作，但畏寒喜暖,亦减,服药期间曾出现胃脘痛,现已愈,大便日行 1~2 次,溏软便,小便调,寐欠佳,舌淡红,薄白苔,脉沉细尺弱。

鉴于已服上药百余剂,症状明显减轻,故请焦老再诊,巩固效果。

处方:桑寄生 30g 川断 25g 补骨脂 12g 骨碎补 12g

制附片 12g 草乌 6g 炙山甲 10g 伸筋草 30g

透骨草 20g 杜仲 20g 刘寄奴 15g 金毛狗脊 40g

千年健 12g 薏米 30g 茯苓 25g 益智仁 12g 桂枝 15g

皂刺 9g 路路通 12g 独活 12g

14 剂,水煎服

六诊:1994 年 6 月 18 日

服上药 80 余剂,腿、腰、骶部疼痛明显减轻,能坚持上班及持繁重家务等,畏寒喜暖减,大便调,小便通畅,舌苔薄白,脉沉滑细。

鉴于病已近愈,故请焦老再诊,处以长服方药。

处方:上方去益智仁,加白僵蚕 12g,改草乌 9g。7 剂,水煎服。

每日 1 剂,服 7 剂后,则改为隔日 1 剂,服 14 剂左右。

七诊:1994 年 7 月 20 日

服上方每日 1 剂 7 剂后,又坚持隔日 1 剂服 7 剂,剩余 7 剂保留以备再痛时服,腰痛自觉已愈。因近 3 天来,小腹坠胀,尿痛、烧灼而就诊。

【按】本病例乃因腰痛半年余而就诊于焦师,西医已确诊为"腰椎间盘脱出症",并动员患者行手术治疗,然患者拒绝之,而求治于焦师。焦师虑其天癸欲竭,肾气渐虚,加之腰部扭伤,瘀血阻滞,发为腰痛,故予以益肾活血、强筋通络治疗。妙在方中用了泽兰配牛膝,可下腰膝间死血(较长期之瘀血),伍入方中,使瘀血活,经络通,气血得以流畅;再加用补肾强腰膝之川断、寄生、补骨脂等,腰痛之证必见轻矣。

第八十六案

温阳开痹、化痰通络法治愈心痹案

患者　杨某　男　78岁

初诊：1992年7月24日

主诉：胸闷、心前区疼痛20天。

现病史：患者于20天前突发胸闷憋气，胸痛，压榨样感，以胸骨后为著，冷汗出，由家属速送医院，查心电图后诊为"急性心肌梗死"，收入我院心内科住院治疗。现仍觉胸闷、心悸，每日仍作胸骨后及心前区闷痛，阵发性加剧，畏寒，纳呆，大便偏干，小便调，夜寐欠，为配合中药治疗，特请焦老诊治。

既往史：1972年患"肺气肿"，心电图示右束支传导阻滞；1974年行阑尾切除术。否认肝炎、结核病史，否认药物过敏史。

个人史：无烟酒嗜好。

查体：舌淡红而暗，白苔中著，脉沉弦细。

诊断：中医：心痹

　　　西医：急性心肌梗死

辨证：年迈肾虚，心肾阳衰，阴乘阳位，发为心痹。

治法：温阳开痹，化痰通络。

处方：全瓜蒌40g　薤白15g　桂枝12g　檀香9g(后下)

　　　半夏10g　红花10g　炒五灵脂12g　厚朴12g

　　　炒蒲黄10g(包)　酒大黄6g　枳实10g　丹参20g

　　　茯神木30g　苏子梗各10g　珍珠母30g(先下)　细辛3g

　　　三七粉1.2g(分冲)　西洋参6g(另煎兑入)

　　　　　　　　　　　　　　　5剂，水煎服（效可继服）

二诊：1992 年 9 月 29 日

患者服药 14 剂后,因焦老出国讲学,故未能继服再诊。

现症：现觉胸痛、胸闷牵及背部,发作不定时,因便秘,排便后上述症状加重,而口含服硝酸甘油及吸氧后症状缓解,纳谷不馨,乏力倦怠,面色㿠白,舌苔薄白,脉沉略滑。

诊治同前,守方加减。

处方：（1）全瓜蒌 50g　薤白 18g　桂枝 15g　檀香 9g$^{(后下)}$

炒五灵脂 15g　蒲黄 12g$^{(包)}$　半夏 10g　厚朴 12g

炒苏子 10g　蜜紫菀 15g　枇杷叶 15g　酒大黄 4.5g

茯神木 30g　莪术 3g

人参粉 1g
三七粉 1.2g } 分 2 次冲服　　　　7 剂,水煎服

（2）苏合香丸,1 丸,必要时服。

三诊：1992 年 10 月 27 日

患者服上药 28 剂,心前区疼痛明显减轻,然左臂内侧、肩背部仍疼痛,但程度亦减轻,大便仍不畅,非泻药不得下,舌苔薄白,脉弦。

症情减轻,上方进退（已停服苏合香丸）。

处方：全瓜蒌 60g　薤白 18g　桂枝 15g　檀香 9g$^{(后下)}$

片姜黄 12g　蒲黄 12g$^{(包)}$　枳实 12g　厚朴 12g

酒大黄 6g　炒苏子 10g　炙紫菀 15g　枇杷叶 15g

茯神木 30g　红花 9g　莪术 5g

人参粉 1g
三七粉 1.2g } 分 2 次冲服　　　　10 剂,水煎服

四诊：1992 年 12 月 4 日

一直服用上药约 35 剂,现左胸疼痛减,心前区疼痛阵作,程度及次数均较前缓解,时心前区悸动,惕惕不安,头晕,纳呆少食,食后脘胀,大便仍干燥,舌苔薄白,脉弦。

症情明显减轻,守方加减继服。

处方：全瓜蒌 60g　半夏 10g　川黄连 6g　厚朴 12g　枳实 12g

生大黄 6g$^{(包)}$　茯神木 30g　元胡 10g　蒲黄 10g$^{(包)}$

党参 12g　茯苓 15g　远志 10g　生赭石 25g$^{(先下)}$

珍珠母 30g$^{(先下)}$　泽泻 30g　炒枣仁 30g$^{(先下)}$

$$\left.\begin{array}{l}\text{三七粉 1g}\\\text{琥珀粉 1g}\end{array}\right\}\text{分 2 次蜜调服}\qquad\text{14 剂,水煎服}$$

五诊:1993 年 10 月 22 日

患者述服上药约 40 余剂后,停服中药至今,基本痊愈如常。近 1 周以来因劳累及情绪波动,复感左胸牵及左臂内侧疼痛偶作,然程度轻微,胸闷、气短已愈,纳食少,大便不畅,排便困难,略干,需用 "开塞露",喜卧,倦怠乏力,心悸阵阵,小便调,寐安。担心旧病复发,故请焦老诊治防之。舌体瘦瘦,舌苔薄微黄,右手脉弦,左手脉沉略弦细。

诊治同前,守方加减。

处方:全瓜蒌 35g　薤白 12g　半夏 10g　枳实 10g　厚朴 12g

桂枝 10g　茯苓 20g　焦山楂 10g　生蒲黄 10g^(包)

干姜 9g　炙甘草 5g　鸡血藤 15g　生晒白人参 6g^(另煎兑入)

白术 9g　片姜黄 10g

$$\left.\begin{array}{l}\text{三七粉 1.2g}\\\text{珍珠粉 0.6g}\end{array}\right\}\text{分 2 次冲服}\qquad\text{7 剂,水煎服(效可继服)}$$

【按】本患者主因胸闷、心前区疼痛 20 天就诊,经心电图等检查,确诊为急性心肌梗死。焦师据四诊所得,辨其证属年迈肾虚,心肾阳衰,阴乘阳位,发为心痹,治宜温阳开痹,化痰通络。因患者舌质淡红而暗,心前区疼痛固定不移,故除服用汤药外,还用散瘀定痛的三七粉配人参粉,温开水送服,每日 2 次,连服两三周。这样既能益气,又能散瘀定痛,效果颇佳。另外,初诊方中妙在用细辛一味,入少阴心肾经斡旋上下,温助心肾之阳,使阳复痹开,症自除。

第八十七案

补肾祛寒强督法治尪痹案

患者　王某　男　26岁

初诊:1992年12月29日

主诉:腰痛5年。

现病史:患者于5年前出现腰痛,继则僵直感,渐渐弯腰受限,畏寒喜暖,晨僵明显,后仰尤著,未曾系统检查治疗,自服中西药对症治疗,无显效,且症情渐重。1992年12月14日,查血沉87mm/h,抗"O"<500,类风湿因子(−),同种白细胞抗原B_{27}(HLA-B_{27})(+),诊断为"强直性脊柱炎",自己又服用尪痹冲剂等。因无明显效果,特请焦老诊治。纳谷欠馨,大便不畅,两腿外展受限。

既往史:否认肝炎、结核病史,否认药物过敏史。

个人史:吸烟10~20支/日,少量饮酒。

查体:舌苔白厚,脉沉细。

诊断:中医:尪痹(肾虚督寒证)

　　　　西医:强直性脊柱炎

辨证:寒湿之邪乘肾虚,深侵入肾督,致筋伤骨损,发为尪痹。

治法:补肾祛寒强督。

处方:骨碎补20g　川断18g　淫羊藿10g　鹿角霜10g

　　　金毛狗脊30g　桂枝18g　赤白芍各12g　知母15g

　　　制附片12g　防风10g　麻黄5g　牛膝20g　泽兰20g

　　　土鳖虫9g　炙山甲6g　白僵蚕12g　独活12g

　　　砂仁6g$^{(后下)}$　木香6g

10剂,水煎服

二诊：1993 年 2 月 2 日

患者服药后,自觉腰痛减轻,两腿外展不利,然程度减,双下肢无力感,纳食增加,二便调,寐安,1993 年 1 月 28 日复查血沉 41mm/h。舌苔根部白厚,脉沉。

症情减轻,守方加减。

处方：骨碎补 20g　巴戟天 10g　桂枝 15g　赤白芍各 12g
　　　知母 15g　防风 10g　麻黄 6g　白术 10g　川断 18g
　　　制附片 12g　金毛狗脊 35g　鹿角霜 6g　羌独活各 10g
　　　牛膝 18g　泽兰 15g　白僵蚕 12g

7~14 剂,水煎服

三诊：1993 年 2 月 16 日

服上药后,腰骶疼痛、晨僵均较前好转,畏寒,两腿外展较前灵活,纳可,二便调,唯午后僵感明显,舌苔略白,脉弦略数。

鉴于症情减轻,故继守方加减用之。

处方：骨碎补 20g　巴戟天 12g　补骨脂 12g　桂枝 18g
　　　赤白芍各 12g　知母 15g　防风 12g　麻黄 5g　白术 10g
　　　生姜 6 片　制附片 12g　川草乌各 5g　川断 18g
　　　金毛狗脊 35g　鹿角霜 9g　羌独活各 10g　牛膝 20g
　　　泽兰 20g　白僵蚕 12g

14 剂,水煎服

四诊：1993 年 3 月 2 日

服上药后,腰骶痛减,活动度增加,然晨僵感仍作,纳可,二便调,寐安,舌苔略白,脉弦。

症情减轻,守方加减,增强祛寒强督、除僵之作用。

处方：1993 年 2 月 16 日方,改白僵蚕 15g,改川草乌各 6g,改鹿角霜 12g,加自然铜 9g$^{(先下)}$。10 剂,水煎服。

五诊：1993 年 3 月 12 日

服上药后,诸症均减轻,然口渴,纳食、二便、寐均如常,舌苔根部略白,脉弦。

诊治同前,守法进退。

处方：1993 年 3 月 2 日方,改金毛狗脊 40g,改鹿角胶 10g$^{(烊化)}$,改川断 20g,加熟地 12g。14~20 剂,水煎服。

六诊：1993 年 3 月 29 日

现觉肩胛骨疼痛 2 天，腰、骶、髋痛均减，晨僵亦较前好转，腰、双腿外展活动较前灵活，食欲可，二便调，夜寐多梦，舌苔薄白，脉弦滑细。

症情减轻，渐趋稳定，故守方进退。

处方：1993 年 2 月 16 日方，加生地 18g，加自然铜 9g^(先下)，加藿香 10g，加佩兰 10g，加伸筋草 30g。14 剂，水煎服。

七诊：1993 年 5 月 31 日

服药后诸症均好转，唯天气变化及过度劳累而稍加重，晨僵好转，午后稍重，纳可，二便调，舌苔白，脉弦数滑，肩胛骨痛消失。

诊治同前，守方加减。

处方：骨碎补 20g　巴戟天 12g　补骨脂 12g　桂枝 18g
　　　生地 18g　自然铜 9g^(先下)　赤白芍各 12g　知母 15g
　　　防风 12g　茯苓 30g　麻黄 5g　白术 10g　鸡血藤 20g
　　　制附片 12g　川草乌各 5g　藿香 10g　川断 20g
　　　金毛狗脊 35g　鹿角胶 10g^(烊化)　羌独活各 10g　牛膝 20g
　　　泽兰 20g　白僵蚕 10g　伸筋草 30g

14 剂，水煎服

八诊：1993 年 7 月 16 日

患者述病情稳定，腰骶痛减轻，两腿外展灵活，僵直感亦减轻，纳可，二便调，寐安，舌苔白，脉弦。

症情减轻，治疗同前。

处方：桂枝 15g　赤白芍各 12g　知母 15g　麻黄 3g　白术 9g
　　　生姜 3g　制附片 12g　骨碎补 20g　鹿角霜 10g
　　　金毛狗脊 40g　白芥子 6g　水蛭 3g　土鳖虫 6g　草乌 5g
　　　佩兰 10g　牛膝 20g　泽兰 20g　秦艽 15g　炒黄柏 10g
　　　防风 10g　仙茅 12g

10 剂，水煎服

九诊：1993 年 8 月 9 日

腰骶痛几近愈，纳食可，乏力感减，腰、两腿活动自如，劳累时、下午五六点时僵，余无不适感，舌苔白腻，脉弦滑，尺脉弱。

症情减且近愈，故守 1993 年 7 月 16 日方继服 14 剂。

十诊：1993 年 8 月 24 日

服上药后，腰、背、骶处疼痛愈，怕冷及汗出均减，活动自如，晨僵不明显，时下午发僵明显，然程度亦减轻，1993 年 8 月 9 日复查血沉 32mm/h，纳可，二便调，寐安，舌苔白，脉弦。

症情稳定，守方进退，巩固疗效。

处方：藿香 10g　佩兰 10g　桂枝 18g　赤白芍各 12g　知母 15g
　　　麻黄 3g　白术 9g　制附片 12g　干姜 5g　白芥子 4g
　　　鹿角霜 10g　巴戟天 12g　金毛狗脊 30g　羌独活各 10g
　　　土鳖虫 6g　牛膝 15g　泽兰 15g　炙山甲 9g　草乌 6g

　　　　　　　　　　　　　　　　　　　　　　　　10 剂，水煎服

【按】患者系强直性脊柱炎，主因腰痛 5 年而就诊。吾师诊其因寒湿之邪，乘虚深侵入肾督，致筋伤骨损，发为尪痹之证。除予以补肾强督，祛寒除湿，散风活络外，还用牛膝配泽兰下腰间死血，更妙在用麻黄配白芥子、土鳖虫、泽兰等活血通络之药，外可宣透皮毛腠理，内可深入积痰凝血，温通发散寒湿之邪，使邪去痹通，诸症自除。

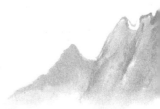

第八十八案

治尪痹验案

患者　李某　女　57岁

初诊:1993年8月28日

主诉:周身关节疼痛10余年,发热1个月余。

现病史:患者于10年前始周身关节疼痛,指腕关节尤著,畏寒喜暖,喜热敷,晨僵明显,曾于多所医院就诊,经查血沉高于正常,类风湿因子(+),诊为"类风湿关节炎",间断服用中西药物治疗。本次入院1个月前始恶寒发热(体温38~39℃),咳嗽,咳吐少量白痰,周身酸痛,右侧胸痛,胸片提示:右下肺炎,故于1993年7月1日收入我院脾肺科病房住院治疗,经抗感染及中药等对症治疗,咳愈,胸痛消失,复查胸片正常,然唯午后低热,体温持续在37.8℃,伴关节痛,僵硬,发热时关节疼痛加重,查血沉87mm/h,类风湿因子(+),C反应蛋白80mg/l,医生考虑为类风湿关节炎发作,故请焦老会诊。

既往史:否认肝炎、结核病史,否认药物过敏史。

个人史:月经 12 $\frac{5\sim7}{28\sim30}$ 49,孕3胎,1子1女,均健在。

查体:舌苔白厚,脉滑。

诊断:中医:尪痹,咳嗽

　　　西医:类风湿关节炎,肺炎

辨证:寒湿深侵入肾,闭阻经络,发为尪痹,加之风温之邪侵肺,宣肃失司,发为咳嗽、发热。

治法:补肾祛寒,疏风化湿,佐以宣肺清热。

处方:炙麻黄6g　杏仁10g　生石膏30g^(先下)　枇杷叶15g

银花 12g　连翘 12g　桑枝 25g　桂枝 10g　知母 15g

赤芍 12g　防风 12g　羌独活各 10g　白僵蚕 10g

秦艽 18g　炒白芥子 9g　炒苏子 10g　制附片 10g

海桐皮 15g　络石藤 30g　骨碎补 18g　炙山甲 6g

苍术 10g

7 剂,水煎服

二诊:1993 年 9 月 4 日

午后发热,体温 37.5℃,周身关节疼痛,双腿后痛,时痉挛硬痛,服药后,汗出痛减,咳嗽较前减轻,脉沉滑,苔略白。

诊治同前,守方加重散寒补肾之品。

处方:荆芥 10g　防风 12g　桂枝 12g　桑枝 25g　赤芍 12g

知母 15g　羌独活各 10g　秦艽 20g　炒白芥子 9g

炒苏子 10g　制附片 10g　骨碎补 18g　炙山甲 6g

伸筋草 30g　苍术 6g　麻黄 5g　草乌 5g　络石藤 30g

7 剂,水煎服

三诊:1993 年 9 月 11 日

患者服药后,症状减轻,咳嗽基本已愈,凌晨 1 点左右体温最高达 37.6~37.8℃,下午 13 点体温 37.6℃,16 点则为 37.2℃,指关节红肿痛,双肩上抬不利,踝关节痛,纳可,二便调,苔白,脉滑。

考虑表邪未解,属于半表半里,故于方中加入和解少阳之品。

处方:柴胡 12g　黄芩 10g　青蒿 15g　郁金 10g　地骨皮 12g

桂枝 12g　赤白芍各 12g　秦艽 18g　知母 15g　麻黄 3g

防风 12g　制附片 12g　络石藤 30g　伸筋草 30g

炙山甲 9g　片姜黄 12g　生薏米 30g

7 剂,水煎服

四诊:1993 年 9 月 25 日

服药后,发热减轻明显,昼夜体温最高在 37.1~37.3℃,周身关节疼痛,晨僵均减,舌苔白,脉沉滑。

症减守方,稍事出入。

处方:柴胡 12g　黄芩 10g　青蒿 18g　地骨皮 12g　秦艽 18g

生薏米 30g　威灵仙 15g　桂枝 12g　赤白芍各 12g

知母 15g　麻黄 3g　防风 12g　制附片 12g　伸筋草 30g

炙山甲 9g　片姜黄 12g　络石藤 30g　海桐皮 15g

7 剂,水煎服(效可继服)

五诊: 1993 年 12 月 10 日

患者服上药方,稍事加减至 11 月份出院,体温均在 37℃以下,关节疼痛明显减轻,开始由人搀扶入院,生活不能完全自理,下蹲行走困难,现能干一些家务劳动,生活能自理,唯骑三轮车外出或洗衣服后,诸关节疼痛稍加重,纳可,大便略稀,日行 3 次,小便调,夜寐安,舌苔略白,脉沉滑。

身热已退,故治宜增强补肾祛寒,强筋壮骨,散风除湿之品。

处方:桂枝 15g　赤白芍各 12g　知母 15g　炙麻黄 3g
　　　防风 12g　制附片 12g　羌独活各 10g　伸筋草 30g
　　　骨碎补 15g　络石藤 30g　海桐皮 15g　炙山甲 9g
　　　草乌 9g　秦艽 15g　川断 15g　青蒿 15g　生薏米 35g
　　　片姜黄 12g

14 剂,水煎服

六诊: 1993 年 12 月 24 日

七诊: 1994 年 1 月 7 日

八诊: 1994 年 1 月 21 日

九诊: 1994 年 2 月 4 日

一直服用上方,稍事加减,周身关节疼痛较前减轻,唯双肩关节痛稍明显,纳可,大便溏,小便调,舌苔白,脉沉滑,左尺略弱。

十诊: 1994 年 2 月 18 日

服药后,关节疼痛减,腿痛亦减轻,双肩关节痛著亦减,复查类风湿因子 1:160(+),血沉 47mm/h,C 反应蛋白 21.6mg/l,较前下降,晨僵感亦减,纳可,二便调,寐安,脉沉滑,舌苔薄白。

症情减轻,守方加减。

处方:骨碎补 18g　补骨脂 12g　片姜黄 12g　葛根 20g
　　　羌独活各 10g　桂枝 15g　赤白芍各 12g　知母 15g
　　　制附片 12g　伸筋草 30g　白芥子 6g　草乌 5g
　　　鹿角霜 9g　防风 12g　麻黄 3g　炙山甲 9g　络石藤 25g

14 剂,水煎服

十一诊:1994 年 3 月 4 日

患者服药后,自觉双下肢关节疼痛明显减轻,唯觉两肩关节疼痛遇寒则重,僵感明显减轻,肩关节活动时不灵活且痛加重,夜间自觉热感,欲将手、足四肢伸于被外,遇寒后则痛而不适,又复收于被内,胃脘不适,时有吞酸,纳可,便溏,日行 3 次,小便尚调,夜寐尚安,舌淡红,薄白苔,脉沉滑略弦。

日久寒湿之邪欲化热,故于方中加重清热之品。

处方:骨碎补 18g　补骨脂 12g　片姜黄 12g　葛根 20g
　　　羌独活各 12g　桂枝 15g　赤白芍各 12g　知母 15g
　　　制附片 12g　伸筋草 30g　白芥子 6g　草乌 6g
　　　鹿角霜 9g　防风 12g　麻黄 3g　炙山甲 9g　络石藤 25g
　　　秦艽 18g　千年健 15g　生薏米 30g

14 剂,水煎服

十二诊:1994 年 3 月 18 日

十三诊:1994 年 4 月 1 日

服上药后,症状减轻,故继服上药共 42 剂。

十四诊:1994 年 6 月 29 日

服药后,自觉周身关节疼痛皆减,畏寒,然又喜于睡眠时将患肢放于被外,纳可,二便调,舌淡红,薄白苔,脉沉略细,尺弱。

继服上方 14 剂,巩固疗效。

十五诊:1994 年 7 月 12 日

周身关节疼痛较前明显减轻,唯阴雨天关节痛稍显,以肩及右手中指为著,夜喜将患肢放于被外,食纳可,二便黄,寐可,舌淡红,黄白相兼苔,脉弦滑,尺沉细。

鉴于天气炎热,欲改汤剂为中成药口服,以巩固疗效。

处方:尪痹冲剂　150 袋　╲
　　　湿热痹冲剂　90 袋　╱遵嘱服
　　　双氯芬酸　2 盒　备服

嘱:劳逸适度,不可过强伤肾,避风寒湿邪。

【按】患者主因周身关节疼痛10余年,伴午后发热(体温37.8℃左右)月余而就诊。焦师据四诊所得,知其肾虚,寒湿之邪深侵入肾,闭阻经络,骨伤筋挛,发为尪痹;加之风温之邪侵肺,宣肃失司,发为发热伴咳嗽,故治以补肾祛寒,疏风化湿,佐以宣肺清热。服药后患者汗出热退,周身疼痛减轻,然汗尽后体温仍上升至37.5℃左右。继服药后,体温昼则37.2℃,而夜间1点时最高达37.6~37.8℃,知邪热入里,居于半表半里,发有定时。故方中用青蒿苦寒芬芳,清透少阳之邪,配柴胡、黄芩清解少阳胆经之热,服此药14剂后,体温完全在37℃以下,关节疼痛亦明显减轻,此时将处方之重点移到补肾祛寒治尪,故复取显效,使患者由生活不能自理、由人搀扶就诊,恢复到自行来院就诊,生活自理,并能承担工作及家务劳动。由此病例不难看出,在临证时必须遵守辨证论治之精髓,方能使临床疗效增加。

第八十九案

燮枢汤加减治胃脘痛案

患者 陈某 男 33 岁

初诊:1994 年 11 月 9 日

主诉:胃脘及右胁痛 20 余天。

现病史:患者于 3 周前觉右上腹部疼痛胀气,大便两三天一行,偏干,曾服西药对症治疗,经 B 超检查示:胆囊沉积物,胆囊增大,故请焦老诊治。

现症:右上腹疼痛,波及右胁,大便不爽,两三天一行,偏干,喜凉饮食,疼痛处不喜按,但喜热敷,纳可,小便调,寐尚可。

既往史:十二指肠球部溃疡史 3 年,否认肝炎、结核病史,有青霉素过敏史。

个人史:吸烟 20~30 支 / 日,嗜酒。

查体:舌苔白,脉弦细。

诊断:中医:胃脘痛

  西医:胆囊炎

辨证:肝失疏泄,胃不和降,发为胃脘痛。

治法:疏肝和胃,化湿导滞。

处方:柴胡 10g 黄芩 10g 半夏 10g 炒川楝子 12g 皂刺 6g
   红花 10g 泽泻 20g 白蒺藜 12g 元胡 10g 炒内金 12g
   郁金 10g 海金沙 12g 金钱草 30g 酒大黄 5g
   焦四仙各 10g

                    7 剂,水煎服

二诊:1994 年 11 月 17 日

服上药后,胃脘及右胁疼痛明显减轻,自觉较前轻松,然仍腹胀,矢气频转,腰酸痛,皮肤遇风或异物后则易出痒疹,纳可,大便日行2次,稀软便,小便调,舌苔白厚,脉沉略弦。

症情减轻,守方进退。

处方:上方加白鲜皮15g,加王不留行10g,加连翘15g。7剂,水煎服。

【按】患者主因胃脘及右胁胀痛20余日就诊,B超示:胆囊沉积物,胆囊增大。焦师四诊合参,知其肝失疏泄,胃失和降,发为胃脘痛、胁痛之证,治宜疏肝和胃、化湿导滞。因其根本在于肝郁气滞,克伐脾胃,故治以疏肝达和胃之作用,选方以焦师之经验方燮枢汤加减,以燮理肝胆枢机,使气机舒畅后,脾胃不受克伐,必胃和脾健,故胁痛、胃脘痛必明显减轻。

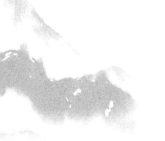
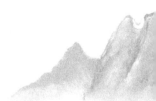

第九十案

治尪痹验案

患者　周某　女　54岁

初诊：1993年10月26日

主诉：双手指关节疼痛变形8年。

现病史：患者于8年前开始出现双手、双膝关节疼痛、僵硬，渐变形，继而出现双腕、肘、肩、髋、脊柱等关节疼痛，曾在兰州人民医院就诊，经检查，确诊为"类风湿关节炎"，后转回北京协和医院治疗。1985年始服"金制剂"，3年后改用雷公藤片，但仍有症状进行性加重。1991年开始服激素治疗，最大量泼尼松40mg/d。现每日服地塞米松1.5mg及阿司匹林、优布芬等，双手指关节晨僵、疼痛不能控制，晨僵长达24小时以上。

现症：双手腕、肘、肩、膝关节、双髋关节疼痛伴晨僵，活动受限，脚掌、双手关节变形严重，晨起颈项僵直，活动不利，双小腿肌肉萎缩，口干，双目干涩，畏寒，饮食可，二便调，午后发热，体温37.8℃左右，右足踝部皮肤溃疡，颈胸部皮肤痒疹。

既往史：否认肝炎、结核、高血压等病史，否认药物过敏史。

查体：舌苔白，中剥，脉沉滑。

诊断：中医：尪痹

　　　　西医：类风湿关节炎

辨证：肾虚，寒湿深侵入肾，损骨伤筋，发为尪痹。

治法：补肾祛寒，化湿疏风，活血通络，强筋壮骨。

处方：骨碎补18g　补骨脂10g　川断18g　淫羊藿6g

　　　桂枝15g　赤白芍各12g　知母15g　防风12g

　　　白鲜皮18g　苦参20g　制附片12g　羌独活各10g

炙山甲 9g　红花 10g　草乌 6g　秦艽 12g　黄柏 10g

白僵蚕 12g　生熟地各 15g

7 剂,水煎服

二诊:1993 年 11 月 5 日

服药后,关节痛加重,以腰、足跟痛明显,双目干涩,大便干燥,右足踝部溃疡基本结痂,胸颈部皮肤痒疹明显减退,午后仍低热,体温 37.4℃,纳可,小便黄,寐可,舌苔少津液,脉沉滑细。

诊治同前,守方加减。

处方:生熟地各 15g　骨碎补 18g　川断 15g　片姜黄 10g

怀牛膝 15g　葛根 15g　羌独活各 10g　桂枝 12g

淫羊藿 6g　赤白芍各 12g　知母 15g　秦艽 15g

地榆 15g　制附片 12g　徐长卿 15g　海桐皮 15g

伸筋草 30g　炙山甲 9g　炒黄柏 12g　苦参 18g

白鲜皮 18g

7 剂,水煎服

三诊:1993 年 11 月 12 日

关节仍疼痛,午后发热,体温 37.5℃,服阿司匹林每次 3 片,每日 3 次以止痛,双髋、膝、肩痛著,屈伸不利,红肿甚,双足外踝溃疡,皮肤色红有疹现,纳食欠佳,昨日稀便,每日 3 次,小便可,寐可,晨僵明显,颈椎、腰痛僵著,白苔中剥少津,舌红,脉沉细。

诊治同前,方中重用清热解毒除湿之品。

处方:苍术 10g　怀牛膝 18g　炒黄柏 12g　金银花 25g

连翘 18g　玄参 15g　赤芍 12g　紫背天葵 12g　地丁 30g

野菊花 10g　蒲公英 30g　骨碎补 15g　川断 18g

羌独活各 6g　防风 10g　络石藤 30g　海桐皮 15g

白鲜皮 18g

7 剂,水煎服

四诊:1993 年 11 月 19 日

五诊:1993 年 11 月 26 日

服药后,足踝溃疡无发展,低热减,平素不常服阿司匹林,痛甚时仅服 1 片,关节痛缓解。

鉴于症情减轻,故继服 1993 年 11 月 12 日方,稍加入益肾清热解毒之品。

六诊:1993 年 12 月 24 日

服药后,午后发热偶作,腕关节活动稍灵活,诸关节痛减,晨僵感减,双踝关节以下皮肤麻木无知觉,但是踏地后双足针刺样痛,舌红渐退,欲出新苔,脉沉滑已有缓意。

诊治同前,方中减清热解毒之品,加重通经活络之品。

处方:桑枝 30g　片姜黄 12g　海桐皮 15g　络石藤 30g

　　　羌独活各 10g　威灵仙 15g　赤白芍各 12g　知母 15g

　　　桂枝 9g　制附片 9g　麻黄 3g　苍术 12g　茯苓 30g

　　　炒黄柏 15g　白鲜皮 25g　生薏米 35g　焦槟榔 12g

　　　连翘 20g　银花 30g　怀牛膝 20g　苦参 25g

14 剂,水煎服

七诊:1994 年 1 月 11 日

八诊:1994 年 1 月 28 日

低热渐退,体温 36.9℃以下,关节痛及晨僵均减,故继服上方,稍事加减。

九诊:1994 年 2 月 18 日

服药后,右小腿溃疡基本已愈,皮肤红紫渐退,水肿减轻,双足麻木作,关节痛僵均减,时胸闷,心前区痛,气短,以上午发作为多见,舌上渐生薄白苔,脉沉细滑。

诊治同前,守方加减。

处方:(1)骨碎补 15g　川断 18g　桂枝 10g　桑枝 30g

　　　　片姜黄 12g　苍术 12g　赤白芍各 12g　知母 15g

　　　　制附片 12g　羌独活各 10g　白鲜皮 18g

　　　　怀牛膝 18g　苦参 15g　防己 10g　木瓜 10g

　　　　茯苓 25g　焦槟榔 12g　黄柏 12g　银花 20g

　　　　连翘 15g

14 剂,水煎服

　　　(2)苏合香丸,1/2~1 丸,必要时服。

十诊:1994 年 3 月 8 日

十一诊:1994 年 3 月 25 日

十二诊:1994 年 4 月 19 日

鉴于症情好转,继服 1994 年 2 月 18 日方,稍加减用之,偶体温 37.3℃左右,余均正常。

十三诊:1994 年 5 月 14 日

患者关节痛减,双足麻木减,指腕关节痛减,然持物无力,双踝溃疡好转,晨僵减,舌苔薄白,脉沉略弦细。

鉴于症情减轻,故守方加减,加重养血之品。

处方:全当归 10g　赤白芍各 12g　苍术 12g　炒黄柏 12g
　　　怀牛膝 15g　玄参 25g　银花 25g　连翘 20g　生黄芪 12g
　　　红花 10g　苦参 15g　白鲜皮 15g　茯苓 20g　骨碎补 20g
　　　羌独活各 10g　防风 12g　丹参 12g　蒲公英 30g
　　　紫背天葵 10g　野菊花 10g

14 剂,水煎服

十四诊:1994 年 6 月 7 日

现激素减量,每日仅服泼尼松 5mg,双踝溃疡较前呈愈合进展,诸关节疼痛、晨僵均减,纳可,二便调,现自行来就诊,精神明显好转,脉沉细弦,舌苔白厚,中剥,舌质微红。

症情减轻,守方加减。

处方:1994 年 5 月 15 日方,加川断 18g,加杜仲 15g,以增强补肾之力。14 剂,水煎服。

十五诊:1994 年 6 月 21 日

服药后,症情平和,双踝部溃疡没进展,关节疼痛减,僵减著,纳可,二便调,唯腰痛,苔白中剥,脉右沉滑,左沉细。

诊治同前,守方进退,巩固疗效。

处方:川断 18g　杜仲 15g　补骨脂 10g　骨碎补 18g
　　　怀牛膝 18g　防己 12g　五加皮 10g　茯苓 35g
　　　羌独活各 10g　地龙 9g　蒲公英 30g　紫花地丁 30g
　　　秦艽 15g　炒黄柏 12g　地骨皮 15g　连翘 20g
　　　忍冬藤 35g　桂枝 6g　赤白芍各 12g　知母 15g
　　　炙山甲 9g

14 剂,水煎服

【按】患者主因双手指关节疼痛变形8年而就诊,焦师据四诊所得,知其肾虚,寒湿深侵入肾,损骨伤筋,发为尪痹,治宜补肾祛寒,化湿除风,活血通络,强健筋骨。此乃焦老"标本兼治""据证择药"又一典型范例。择用焦老之经验方"补肾祛寒治尪汤"合"三妙丸"加减治之。因其病久大肉已削,故方中增强了补肾阳之品——淫羊藿,又兼有强筋骨、祛风湿之作用;因伴有发热及踝关节红肿溃破,虑其寒湿久郁欲化热,湿热搏结下注所致,故于方中加入清热燥湿之三妙丸(苍术、黄柏、牛膝)及苦参、白鲜皮等,又加重清热之品如蒲公英、紫花地丁、野菊花、紫背天葵等。患者经治疗后热退,体温正常,踝部皮肤溃疡明显减轻,关节痛僵亦明显减轻,由搀、背就诊至拄双拐就诊,再至自行就诊,收效颇佳。

第九十一案

燮枢汤加减治胁痛案

患者　夏某　男　68岁

初诊：1994年11月10日

主诉：右胁隐痛，时波及左胁1年余。

现病史：患者于1年前右胁隐痛，时波及左胁下，当时查肝功能正常，曾于5年前查B超提示胆囊结石，未行系统检查与治疗。2个月以前曾于某三甲医院查肝功能结果为：谷丙转氨酶47.4U（正常值30U），纳食尚可，小便调，大便不成形，质黏，日行一次，脘腹胀，矢气频转，夜寐尚安，然易疲倦。

既往史：1965年患"甲型肝炎"，至1973年治愈；"高血压"病史3年，平素血压维持在20/12kPa（150/90mmHg），若服维拉帕米1/2片后即可达16/10.7kPa（120/80mmHg）；过敏性鼻炎病史5年。有青霉素、阿司匹林过敏史。

查体：舌苔略白，脉滑略弦。

诊断：中医：胁痛

　　　西医：胆囊结石，胆囊炎

辨证：肝郁气滞，胃失和降，发为胁痛。

治法：疏肝和胃，利湿化石。

处方：柴胡10g　黄芩10g　半夏10g　炒川楝子12g　皂刺6g
　　　红花10g　郁金10g　白蒺藜12g　茯苓30g　泽泻30g
　　　元胡10g　海金沙12g^(包)　金钱草30g　厚朴10g
　　　焦三仙各10g

7剂，水煎服

二诊：1994 年 11 月 17 日

服药后，症状明显减轻，右胁痛基本未作，脘腹胀减，矢气少，大便黏亦减轻，唯觉腹中不和感，纳可，二便调，寐安，舌质略红，舌苔略白，脉弦滑。

症情减轻，故守上方加减进之。

处方：1994 年 11 月 10 日方，加莪术 5g，加广木香 6g，加干姜 3g，改海金沙 15g，以增强温中理气活血之功效。

【按】患者主因右胁隐痛波及左胁 1 年余就诊，经 B 超诊为胆囊结石，胆囊炎。焦师据四诊所得，知其为肝郁气滞，胃失和降，发为胁痛。予以疏肝和胃、利湿化石，仍选用焦师的燮枢汤，燮理肝胆枢机，使气机调畅，疏泄正常，利胃和降。焦师在治疗结石时擅用海金沙配金钱草，妙在焦槟榔一味降逆气，助胃和顺，利肝胆之枢机调畅，而使症状大减，效果颇佳。

第九十二案

越婢加术汤加味治愈风水案

患者　杨某　男　13岁

初诊：1992年7月14日

主诉：间断性双眼睑肿，伴双下肢无力4年。

现病史：患者于4年前查体时查尿常规，蛋白（+++），于协和医院查24小时尿蛋白量测定等，诊断为"直立性蛋白尿"。一般早晨尿蛋白（++），下午尿蛋白（+++），夜寐迟时则双眼睑晨起浮肿，伴双下肢无力，而活动后双下肢胀，乏力感增重，余无不适，纳食可，大便调。

既往史：否认肝炎、结核等病史，否认药物过敏史。

个人史：无特殊记载。

查体：舌苔薄白，脉沉滑。

诊断：中医：风水

　　　　西医：直立性蛋白尿

辨证：水气内停，风邪外袭，风水相搏，发为风水之证。

治法：宣肺利水。

处方：生麻黄9g　生石膏30g^{（先下）}　苍术9g　桑白皮12g

　　　茯苓15g　泽泻20g　川断15g　牛膝10g　冬瓜皮35g

　　　葛根12g

10剂，水煎服

二诊：1992年7月24日

服上药后，眼睑浮肿明显减轻，劳累晚睡时双眼睑肿亦不明显，于昨天复查尿常规，尿蛋白（-），纳可，二便调，寐佳，舌苔薄白，脉沉滑略数。

症情减轻，谨守上方加减，以巩固疗效。

处方:生麻黄 10g　生石膏 35g^(先下)　苍术 9g　桑白皮 14g

茯苓 20g　泽泻 25g　川断 15g　牛膝 12g　冬瓜皮 40g

葛根 12g　猪苓 12g　车前子 12g^(包)

14 剂,水煎服

【按】患者主因间断性双眼睑肿,伴双下肢无力 4 年余而就诊,经协和医院检查后确诊为"直立性蛋白尿",晨起尿蛋白(++),午后则(+++)。焦师据四诊所得,诊其水气内停,每于风邪外袭后则风水相搏,发为风水证,治宜宣肺利水。用越婢加术汤加味治之。其中麻黄配石膏,辛味宣肺,助上焦水气宣化而达行水消肿作用;妙在用葛根入脾胃之经,借其升阳作用;鼓舞胃气上行,而保阳明胃,防大剂量石膏性凉伤胃之弊。本方药少,配伍精当,故效著,服药 10 剂后症减,且复查尿常规:蛋白(−)。

第九十三案

牵正散合导痰汤加减治中风先兆案

患者　吴某　男　75 岁

初诊：1992 年 7 月 14 日

主诉：胸闷、咳痰半月余，加重 3 天，伴口歪、语謇。

现病史：患者 1 周余前感冒，发热，体温 39℃，自服"感冒清"片、"头孢氨苄"，4 天后体温正常，然咳痰量多，黏稠，难咳出，胸闷，语音低微，左胸部闷痛，大便偏干，需口服"通便灵"方能排便，一般两三天一行，食欲不振，纳呆少食，口中无味，口干，无口苦，小便困难，口角右偏，语涩。

既往史：8 年前患心律不齐（性质不明），已治愈；3 年前开始无明显诱因而出现右膝关节疼痛，活动受限。否认肝炎、结核病史，青霉素皮试阳性（既往使用无过敏）。

个人史：无烟酒嗜好。

查体：舌淡暗，苔黄褐腻，脉弦滑。

诊断：中医：中风先兆

　　　　西医：气管炎，脑血管病待除外

辨证：风痰闭阻，经络不通，气机不畅，发为胸闷、口歪之证。

治法：疏风化痰，通经活络。

处方：桑枝 30g　半夏 10g　化橘红 12g　茯苓 18g　防风 10g
　　　白僵蚕 10g　全蝎 9g　蜈蚣 2 条　白附子 6g　酒大黄 5g^(包)
　　　红花 10g　桃仁 10g　地龙 10g　炙山甲 6g

　　　　　　　　　　　　　　　　　　　　　　　7 剂，水煎服

二诊：1994 年 7 月 24 日

服药后，症状较前好转，痰量减少，构音较前清晰，口角偏歪亦减轻,无流涎等,大便通畅,然仍有痰,右下肢活动不利,小便黄,舌苔微黄褐,脉左弦滑,右沉滑。

诊治同前,守方加减。

处方:桑枝 30g　半夏 10g　化橘红 12g　茯苓 20g　制南星 10g　全蝎 9g　白僵蚕 10g　白附子 6g　羌活 6g　红花 10g　桃仁 10g　地龙 10g　炙山甲 6g　制附片 10g　牛膝 10g　酒大黄 3g^(包)

14 剂,水煎服

【按】患者主因胸闷、咳痰,加重 3 天,伴口歪语涩而就诊。焦师据四诊所得,知其风痰闭阻,经络不通,气机不畅,发为胸闷、口歪之证,证属中风先兆。故治宜疏风化痰,通经活络,选方牵正散、导痰汤加减,使风去痰消、经络通畅。且加用桃红、地龙、炙山甲增加活血通络之作用,妙在用桑枝,其亦属东方木,可疏肝通络,故患者服药后即见良效。

第九十四案

补肾祛寒、散湿通络法治痛痹欲尪案

患者　瞿某　男　72 岁

初诊：1992 年 6 月 27 日

主诉：周身关节疼痛、僵硬，右膝关节肿 4 年。

现病史：患者于 4 年前始，周身关节疼痛，尤以双手指、腕、膝关节为著。曾于上海医院就诊，检查血沉高于正常，类风湿因子(+)，诊断为"类风湿关节炎"，予以对症治疗，然无显效，病情仍在逐渐加重，伴右膝关节肿大，畏寒喜暖，晨僵明显，走路困难，持物不能，双手屈伸受限，纳可，二便调，特请焦老诊治。

既往史：否认肝炎、结核病史，否认药物过敏史。

个人史：少量吸烟史，5~10 支／日，无饮酒嗜好。

查体：舌质偏红，薄白苔，脉沉细，尺弱。

诊断：中医：痛痹欲作尪痹

　　　　西医：类风湿关节炎

辨证：肾虚，寒湿深侵入肾，伤筋损骨，发为痛痹，欲作尪痹。

治法：补肾祛寒，疏风散湿，活血通络。

处方：骨碎补 18g　补骨脂 9g　制香附 10g　川断 18g

　　　　牛膝 15g　桂枝 12g　赤白芍各 15g　制附片 10g

　　　　知母 15g　防风 10g　羌独活各 10g　片姜黄 10g

　　　　白僵蚕 10g　生薏米 30g　伸筋草 30g

7 剂，水煎服

二诊：1992 年 7 月 3 日

服药后，双膝、肘、腕、指关节痛肿均减轻，晨僵感亦减，行走活动困难较前好转，于左阳陵泉穴处有一如鸽卵大小硬结，纳可，大便偏干,小便调,寐可,舌质偏红,少薄白黄,脉左沉弦细,右沉滑,尺脉略弱。

症情减轻,守方加减。

处方:骨碎补 18g　制香附 10g　川断 18g　牛膝 15g　桂枝 12g
　　　赤白芍各 15g　草乌 3g　制附片 10g　知母 15g
　　　防风 10g　羌独活各 10g　片姜黄 10g　白僵蚕 10g
　　　生薏米 30g　伸筋草 30g　炙山甲 6g

7 剂,水煎服

三诊:1992 年 7 月 10 日

关节疼痛减轻,手持物较前灵活,大便日行 3 次左右,为溏稀便,小便调,纳可,舌质红,无苔,脉左沉弦略细,右沉滑。

诊治同前,守方进退。

处方:上方加茯苓 15g,加白术 6g,加连翘 12g。7 剂,水煎服。

四诊:1992 年 7 月 17 日

服上药后,症状明显减轻,行走自如,手持物灵活,纳可,二便调,舌质红,薄白苔,脉略有弦意。

继遵上法,守方进退。

处方:上方加莪术 5g,改白僵蚕 12g。7 剂,水煎服。

五诊:1992 年 7 月 24 日

服上药后,关节疼痛明显减轻,肿消退明显,唯晨起颈部、手指僵感仍作,瘰块变小,纳可,二便调,舌质略红,薄白苔,脉沉略滑,欲回上海带药常服,故请焦老再诊。

处方:骨碎补 18g　制香附 10g　川断 18g　牛膝 15g　桂枝 12g
　　　赤白芍各 15g　知母 15g　草乌 3g　防风 10g
　　　片姜黄 12g　葛根 15g　白僵蚕 12g　生薏米 30g
　　　伸筋草 30g　羌独活各 10g　炙山甲 6g　莪术 5g
　　　白术 6g　连翘 12g　佩兰 10g

20 剂,水煎服

【按】患者周身关节疼痛僵硬,右膝关节肿 4 年,于上海医院检查后确诊为类风湿关节炎,经治无效,并行走困难,手持物不能,而就诊焦师。焦师辨其病因肾虚,寒湿深侵,损筋伤骨所致,治宜补肾祛寒,疏风散湿,活血通络。方中用伸筋草配生薏米舒筋,片姜黄、白僵蚕可祛僵硬感,又加用炙山甲引药直达病所,并通经活络。故患者服药 20 余剂后,症状明显减轻,行走自如,手持物较前灵活,收到很好的效果,患者高兴地感谢焦师,并带药回上海服之以巩固疗效。

第九十五案

和解少阳法治少阳郁热案

患者　陈某　女　19岁

初诊：1992年7月11日

主诉：持续发热10余日。

现病史：患者因持续发热10余日，而入我院免疫科住院治疗，入院体温波动于38~39.4℃，曾经青霉素等抗感染及对症治疗，然无效。患者左颈部和左颌下可触及直径1.5cm大小之淋巴结，活动触痛（+）。鉴于患者及家属拒绝化验检查及行淋巴结活检，故于入院后1个月请焦老会诊。

既往史：否认肝炎、结核病史，否认药物过敏史。其母有肺结核病史。

个人史：月经 $17\dfrac{5\sim10}{18\sim38}$ ，末次月经为今年4月，量少，色黑，痛经。

查体：舌苔白厚微黄，脉滑数。

诊断：中医：少阳郁热

　　　　西医：发热原因待查

辨证：四诊合参，诊为少阳郁热，久而生毒。

治法：和解少阳，佐以清热解毒。

处方：柴胡15g　黄芩12g　天花粉15g　川黄连10g　草果10g
青蒿25g　郁金10g　白蒺藜10g　秦艽20g　薄荷5g^(后下)
玄参30g　生牡蛎30g　浙贝9g　紫花地丁30g
牛蒡子10g　板蓝根12g　银花18g　连翘15g

3剂，水煎服

二诊:1992 年 7 月 14 日

服上药 3 剂后,发热减轻,现由每日发热 2 次改为下午发热,下午 14 点至 20 点体温最高达 38.8℃,发热前无恶寒,便稀,腹微痛,手足心热,舌苔白微黄,脉滑数。

症情减轻,守方加减,加软坚散结之品。

处方:柴胡 18g　黄芩 12g　银柴胡 12g　青蒿 20g
　　　生石膏 35g^(先下)　知母 12g　草果 10g　秦艽 15g
　　　茯苓 10g　丹皮 10g　地骨皮 12g　玄参 30g
　　　生牡蛎 30g^(先下)　浙贝 6g

6 剂,水煎服

三诊:1992 年 7 月 24 日

服上方中药后,现已不发热,午后体温最高达 37℃,颈部淋巴结减小,唯觉脐周疼痛,纳增,二便正常,舌苔略白,脉沉细滑数。

鉴于热退身凉,症情明显减轻,故治宜加强清热凉血、软坚散结之品。

处方:银花 15g　连翘 15g　赤芍 12g　归尾 9g　玄参 30g
　　　生牡蛎 30g^(先下)　生地 18g　丹皮 10g　地骨皮 15g
　　　茯苓 10g　川黄连 6g　黄芩 12g　板蓝根 10g
　　　大青叶 12g　牛蒡子 10g　秦艽 18g　浙贝 9g　炙山甲 6g
　　　皂刺 6g

10 剂,水煎服

四诊:1992 年 8 月 11 日

服上药后,热退,然因复感风寒致咽痛而干,口鼻热感,干咳少痰,脐周时有隐痛,纳食尚可,大便溏稀,每日两三次,无脓血、黏液等,伴腹痛,查颈部淋巴结基本消失,午后体温 37~37.3℃,舌苔薄白,中略著,脉沉细略数。

诊治同前。

处方:1992 年 7 月 24 日方,加砂仁 9g^(后下),加麦冬 12g,加皂刺 6g。5 剂,水煎服。

五诊:1992 年 8 月 17 日

患者服上药后,前 2 天体温 37.1℃,第 3 天至今均 36.8~36.9℃,仍觉口鼻干燥,呼气热感,上次月经 7 月 10 日来潮,本次为 8 月 15

日来潮,行经第1天,小腹痛,双下肢乏力,量中等,无血块,色暗,大便已3日未行,无腹痛不适,咽痛消失,纳可,夜寐多梦易醒,偶有心悸,舌淡红,薄白苔,脉沉细。

考虑热病后易伤阴,故守方加减,酌加养阴生津之品。

处方:生地18g　麦冬12g　蜜桑皮12g　地骨皮15g　黄芩12g

赤芍12g　归尾9g　玄参30g　生牡蛎30g^(先下)

丹皮10g　秦艽18g　银花15g　连翘15g　浙贝9g

炙山甲6g　板蓝根20g　砂仁6g^(后下)　天花粉15g

7剂,水煎服

六诊: 1992年8月24日

患者连日来一直未再发热,仍有口鼻干燥等不适,未发生心悸,大便2日一行,先硬后溏,夜寐可,唯纳谷欠馨,食后胃腹胀满感,舌淡红,薄白苔,脉沉细。

症情减轻,守方加减,佐以消导开胃之品,巩固疗效。

处方:蜜桑皮12g　地骨皮15g　赤芍12g　丹皮10g　麦冬12g

芦根30g　浙贝9g　黄芩12g　玄参12g　生地15g

沙参10g　霜桑叶10g　香稻芽15g　生麦芽12g

鸡内金10g　陈皮10g

5剂,水煎服

【按】患者持续发热10余日,伴颈部颌下淋巴结肿大,拒绝做"活检"而就诊于吾师。焦师据四诊所得,知其少阳郁热,久而生毒,故予和解少阳枢机,佐以清热解毒之品。方中用清透少阳之邪,性味苦寒之青蒿配柴、芩以清解少阳,使枢机调畅,寒热自除,体温正常。妙在方中加入消瘰丸(玄参、生牡蛎、浙贝)以散结化痰清热,故使热退结散,病自除矣!

第九十六案

麻杏二三汤加减治愈咳嗽案

患者 李某 男 48岁

初诊：1994年5月3日

主诉：咳嗽1个月余。

现病史：患者于1个月以前感受风寒后即咳嗽，夜间为著，咳甚则微喘，痰多，色灰白，质黏，咳出不爽，咳甚牵及右肩痛，右拇、示指麻痛，抬头则著，曾服中西药物治疗，效不显，故请焦老诊治。纳食尚可，小便调，大便略溏，伴有胸闷不适。

既往史：否认肝炎、结核病史，否认药物过敏史。"颈椎病"史1年。

个人史：吸烟史10余年，10支/日，少量饮酒史。

查体：舌苔薄白，脉沉滑。

诊断：中医：咳嗽，中风先兆

西医：气管炎，颈椎病

辨证：右臂麻木，波及拇、食二指，胸闷，咳嗽，脉见沉滑，知为风寒束闭太阳、阳明，肺失宣肃，痰湿阻络，发为咳嗽、肢麻之证。

治法：宣肺降气，疏解太阳、阳明。

处方：麻黄9g　杏仁10g　葛根20g　桂枝12g　羌活10g

桔梗3g　旋覆花10g^(包)　炒苏子10g　炒莱菔子10g

炒白芥子6g　紫菀15g　枇杷叶15g　半夏10g

化橘红12g　茯苓20g　片姜黄12g　伸筋草25g

红花10g

7剂，水煎服

二诊:1994 年 11 月 22 日

患者近 1 周来感冒后又咳嗽,痰多,色白灰,质黏,咳出不爽,咳甚微喘,咳以夜间为著,且伴有右拇指、食指麻痛不适,纳可,小便调,大便偏干,夜寐欠,舌苔薄白,中略厚,脉滑略沉。

追述病史,1994 年 5 月 3 日请焦老诊治过咳嗽、指麻,与本次发病证候相同,曾服 7 剂中药后症状明显减轻,又继服 7 剂,症状均消失,故本次仍要求参照 5 月 3 日处方服药。鉴于本次大便偏干,故上方再加瓜蒌 25g。

处方:麻黄 9g　杏仁 10g　葛根 20g　桂枝 12g　羌活 10g
　　　桔梗 3g　旋覆花 10g$^{(包)}$　炒苏子 10g　炒莱菔子 10g
　　　炒白芥子 6g　紫菀 15g　枇杷叶 15g　半夏 10g
　　　化橘红 12g　茯苓 20g　片姜黄 12g　伸筋草 25g
　　　红花 10g　全瓜蒌 25g

7 剂,水煎服

【按】患者主因咳嗽月余,咳甚牵及右肩、右拇指、食指麻痛而就诊。焦师据四诊所得,虑其右臂麻痛波及拇、食二指,此乃太阳、阳明经所循行之部位,胸闷,咳嗽,脉见沉滑,知为风寒束闭太阳、阳明,肺失宣肃,发为咳嗽、肢麻之证。故治宜宣肺降气,疏解太阳、阳明,选方用焦师经验方,麻杏二三汤宣肺降气,用麻黄配桂枝、葛根等疏解太阳、阳明束闭之邪,邪去则肺宣降如常,炒苏子、炒莱菔子、炒白芥子、半夏、化橘红、茯苓等健脾燥湿祛痰,痰湿祛,经络疏通,则症状自除。由此不难看出,吾师并未强调指臂麻痛系与颈椎病有关,而是仍用辨证论治之法宝,使病痊愈。

第九十七案

补肾祛寒治尪汤加减辨治尪痹案

患者　张某　女　37岁

初诊：1994年7月22日

主诉：双膝、下颌关节肿痛17年，肘、掌指关节肿痛变形3年。

现病史：患者于17年前始两膝、下颌关节肿痛，肩关节亦疼痛，曾于协和医院反复查类风湿因子（+），血沉高于正常，确诊为"类风湿关节炎"，应用雷公藤、激素、青霉胺、金制剂、环磷酰胺等治疗，起初效果明显，继之则差。近三四年来双肘关节、双手掌指关节、左跖趾关节及近端趾、指关节肿胀、变形明显，虽经多种治疗均无显效，故请焦老诊治。

现症：周身关节疼痛，尤以双肘、肩、膝、掌指、跖趾、指趾近端关节肿痛著，且变形，畏寒喜暖，晨僵明显，活动不利，纳可，二便调，闭经8个月，倦怠乏力，双下肢尤重。

既往史：否认肝炎、结核病史，否认药物过敏史。

个人史：月经 $13\dfrac{4\sim6}{28\sim30}$ ，痛经史，孕2胎，人工流产1次，足月顺产1女，健在。

查体：舌苔略白，脉沉滑细，尺弱。

诊断：中医：尪痹

　　　　西医：类风湿关节炎

辨证：肾虚，寒湿深侵入肾，骨伤筋挛，发为尪痹。

治法：补肾祛寒，疏风除湿，活血通络，强筋壮骨。

处方：骨碎补18g　补骨脂10g　淫羊藿10g　川断18g

　　　　牛膝15g　片姜黄10g　桂枝15g　赤白芍各12g

知母 15g　制附片 12g　草乌 5g　伸筋草 30g　防风 10g

麻黄 9g　白术 10g　炙山甲 9g　羌独活各 10g

10 剂,水煎服

二诊:1994 年 8 月 2 日

服上药后,双下肢较前有力,倦怠亦减轻,可以爬山旅游,然周身关节疼痛仍作,易汗出,晨僵,纳可,二便调,舌苔薄白,脉略滑沉细,尺弱。

处方:1994 年 7 月 22 日方,改草乌 6g,改片姜黄 12g,加白僵蚕 10g。8 剂,水煎服。

三诊:1994 年 8 月 17 日

患者服上药后,关节疼痛、晨僵稍减,1994 年 7 月 26 日查血沉 71mm/h,类风湿因子(+),抗"O"1:600,即始服焦老经验方,尪痹舒安冲剂 2 袋 / 次,3 次 / 日,同时服萘普生 1 片 / 日,服用 2 周后,关节肿痛减轻,晨僵亦减,除颈关节外,周身关节痛基本消失,故停服环磷酰胺,减量萘普生,每周服 4 次左右,又服 2 周尪痹舒安冲剂后,诸症减轻。偶用萘普生 2 次 / 周,坚持又服用 2 周尪痹舒安冲剂后,症状减轻更明显,除双肩痛轻作外,余关节疼痛不明显,已停用全部西药。1994 年 9 月 29 日复查,血沉 52mm/h,类风湿因子(+),抗"O"1:200,均较前好转。

四诊:1994 年 10 月 12 日

患者服用尪痹舒安冲剂 1 个疗程已结束,现关节疼痛基本不明显,晨僵未明显发作,疾步如常,体力渐复,稍畏寒,纳可,二便调,夜寐佳,舌苔薄白,脉略滑沉细。

诊治同前,守方进退,巩固疗效。

处方:(1) 骨碎补 18g　补骨脂 10g　淫羊藿 10g　川断 18g

牛膝 15g　片姜黄 12g　桂枝 15g　赤白芍各 12g

知母 15g　草乌 6g　制附片 12g　白僵蚕 10g

伸筋草 30g　防风 10g　麻黄 3g　白术 10g

炙山甲 9g　羌独活各 10g　生薏米 30g　茯苓 20g

14 剂,水煎服

(2) 以上药 3 剂研细末,每次 6 克,每日 2~3 次,冲服,若服药期间关节痛作,可酌情加服上方汤药。

【按】患者主因双膝、下颌关节肿痛17年,肘、掌指关节肿痛变形3年而就诊。焦师据四诊所得,知其肾虚,寒湿深侵入肾,损骨伤筋而致尪痹。故予以补肾祛寒,疏风除湿,活血通络,强筋壮骨,选用焦师之经验方,补肾祛寒治尪汤加减。方中加用草乌,其性大热味辛,能搜风胜湿,除寒开痹,破积散结,伍入方中可增强祛寒湿之邪功效;且用麻黄配白术,妙在麻黄发汗,发散在内之风寒湿邪,为防其发汗过之而加入益气健脾、燥湿利水之白术,二药相伍,相得益彰。

第九十八案

治胸痹验案

患者　张某　女　31 岁

初诊：1994 年 2 月 25 日

主诉：周身关节痛 3 年,胸闷、头晕、咳嗽 3 个月余。

现病史：患者于 3 年前始周身关节疼痛,尤以指、趾关节为著,渐至变形,屈伸不利。曾于当地医院查血沉高于正常,类风湿因子(+),诊断为"类风湿关节炎",予以对症治疗。本次发病于 3 个月前出现胸闷、气短、头晕、咳嗽,未行系统检查治疗,继则症状逐渐加重,伴头痛,以巅顶及前、侧部为著,波及眉棱骨处,右眼视物模糊,有星星点点状物,左眼视物有黑影,晕甚需人搀扶。即赴北京阜外医院住院检查,心肺 B 超、胸片、CT 等结果提示："肺血管炎""肺动脉高压",予以扩冠、降压、利尿等治疗,效不显。每日咳嗽,咳吐白痰,量多,偶带血丝,头痛、眩晕明显,故请焦老会诊。

既往史：否认肝炎、结核病史,否认药物过敏史。

个人史：月经 $12\dfrac{5\sim7}{24\sim30}$,痛经史,孕 2 胎,人工流产 1 胎,足月顺产 1 子,健在。

查体：舌苔白略腻,脉沉细数。

诊断：中医：胸痹,眩晕(头痛),尪痹

　　　　西医：肺血管炎,肺动脉高压,类风湿关节炎

辨证：四诊合参,诊为胸中阳气不振,气血闭阻,清阳不能上达,发为胸痹、眩晕之证。素体肾虚,寒湿深侵入肾,骨伤筋挛,发为尪痹。

治法：宽胸开痹,肃肺降浊,佐清心热。

处方：全瓜蒌 30g　薤白 12g　生石决明 30g^(先下)　生赭石 35g^(先下)

旋覆花 10g^(包)　泽泻 40g　檀香 9g^(后下)　苏藿梗各 12g

枳壳 10g　桔梗 6g　炒苏子 10g　络石藤 30g

鸡血藤 20g　川黄连 9g　苍术 10g　厚朴 12g

钩藤 30g^(后下)　夏枯草 15g

7 剂,水煎服(效可继服)

二诊:1994 年 3 月 15 日

服上药共 14 剂,服药后自觉头痛、头晕减轻,胸闷亦好转,咳嗽减轻,唯觉双足肿胀,按之无凹陷,今日测血压 14/10kPa(105/75mmHg),纳可,二便调,夜寐欠,舌苔薄白,脉滑沉细。

鉴于病情减轻,欲返故乡继服焦老中药,请焦老再诊处以长服之方。

处方:全瓜蒌 40g　薤白 10g　生石决明 30g^(先下)　生赭石 30g^(先下)

旋覆花 10g^(包)　泽泻 35g　桑枝 30g　茯苓 30g　猪苓 30g

桑白皮 15g　川黄连 9g　冬瓜皮 40g　夏枯草 12g

红花 10g　半夏 10g　檀香 9g^(后下)　菖蒲 10g

14 剂,水煎服(效可继服)

三诊:1994 年 4 月 22 日

来人代诉:出院回家后一直服用焦老中药 30 余剂,诸症均减轻,且病情稳定,已停用西药,唯时有头顶痛,视物左眼有黑点状物,胃脘时痛,时左胸闷痛,甚发热感,时有关节疼痛,双下肢肿胀基本已愈。

诊治同前,守方加减。

处方:全瓜蒌 35g　薤白 15g　生赭石 35g^(先下)　泽泻 60g

灵磁石 30g^(先下)　生石决明 30g^(先下)　茯苓 25g

生龙牡各 30g^(先下)　丹参 30g　檀香 9g^(后下)　砂仁 5g^(后下)

藁本 10g　吴茱萸 6g　川黄连 10g　厚朴 12g

炒枳实 10g　半夏 10g　夏枯草 15g

14 剂,水煎服(效可继服)

四诊:1994 年 7 月 26 日

患者自行由山东来就诊,精神、体力基本恢复,服上药共 50 余剂,胸痛消失,双足肿消,头已不晕,时胀感,手足温而不凉,纳食、二便均正常,唯行经时腰酸,寐时有声响则惊醒,舌苔薄白,脉滑略沉。

患者症情明显好转,且趋稳定,故守上方出入,以巩固疗效。

处方: 泽泻 30g　钩藤 25g^(后下)　生地 18g　玄参 18g

磁石 30g^(先下)　茯苓 35g　生赭石 30g^(先下)

生石决明 30g^(先下)　全瓜蒌 40g　薤白 12g　元胡 10g

厚朴 12g　炒枳实 10g　夏枯草 15g　白蒺藜 10g

生芥穗 9g　制香附 10g　炒黄芩 10g

14 剂, 水煎服

【按】患者主因周身关节疼痛 3 年, 胸闷、头晕、咳嗽 3 月余而就诊, 于阜外医院确诊为肺血管炎, 肺动脉高压, 类风湿关节炎。焦师四诊合参, 知其胸中阳气不振, 气血闭阻, 痰湿阴浊之邪乘其清阳之位, 故清阳不伸, 而致胸痹。急则治其标, 予宽胸开痹, 肃肺降浊, 佐清心热, 活瘀通络后, 胸闷、咳嗽、头晕均减, 然双下肢肿胀。焦师复加四苓散以健脾利湿, 共服药百余剂, 诸症消失或明显减轻, 由吸氧推来就诊恢复成自千余里地之外自行乘车就诊, 可见焦师不拘泥于"病名", 而施辨证之宝, 即获佳效。

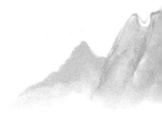

第九十九案

治尪痹验案

患者　杨某　女　60 岁

初诊：1994 年 7 月 29 日

主诉：周身关节疼痛 4 年，指、腕关节变形 2 年余。

现病史：患者于 4 年前始周身关节疼痛，窜痛不定，双踝关节肿痛，活动受限，未行系统检查及治疗，平素痛时对症服"索米痛片"等。近 2 年来，周身关节疼痛加重，尤以双肩、腕、掌指、指关节肿痛为著，伴渐变形，持物不能，继服中药及"布洛芬"等对症治疗，无显效，故来我院检查、治疗，由家属车送，扶助入病室。今日查血沉 71mm/h，类风湿因子 1∶80(+)，C 反应蛋白 48.6mg/L，结合病史、临床体征及症状，确诊为"类风湿关节炎"。

现症：指、掌指、腕、踝、膝关节肿痛，不畏寒，喜暖，晨僵明显，两手持物不能，生活自理困难，纳食尚可，大小便尚调，寐欠。

既往史：否认肝炎、结核病史，否认药物过敏史。

个人史：月经 $14\dfrac{5\sim7}{26\sim30}47$，孕 4 胎，足月顺产 2 子 2 女，均健在。

查体：舌苔根白厚，脉滑尺沉。

诊断：中医：尪痹

西医：类风湿关节炎?

辨证：肾虚，寒湿之邪深侵入肾，致骨损筋挛，发为尪痹。

治法：补肾祛寒，散风除湿，活血通络，强筋壮骨。

处方：骨碎补 18g　川断 15g　怀牛膝 18g　地龙 6g

　　　片姜黄 12g　白僵蚕 12g　桂枝 15g　赤白芍各 12g

　　　知母 15g　制附片 10g　防风 12g　羌独活各 10g

炙山甲 9g　伸筋草 30g　自然铜 9g^(先下)　寻骨风 15g

透骨草 15g　炒黄柏 12g　秦艽 12g

7 剂,水煎服

二诊:1994 年 8 月 5 日

服上药后,关节疼痛仍作,然程度减轻,指、腕关节活动稍利,纳食可,二便调,舌薄白苔,中白著,脉滑沉。

症情减轻,继守上方加减用之。

处方:制附片 12g　生薏米 30g　草乌 5g　骨碎补 18g

川断 15g　怀牛膝 18g　地龙 6g　片姜黄 12g

白僵蚕 12g　桂枝 15g　赤白芍各 12g　知母 15g

防风 12g　羌独活各 10g　炙山甲 9g　伸筋草 30g

自然铜 9g^(先下)　寻骨风 15g　透骨草 15g　炒黄柏 12g

秦艽 12g

5 剂,水煎服

三诊:1994 年 8 月 10 日

服完上药后,症状减轻,然仍口服"布洛芬"每次 1 粒,每日 2 次以止痛。今日始服焦老经验方,尫痹舒安冲剂,每次 2 袋,每日 3 次,服药 1 周后即停服"布洛芬",不再服任何西药,继服尫痹舒安冲剂。共 6 周后,诸关节疼痛明显减轻,自己蹬三轮车来就诊,生活自理,并能做家务,服侍病人,能抱 25kg 面粉回家中,指、掌指关节红肿基本消失,舌淡红,薄白苔,脉沉细尺弱减。

四诊:1994 年 9 月 28 日

患者现觉周身关节疼痛明显减轻,恢复日常生活劳动强度,体力较前明显恢复,天凉后亦未出现明显疼痛,劳累及受凉后偶有晨僵,纳食可,二便调,夜寐安宁,舌苔薄白,脉沉细尺弱均较前好转。1994 年 9 月 21 日复查,血沉 42mm/h,类风湿因子 1：40(+),C 反应蛋白 21.8mg/L,均较前好转。嘱患者劳逸适度,避风寒湿。

处方:1994 年 8 月 5 日方 3 剂,共研细末,每次 6g,每日服 2 次,以巩固疗效。

【按】患者主因周身关节疼痛4年,指、腕关节变形2年余就诊(已确诊为类风湿关节炎)。焦师四诊合参,知其肾虚,寒湿之邪深侵入肾,伤骨损筋,发为尪痹,予以补肾祛寒,散风除湿,活血通络,强筋壮骨治之。然患者病久,邪欲有化热之势,故于方中加入秦艽、地龙清热之品,且妙在方中用酒炒黄柏,寓有"潜行散"(丹溪)之意;另外,周身关节窜痛,故应用虎骨搜风定痛,然焦师用透骨草、寻骨风、自然铜三味合而代之,亦收良效。

第一百案

补肾强督治尪汤加减治尪痹案

患者　范某　男　35岁

初诊：1986年5月20日

主诉：腰痛、僵硬感20余年。

现病史：患者于20年前始腰椎疼痛，僵直感，弯腰受限，嗣后颈椎亦疼痛，抬头困难。复于18年后因受凉而左髋关节疼痛，晨僵，牵及左腿疼痛，外展受限，行走困难，现需人扶助，并拄拐勉强行走最多半里路，伴畏寒喜暖，手足心发热，纳食尚可，二便调，当地医院诊断为"强直性脊柱炎"。平素因疼痛甚，经常服用"吡罗昔康"，并自服"尪痹冲剂"4个多月，服药后仅髋关节痛稍减，余无显效，生活不能自理，丧失劳动力，慕名请焦老诊治。

既往史：否认肝炎、结核、肾炎病史，否认药物过敏史。

个人史：吸烟10余年，少量饮酒。

查体：舌质略暗，舌苔白厚微黄，脉沉滑，尺略细，脊柱强直，颈、腰段生理弯度消失，前弯、侧弯、后仰活动均受限，弯腰时双手指尖仅能触及膝部，拄杖并需人扶助方能行走，步履缓慢艰难。

诊断：中医：尪痹（肾虚督寒证）

　　　　西医：强直性脊柱炎

辨证：四诊合参，知为肾督虚寒，风寒湿邪深侵入肾，督脉受损，筋骨失养，气血不通，而致尪痹病，属肾虚督寒之证。

治法：补肾祛寒，强督壮阳，散风除湿，活瘀通络。

处方：桑寄生30g　川断15g　羌独活各10g　补骨脂12g

　　　制附片10g　骨碎补15g　淫羊藿10g　鹿角霜10g

　　　金毛狗脊30g　牛膝12g　威灵仙15g　海桐皮15g

伸筋草 30g 地龙 10g

14 剂,水煎服(效可继服)

二诊:1987 年 6 月 23 日

返回原籍后,坚持服用上方 150 剂,并间断配合服用尪痹冲剂,自觉腰痛减轻,腿痛明显减轻,走路及左腿外展均较前灵活,不用人扶助,自己拄杖能行走 2 里路,不拄杖亦能行走半里路,弯腰时双指尖能触及平三阴交穴处,颈椎前弯、侧弯、后仰均较前稍灵活,能较自如行"点头"动作,然僵硬感及疼痛仍较明显。自服中药后,已全部停服吡罗昔康,舌苔白,脉右手沉滑缓,左手沉滑略细,尺略小。

鉴于病情明显减轻,仍遵原法,守方进退。

处方:上方改骨碎补 20g,改淫羊藿 12g,改川断 18g,加片姜黄 10g,加葛根 30g,加白僵蚕 10g。14 剂,水煎服(效可继服)。

三诊:1992 年 6 月 5 日

回原籍后,继服上药 50 余剂,髋关节疼痛基本消失,腰腿痛、颈腰段脊柱僵硬感均明显减轻,以颈部疼痛僵硬感减轻尤为显著,现已扔掉拐杖,并能持物行走 10 余里路,无明显不适,能参加一些农活儿,生活能自理,弯腰时双手指尖能触及地面,唯天气变化时,脊柱略有僵硬不舒,纳食、二便正常,舌苔略白,脉沉略滑。

本次专程来京,激动万分地 3 次跪拜焦老治病之恩。鉴于诸症明显减轻,仍遵原法、原方精神,处以收功药方如下:

处方:骨碎补 20g 补骨脂 12g 淫羊藿 12g 巴戟天 12g
川断 20g 羌活 12g 葛根 30g 知母 15g 鹿角胶 10g^(烊化)
片姜黄 12g 桂枝 10g 赤白芍各 12g 麻黄 5g
独活 10g 泽兰 18g 制附片 6g 防风 10g 生地 25g
土鳖虫 10g 伸筋草 30g 牛膝 18g 秦艽 18g

14 剂,水煎服

【按】患者系强直性脊柱炎,腰痛僵硬感 20 余年,致生活不能自理,丧失劳动力,慕名求治于焦老师。四诊合参,知其肾督虚寒,风寒湿邪深侵入肾,督脉受损,筋骨失养,气血不通,而致尪痹,故予补肾祛寒,强督壮阳,散风除湿,活瘀通络,采用焦师经验方补肾强督治尪汤。方中以淫羊藿温补肾阳,金毛狗脊坚肾益血、壮督脉、利俯仰,共为主药;配鹿角胶(霜)益肾生精、壮督强腰;配羌活散风祛湿,治督脉为病,脊强而折;再配用骨碎补、补骨脂、巴戟天、川断等补肾,桂、附等祛寒,土鳖虫、葛根、白僵蚕、片姜黄等活血除僵等等。患者服药共200余剂后,症状基本消失或明显减轻,能干农活,生活自理,自行复诊,疗效颇佳。从中我们也得到启迪,治疗尪痹,因其肾虚,寒湿深侵入肾,波及于肝,损骨伤筋,故治疗之疗程必长,长期服药后,效果必显著。

第一百零一案

辨治急性球麻痹验案

患者　李某　女　39 岁

初诊：1988 年 6 月 4 日

主诉：吞咽困难 2 周。

现病史：患者于 1988 年 5 月 20 日因过度劳累又受了凉，即感到进食时吞咽困难，咽部有阻力。伴有说话声音改变，鼻音重，无喉音，饮水时呛咳，自感咽中有物不能咽下，亦不能咯出，恶心，右面颊部发紧皱，无疼痛及发热。经喉科检查：下咽喉会厌可运动，右侧梨状窝变浅，少许唾液潴留，右侧披裂固定，右声带固定于正中位，声带光滑。左侧声带运动好，左梨状窝正常。诊为突发声带麻痹（右）、迷走神经运动障碍。又到神经内科检查，也诊为声带麻痹。次日不能吞咽，只能慢慢地吃些奶粉之类，饮水则从鼻孔流出，且有呛咳，到耳鼻喉科检查见：右声带麻痹，软腭右侧下垂，上提功能差，右侧咽反射迟钝。诊断为球麻痹（右）。以后又经 X 线钡餐检查，诊断：咽部功能障碍。神经内科也诊断为球麻痹，并做了核磁共振及 X 线拍片等检查，均未查出器质性病变。虽经西药、针灸治疗近 1 周，病情仍不见好转，即于 1988 年 6 月 4 日来中医内科请焦老诊治。

查体：望其神情恐慌，舌苔薄白，闻其说话声浊不清，主诉同前述。吞咽更困难，饮水从鼻出。诊其脉象略滑。

诊断：中医：喉痹（肺胃气逆证）

　　　　西医：咽部功能障碍；球麻痹

辨证：四诊合参，诊为风寒束闭，肺胃气逆之证。

治法：治以宣肺开窍，和胃降逆之法，拟麻杏二三汤和旋覆代赭汤加减。

处方:生麻黄 10g　杏仁 10g　桔梗 6g　旋覆花 10g^(布包)

生赭石 30g^(先煎)　半夏 10g　苏叶 10g^(后下)　炒苏子 10g

苏梗 10g　菖蒲 10g　远志 10g　蝉衣 15g　天竺黄 10g

生甘草 6g　胖大海 5g　炒黄芩 10g　山豆根 5g

3 剂,水煎服

二诊:1988 年 6 月 7 日

说话较前略清,咽干,吞咽仍困难,饮水发呛,不咳,舌苔薄白,脉象滑细略沉,仍守原方随证出入。

处方:麻黄 10g　桔梗 6g　荆芥 10g　薄荷 5g^(后下)

旋覆花 10g^(布包)　半夏 10g　生赭石 30g^(先煎)

苏子梗各 10g　茯苓 18g　连翘 15g　羌活 9g　全蝎 9g

白僵蚕 10g　刀豆子 10g　石莲子 10g　生地 15g

4 剂,水煎服

三诊:1988 年 6 月 11 日

吞咽较前好转,已能小口喝水,大口喝水仍呛,自觉心慌,腿软,出汗。苔薄白,脉沉略细。上方去薄荷,加珍珠母 30g^(先煎),川断 15g。7 剂,水煎服。

四诊:1988 年 6 月 28 日

已能进食,吞咽已渐恢复正常,喝水亦不发呛,但进食固体食物时,仍敏感。稍有咽干,已无心慌,腿软,出汗,口唇及舌前部发紧,脉沉细略滑,舌苔薄白,上方加白芷 10g,木通 6g。7 剂,水煎服。于1988 年 6 月 30 日耳鼻喉科检查:发声及吞咽均已好转,右声带已恢复活动,咽反射亦恢复。

五诊:7 月 5 日

吞咽无异常,饮食均正常,只自觉咽部似有痰欲咳出,舌苔薄白,右脉沉细,右脉沉滑略细,上方去木通、刀豆子,加厚朴 10g,香附10g。7 剂,水煎服。

六诊:8 月 16 日

已停止治疗 1 个月,吞咽正常,近来阴天觉咽部发紧不适,饮水不呛,饮食正常。近来尿黄,偶有淋漓之感,舌苔薄白,脉沉细,右尺弱。上方生地改生熟地各 15g,加桂枝 9g。7 剂,水煎服。

1988 年 12 月 6 日追访,吃完中药后,一直上班工作,饮食正常,

6月底已结婚。吞咽功能正常，未感到有异常。唯在下雨阴天时，偶有感到咽部不适，但无功能障碍，身体健康。年底新年晚会上清唱了《智取威虎山》选段，发音完全正常。

【按】焦老师指出，《灵枢·经脉》载：胃脉"循喉咙，入缺盆"；肺脉"从肺系横出腋下"（李念莪注：肺系，喉咙也）。故临床上称喉咙为肺胃之门户。《素问·血气形志》说："形苦志苦，病生于咽嗌，治之以甘药"。甘药者，调理脾胃之意。本患者因操劳过度，损伤脾胃，胃气滞而不行，又因受了凉，肺气束闭而肺胃气逆，胃气上逆，故食不能咽下；肺失宣肃而气上逆，故饮水从鼻出、呛咳，并见声音重浊。痰阻咽喉之间，不能咯出，亦不能咽下，脉见滑象，是肺胃之气逆乱，而升降失职、故痰聚不除。胃脉行于面颊部，因受凉而络脉束闭，故见面颊部发紧、发皱。根据宣肺开窍、和胃降逆的治法，选用麻杏二三汤加桔梗以宣肺、化痰、降气；旋覆代赭汤镇降和胃，并加苏叶助麻黄而宣肺，助苏梗而和胃；菖蒲、远志开九窍；蝉衣宣肺而出声；黄芩清肺胃之热；天竺黄清心胸热痰；山豆根、胖大海清润咽喉。二诊时更加刀豆子、石莲子降胃气，开口噤；羌活、全蝎、祛风止痉，为"转舌散"，并配合白僵蚕加强祛风、化痰、散结以疏利舌本。咽干比较明显，又加生地益肾生津而润肺。后来又增用白芷入阳明经，芳香开窍；木通引湿热下行，以利吞咽。基本痊愈后，则去掉刀豆子、木通等苦降之品，加理气疏肝之品以收全功。

第一百零二案

运用"癥瘕疝痛"理法,治愈卵巢囊肿蒂扭转

患者　张某　女　67岁

初诊:1961年4月17日

主诉:下腹剧痛10天。

现病史:患者近10天下腹部剧痛,下腹稍偏右处可触及一个大肿块,疼痛拒按。患者于4月12日住某医院,诊断为"卵巢囊肿蒂扭转",需要手术治疗,病人拒绝手术而来本院诊治。

现症:下腹部剧痛,可触及肿块,拒按,坐卧不宁,不能安睡,饮食减少,饭后脘部闷胀,口干不能多饮,夜间五心烦热,大便干结。

查体:病人呈急性痛苦病容,虽坐卧不安但又不敢自由转侧,神态疲惫。舌红苔白。微有呻吟,言语声低,气息较怯弱。下腹部膨隆且胀,脐下稍偏右处有一肿块呈茄形,大如儿头,疼痛拒按,较硬,压痛(+++),腹肌紧张(++),反跳痛(+)。六脉均有弦象,以关、尺较为明显,稍数。体温37.8℃。

辨证:观其疼痛以小腹为主,肿块波及右侧少腹,知病在肝、肾二经。两手脉弦既主肝经病,又主疝瘕积聚腹中急痛。四诊合参诊为癥瘕疝痛。

诊断:中医:癥瘕疝痛

西医:卵巢囊肿蒂扭转

治法:腹中虽有拒按的肿块实邪,但病人已67岁,且病已10天,食睡不好,气怯气低,又兼长途劳累,是实中有虚之证。因此,在治疗上暂施以行气活血,调肝缓急之法,待疼痛减轻,正气渐复后,再给予消块除癥之剂。

处方：乌药 12.5g　当归 12.5g　白芍 25g　吴茱萸 3.5g

　　　　炒川楝子 12.5g　荔枝核 9g^(打)　炒橘核 9g　葫芦巴 9g

　　　　炒小茴香 9g　青皮 6g　木香 4.5g　乳香 6g　没药 6g

　　　　元胡粉 4.5g^(分2次冲服)

2 剂，水煎服

二诊：4 月 19 日

腹痛减轻，二便通畅，夜已能安睡 1 小时以上。腹壁已较柔软，癥块的压痛也略有减轻，饮食仍不多，周身乏力，说话气怯，舌同前，脉略弦。化验检查：白细胞计数 19.7×10^9/L，中性粒细胞 82%，淋巴细胞 16%，嗜碱粒细胞 2%，仍守原法，原方加减用之，加强扶助正气。

处方：1961 年 4 月 17 日方去吴茱萸，加西洋参 4.5g^(另煎兑入)、炙黄芪 9g。2 剂，水煎服。

三诊：4 月 24 日

患者服 1961 年 4 月 19 日方后，自觉效果很好，故又按方服 2 剂才来就诊。现腹痛已全部消失，夜能安睡，食纳增加，精神已好，已能坐卧和扶杖行走，小便正常，大便又 5 日未行。腹部切诊：腹壁已柔软，下腹稍偏右处可清楚地摸到一个肿块，约小儿头颅大小，稍能移动，压痛（+）。切脉：六脉略数，稍带弦滑，舌苔白厚。化验检查：白细胞计数 9.2×10^9/L，中性粒细胞 79%，淋巴细胞 20%，嗜酸粒细胞 1%。在查尿常规时发现尿糖（++），再询问病史述素有糖尿病。仍从前方加减。

处方：人参 6g　白术 6g　茯苓 6g　炙甘草 4.5g　陈皮 6g

　　　　川楝子 9g　炒茴香 6g　荔枝核 9g　香附 9g　炙黄芪 12g

　　　　乳香 3g　没药 3g　瓜蒌 19g^(与元明粉1.5g捣拌)　元胡末 35g^(分冲)

2 剂，水煎服

四诊：4 月 26 日

诸症减轻，大便已能通，行动自如，饮食倍增，面色较前红润，但尿糖仍为（++）。

处方：1961 年 4 月 24 日方去瓜蒌、元明粉，加知母、生石膏、黄芩、丹参、青皮清气血之热，兼治中消。

五诊:5 月 3 日

诸症减轻,大便已能通,行动自如,饮食倍增,面色较前红润,尿糖仍为(++)。

处方:同 1961 年 4 月 26 日方

六诊:5 月 8 日

已无自觉症状,面色润,精神佳。腹部切诊:下腹部稍偏右处的肿块尚有苹果大小,行动坐卧已无疼痛,按之亦无明显压痛。切其脉两关尺仍略有弦象。舌苔薄白。据此改用扶正消积,攻补兼施之法,用丸剂常服。即在上方基础上去黄芪,加三棱、莪术、桃仁、红花、槟榔、乌药、白芍、焦山楂、焦神曲、焦麦芽等,共为细末,制为水丸如绿豆大,每次服 3~6g,日服 2 次,温开水送下。

1961 年 9 月 19 日追访:面色润泽,行动如常人,能主持家务。尿糖已阴性。腹部切诊:脐下稍偏右处,尚能摸到一个小肿物如杏大小,嘱仍服所配丸药。

1962 年 5 月 17 日再追访:身体健康,尿糖仍为阴性。腹部肿块已全消。

【按】本病案治疗中,初诊方用乌苓通气汤和茴香橘核丸加减而成。方中以乌药行腹部滞气,顺肾经逆气,行气治疝作为主药。当归、白芍养肝活血,舒筋缓急为辅药。橘核、小茴香、荔枝核、葫芦巴、木香温散肝肾两经滞气,气行则血行;乳香、没药、元胡活瘀舒筋,消肿定痛,从而调整机体功能,增强治疗效果为佐药;吴茱萸、青皮主入肝经,疏肝开郁,理气破结为使药;川楝子舒筋行气为治疝要药,因其性苦寒,能清小肠、膀胱、肝、肾之热,故本方中既用为治疝痛之品,又作为预防温药致热的反佐药。对本案例体会如下:①面临危重急症患者,更应遵照辨证论治的准则。此例患者表现为下腹剧痛之症状,焦老仔细询问其疼痛喜按还是拒按;是否伴有口干渴喜饮,饮食及大便如何,有无夜间五心烦热⋯⋯以利于辨认其寒热虚实。如望其舌质红舌苔白,结合问诊知病虽 10 天,但并未化热,知可用温散药舒缓腹部筋急,行疝气,活瘀血。对其脉见稍数之象,综合分析此乃因剧痛和坐卧不安等所致,故舍脉从症仍先用温通之剂治之。②对于腹中癥瘕积聚并未一味地活血行瘀、软坚散结,而是通过"切腹"知其下腹部有癥块,疼痛拒按,考虑为气血不通的实证;部位偏在少腹,故又知与肝经有关;脉见弦象知病属肝经;关、尺弦甚更知下腹痛剧。故治疗上施以行气活血,调肝缓急之法治之,待疼痛减轻,正气渐复后,再给予消块除癥之剂。③除了根据中医特点进行诊治以外,也参考了西医学关于本病的局部解剖和病理特点,知卵巢蒂扭转后,其属于浅部的静脉受压迫而回血障碍,但居于深部的动脉,受压力较小,却照常供血而造成肿物越来越大,不能缓解,故必须手术治疗。然患者拒绝,特请焦老会诊,予内服中药缓腹急,顺逆气,行瘀血,而治愈。这不但给今后应用非手术治疗积累了经验,而且也说明中医通过整体治疗,全面调理,不但能治疗功能性疾病,对器质性疾病也有良好效果。

第一百零三案

补肾强智、散寒除湿、活血通络法
辨治强直性脊柱炎髋关节受累案

患者 李某 男 21岁

初诊:2017年3月15日

主诉:交替性髋关节疼痛8年余,加重半年。

现病史:患者8年余前无明显诱因出现左侧髋关节疼痛不适,未予特殊诊治,后患者间断出现交替性髋关节疼痛,均可自行缓解,未予诊治,半年前无明显诱因再次出现左侧髋关节疼痛,无法行走,腰背部僵痛,晨起较著,活动半小时可缓解,久坐症状加重,就诊于北京积水潭医院,查HLA-B27(-),风湿三项+免疫球蛋白(-),ESR:2mm/h,骶髂关节CT示:双侧骶髂关节炎3级,髋关节MRI:骨髓水肿,少量关节腔积液。诊断为"强直性脊柱炎",予柳氮磺吡啶每次1.0g,每日3次,美洛昔康每次15mg,每日1次,症状无明显缓解,现为求进一步诊治来诊。

现症:左侧髋关节疼痛不适,入夜痛剧,翻身受限,晨僵,活动半小时可缓解,晨起腰背部僵痛,颈部僵硬不舒,偶有左足跟痛,余关节无特殊不适,无明显眼干、口干,平素自觉畏寒,汗出较多,纳可,眠佳,大便2~3日一行,小便调。

既往史:否认肝炎、结核病史,否认药物过敏史。

家族史:否认家族遗传病史。

体格检查:指地距:20cm,颌柄距:0cm,枕墙距:0cm,胸廓活动度:4cm,Schobor试验:10cm,双"4"字试验(+)。舌红色暗,脉弦细略沉。

诊断：中医：大偻（肾虚督寒证）

　　　　西医：强直性脊柱炎，髋关节受累

辨证：肾虚督寒证

治法：补肾强督，散寒除湿，活血通络。

处方：狗脊 30g　川断 25g　桑寄生 25g　鹿角霜 10g

　　　伸筋草 25g　葛根 25g　泽泻 25g　泽兰 25g　豨莶草 15g

　　　桂枝 10g　赤芍 10g　防风 15g　片姜黄 12g　桑枝 25g

　　　元胡 25g　羌活 12g　独活 12g　徐长卿 15g　郁金 12g

14 剂，水煎服

二诊：2007 年 3 月 29 日

服用上药 14 剂后，患者诉左侧髋关节仍有不适，自觉肿胀，较前稍有缓解，活动不利，无夜间翻身痛，晨僵 1min，活动后缓解，晨起偶有腰背部僵痛不适，颈部僵硬感较前明显缓解，近 1 个月无足跟痛，余关节无明显不适，无口干，自觉偶有视物不清，稍觉眼干，无砂粒样等异物感，白睛不红，纳食可，夜寐佳，大便 2~3 日一行，舌暗红，苔薄略黄，脉弦细略沉。患者视物模糊，上方加沙苑子 15g，治以温补肝肾，明目，桑寄生增量至 30g 以增强补肾壮骨之力，伸筋草增量至 30g 以舒筋活络；患者舌暗，左髋关节自觉肿胀，活动不利，属肝胆经病变之所，泽兰增至 30g，泽泻增至 30g 以增强活血通络利水之效，郁金增量至 15g，入肝胆经，具有疏肝解郁、活血通络之功，并引药至病所。

方药：狗脊 30g　川断 25g　桑寄生 30g　鹿角霜 10g

　　　伸筋草 30g　葛根 25g　泽兰 30g　泽泻 30g　豨莶草 15g

　　　桂枝 10g　赤芍 10g　防风 15g　片姜黄 15g　桑枝 25g

　　　元胡 25g　羌活 12g　独活 12g　徐长卿 15g　郁金 15g

　　　沙苑子 15g

14 剂，水煎服

三诊：2007 年 5 月 10 日

患者诉近 1 个月无明显髋关节疼痛不适，偶有腰背部不适，几乎无明显晨僵，颈部无僵痛，无足跟痛，余关节无特殊不适，无明显口干、眼干等特殊不适，停服美洛昔康 1 个月，纳食一般，食欲欠佳，近 2 日腹泻 3~5 次 / 日，夜寐佳，舌淡红略暗，脉沉略细。上方加砂仁 10g，茯苓 30g，木香 6g，白豆蔻 10g 以健脾化湿，理气和胃，改川断

30g 以加强温补肾阳之力,改独活 15g,增加祛风胜湿、通经活络、蠲痹止痛之功,患者现肩背部疼痛减轻,减片姜黄至 12g,现无颈部不适,故去葛根。

　　方药:狗脊 30g　　川断 30g　　桑寄生 30g　　鹿角霜 10g

　　　　　　伸筋草 30g　泽兰 30g　泽泻 30g　豨莶草 15g　桂枝 10g

　　　　　　赤芍 10g　防风 15g　片姜黄 12g　桑枝 30g　元胡 15g

　　　　　　羌活 15g　独活 15g　郁金 15g　砂仁 10g　茯苓 30g

　　　　　　木香 6g　白豆蔻 10g

14 剂,水煎服

　　【按】患者坚持随诊服药半年后,病情好转,无明显髋关节疼痛,劳累及受凉后偶有腰背部不适,无夜间痛醒,无翻身受限,无明显晨僵,余关节无特殊不适,无口干、眼干,纳眠可,二便调。2007 年 11 月 7 日复查 ESR2mm/h,CRP<1mg/L。服药 10 个月后改为每 2 日服 1 剂,又服药 2 个月余即停药。1 年后随访,患者坚持工作,生活如常,偶有不适即按最后一次就诊时药方服药 3~5 剂,即症状全无,未影响生活与工作。

　　患者青年男性,13 岁即出现间断双髋关节交替性疼痛,后出现腰骶部僵痛不适,夜间及久坐后症状加重,活动后可稍缓解,时有左足跟痛,余关节无明显不适,自觉畏寒,骶髂关节 CT 示双侧骶髂关节炎 3 级,髋关节 MRI 示骨髓水肿,关节腔少量积液,系强直性脊柱炎,中医诊断为大偻,辨证属肾虚督寒证,为大偻中最常见的证型。方中狗脊为补肾益血、壮督脉、利俯仰之要药,为君药,川断配桑寄生,川断可补肝肾、强腰膝,为"疏利气血筋骨第一药",桑寄生既能补肝肾、强筋骨,又可祛风湿、调血脉,两药相须为用,使补肾壮腰、强健筋骨之力大增,兼可祛邪通脉。鹿角霜补督脉、壮六阳、生精益髓、强壮筋骨,诸药共为臣药。佐桂枝、赤芍调营卫,时时保持营卫通畅使邪有出路,羌活配独活,羌活散风除湿为太阳经药,主治督脉为病,脊强而厥,独活辛散通达,胜湿活络、蠲痹止痛;加元胡、片姜黄行气活血,片姜黄配防风,一血一气,均入肝脾经,防风兼入膀胱经,片姜黄擅治风痹臂痛,活血行气,相互引领,祛风疗痹止痛效佳。患者现髋关节肿痛兼有积液,故予泽兰配泽泻,泽兰微温,活血化瘀兼利水消肿,泽泻淡寒,入肾长于利湿泄热,两药水血同治,相得益彰,对关节肢体之肿胀疼痛效佳。颈项僵痛不舒、活动受限,加葛根、伸筋草,以除足太阳膀胱经之风寒湿邪,舒筋缓急,诸药皆为佐药。诸药合用,共奏补肾强督,散寒除湿,活血化瘀通络之效。

由于大偻多发生于青年男性,部分病人虽为肾虚督寒,但易从阳而化热。一则寒邪郁久易化热,二则患者青年男性纯阳之体,寒邪易从阳化热,故初诊时在未有化热时已用桑枝、青风藤等性平防化热之品,体现了黄帝内经《素问·四气调神大论》中"是故圣人不治已病治未病,不治已乱治未乱"的精神。另外,在整个风湿病辨治中非常注意调理脾胃,其意有二:一是风湿病的基本病机为风寒湿(或热)合而为病,其中湿邪至关重要,湿性黏滞,往往使风湿病缠绵难愈,调理脾胃有助于湿邪的祛除;二是风湿病病程冗长,易反复发作,往往需要长期用药,顾护了后天脾胃,使长期治疗成为可能,是一切治疗的基础。三诊时患者自觉食纳一般,无食欲,大便稀溏,3~5 次/日,故加用茯苓、砂仁、木香、白豆蔻等。茯苓既可健脾和胃补中,又善渗泄水湿,使湿无所聚。砂仁入脾、胃经,为醒脾调胃之要药,辛散温通,气味芬芳,化湿醒脾,行气温中之效均佳。白豆蔻化湿行气,与砂仁相须为用,诸药辛香而行,善于疏理气机,调畅中焦而使脾胃升降有序。该患者以外周关节表现为主,双髋关节反复交替性疼痛,甚则不能行走,当属肝胆经部位病变,方中加郁金为引经药,入肝胆经,具有疏肝解郁、活血通络之效。